AF359310

Exemplaire aux armes de Louis XV. — de sa Bibliothèque particulière.

Q². 54

PRÉCEPTES

SUR LA SANTÉ

DES GENS DE GUERRE,

ou

HYGIENNE

MILLTAIRE.

Par M. C. Docteur Régent de la Faculté de
Médecine en l'Université de Paris, &c.

A PARIS,

Chez LACOMBE, Libraire, rue Christine.

M. DCC. LXXV.

Ne agrotet exercitus, tibi curandum est,
Cambises *ad* Cyrum *majorem.*

Cyropedia.

PRÉFACE.

LA discorde regna parmi les hommes, dès qu'ils furent réunis en Société : les familles armées les unes contre les autres, tracerent la premiere image de la Guerre ; & lorsqu'elles furent assez nombreuses pour former des Etats, l'ambition & la cupidité s'unirent aux autres causes de dissentions, pour étendre le théâtre des scènes sanglantes. Le Parti le plus fort s'empara des possessions du plus foible, dont la servitude ou la mort fut le partage. Les moyens de destruction s'accrurent avec l'industrie, & se perfectionnerent. La Guerre devint un Art auquel les Peuples les plus sages & les plus tranquilles furent obligés de s'appliquer pour leur sureté, & dont les plus barbares, mais les conquérans sur-tout, abuserent. L'Univers en éprouva long-temps les secousses les plus violentes : chaque Pays eut fon moment de profpérité, de gloire, de malheur & de décadence : chaque Peuple fut fucceffivement vainqueur & vaincu, libre & efclave ; la force étoit l'unique droit de l'agreffeur, comme l'unique reffource contre l'oppreffion.

Il s'éleva cependant au milieu de tant d'orages, quelques Puiffances, qui, après avoir fubjugué les autres, ramenerent pour un temps une forte de calme dans la vafte étendue de leur domination, en y faifant regner les Loix & la Juftice. On vit alors des hommes ; tels furent les Perfes, fous *Cyrus*, les Grecs & les Romains *, dans les plus beaux jours de leurs républiques : mais le fafte, la molleffe & la volupté ternirent à la fin leur gloire, & cauferent leur ruine. Les Grecs détruifirent l'Empire des Perfes ; celui des Grecs fut renverfé par

---

* Je ne parle ni des Egyptiens, ni des Affyriens, parce que leur Hiftoire eft trop confufe & trop incertaine.

les Romains , qui virent à leur tour se brifer pour jamais les chaînes qu'ils avoient données à toutes les Nations.

On ne voit pas fans étonnement le nombre infini de révolutions qui fe font fuccédé depuis la deftruction de l'Empire Romain ; & l'on auroit beaucoup de peine à croire que pendant plufieurs fiecles, après cette époque , les hommes ont continué de s'entr'égorger avec la même férocité que dans les premiers temps du monde, fi l'on n'en avoit pas la preuve la plus certaine , par le rapport de toutes les Hiftoires entr'elles.

Enfin , après tant de malheurs , la face des chofes a changé dans la plus grande partie de notre hémifphère : l'exemple , l'expérience & la philofophie * ont éclairé les Peuples & les Souverains. On a fenti le befoin d'affurer les propriétés, les droits des Nations , la liberté des individus , &

---

* On doit ajouter à ces raifons le goût plus général des Arts & des Sciences.

l'autorité des Loix. Il en a réfulté une efpece d'équilibre entre les Puiffances *, (du moins dans notre continent) par le moyen duquel nous fommes à l'abri des ravages fréquens, de l'horreur, du carnage & de la violation des droits les plus facrés de l'humanité, auxquels la Guerre expofoit autrefois tous les hommes indiftinctement.

Il étoit réfervé au meilleur des Princes * *, de former le projet d'une concorde univerfelle & durable, entre les différens Peuples de fon continent : projet d'autant plus glorieux pour fa mémoire, qu'étant né avec toutes les qualités qui font le Héros, il préféra le bonheur public au titre faftueux de Conquérant; ce qui prouve qu'il fut véritablement grand, humain, jufte & généreux : nous

----

* François premier, pour arrêter les conquêtes de Charles-Quint, fut celui des Souverains qui s'occupa le premier à établir cet équilibre.

* * Henri IV.

retrouvon son image dans les restes précieux de son sang.

Mais pour bannir de la terre un fléau qui est presqu'aussi ancien qu'elle, il faudroit supposer qu'il fût possible que tous les hommes ressemblassent au grand Prince dont on vient de parler ; & c'est, à ce que je pense, avoir beaucoup gagné, que de les avoir amenés au point où ils sont. La Guerre n'a plus d'autres motifs, que la conservation des droits respectifs des Etats ; les plus sages ne l'entreprennent jamais qu'avec justice, & il est très-rare qu'elle soit suivie de la décadence absolue de celui que le sort a mal-traité.

Ainsi, quoiqu'on doive gémir sur les malheurs que s'est forgés le genre - humain, dont l'essence est d'être asservi aux différentes passions qui hâtent la destruction des individus, il faut convenir que l'Art de la Guerre est devenu nécessaire à la Nation même la plus sage & la plus paisible, sinon pour l'offensive, du moins pour la défensive.

Chaque Etat a ſes Troupes : la Profeſſion des Armes y eſt d'autant plus conſidérée, qu'elle y maintient le bon ordre, & qu'elle aſſure la tranquillité publique. L'homme de Guerre y eſt d'autant plus eſtimé, qu'il remplit mieux les devoirs que ſa condition lui impoſe ; & il intéreſſe d'autant plus tous les Membres de la Société, qu'il tient à toutes les branches, & qu'il eſt expoſé à beaucoup de dangers. L'Etat eſt toujours d'autant mieux ſervi, que le Gouvernement connoît mieux le prix des bons Militaires, le fruit qu'il en peut recueillir, & les moyens de rendre leurs travaux utiles.

En effet, la gloire & la ſûreté d'un Royaume dépendent moins du nombre, que de la bonté des Troupes qui y ſont entretenues : ſi l'on pouvoit douter de cette vérité, on la trouveroit dans les faſtes de tous les temps & de toutes les Nations. *Cyrus*, à la bataille de *Thymbrée*, défait toutes les Puiſſances de l'*Aſie*, réunies contre lui. *Darius*, avec plus de deux cents mille hommes, eſt vaincu à *Marathon* par neuf mille Athéniens & mille Auxiliaires. *Xerxès*, à la tête de la plus puiſſante Armée dont l'Hiſtoire ait fait mention, échoue * dans ſon entre-priſe contre la Grèce, défendue par quel-ques milliers de Citoyens. *Alexandre* ſou-met la Perſe, après avoir livré trois ba-tailles, où les ſiens avoient à combattre un ennemi vingt fois plus nombreux. Les Romains font la conquête du Monde, en envoyant ſeulement quelques légions bien commandées & bien diſciplinées contre chaque Peuple qu'ils veulent aſſervir. *Charles XII*, avec quatre mille hom-mes, en met cinquante mille en déroute. *Turenne* & *Condé* ſoutiennent les efforts de la multitude avec un petit nombre de Troupes aguerries, &c.

Pour peu qu'on y réfléchiſſe, on n'aura pas de peine à reconnoître la cauſe des ſuccès conſtans du petit nombre, dans les exemples que je viens de citer : on y voit

---

* A *Salamine.*

des Soldats intrépides, robuftes & inftruits, commandés par de bons Généraux, aux prifes avec des Armées in-
nombrables, mais compofées d'hommes
levés à la hâte, fans force, fans habitude
aux travaux, fans difcipline & fans expérience. Que pourroit même la plus haute
valeur dans des individus de cette efpece?
Un bon Soldat en vaut mille de ceux que
commandoient *Xerxès* & *Darius*. *On
eft bien autrement sûr*, dit *Léon* (a), *de
réuffir avec des Soldats inftruits & robuftes, qu'avec une multitude de Gens
fans vertu.*

Puis donc que le nombre le cede toujours à la bonté des Troupes, l'unique
point eft de fçavoir en quoi confifte cette
bonté. Les Généraux & les Hiftoriens
font d'accord entr'eux fur cet article. La
force & la vigueur, l'adreffe & la valeur,
font les qualités d'un bon Soldat. Elles
ne peuvent être réunies que dans un corps

____

(*a*) Inftit. Militaires, Inft. XX.

ſain ; elles dépendent toujours du choix qu'on fait de l'homme, & elles ſont conſervées par la maniere.dont on le forme, & par la diſcipline à laquelle on l'aſſujettit. *Végece*, Liv. I, Chap. XXVIII, invite ſon Prince à rétablir cette diſcipline, en lui repréſentant que l'époque de la décadence de l'Empire, eſt celle de la négligence des Généraux ſur ce point, & ſur le choix des Soldats.

Ainſi il eſt conſtant que l'Etat, où l'on portera le plus d'attention ſur le choix des hommes, ſur la maniere de les former, & ſur la diſcipline, ſera celui où les Troupes ſeront les meilleures.

Or, comme il eſt d'ailleurs très-facile à démontrer que ce choix eſt principalement fondé ſur la ſanté, & que les premieres qualités eſſentielles au Guerrier, dépendent de la bonne conſtitution & de la conſervation de celle-ci, il eſt évident que le Gouvernement & les Généraux, qui veulent avoir de bons Soldats, doivent s'occuper ſinguliérement de leur fanté. Quelles font les reffources qu'on peut trouver dans un corps foible & mal-fain ? & quels fuccès peut-on efpérer des Troupes qui ne jouiffent pas des avantages d'une bonne fanté ?

Le bonheur des armes eft fans contredit le plus fouvent l'effet de l'habileté d'un Général ; mais cette habileté renferme le point capital dont il eft ici queftion, & les grands Capitaines connoiffent fi bien le prix de la fanté du Soldat, qu'ils ont toujours eu à cœur de la conferver. Ils fçavent qu'avec cet avantage, ils peuvent entreprendre les expéditions les plus con-fidérables ; tant parce que les Armées font plus complettes, que parce que les Troupes font en état de fupporter les travaux les plus pénibles, & de braver les injures du temps & de la faifon ; en un mot, ils fçavent que cette intrépidité mâle, qui eft fi né-ceffaire au fuccès, fe rencontre en géné-ral plutôt dans un corps plein de force & de vigueur, que dans celui qui eft privé de ces attributs ; & de cette certitude naiſſent leur ſécurité , & la ſureté de leurs opérations.

Qu'on ſuppoſe maintenant des Troupes dans une diſpoſition contraire : le Soldat ſuccombe aux fatigues , ſon courage l'abandonne , l'Armée eſt affoiblie par le grand nombre des maladies ; & enfin , à la premiere occaſion la victoire ſe décide en faveur de l'ennemi , plus ſain , plus robuſte , & moins énervé.

Mais s'il eſt néceſſaire d'avoir des hommes ſains & robuſtes pour le métier des Armes , il faut convenir que la ſanté de ceux qui l'exercent , eſt difficile à conſerver. Les dangers naiſſent ſous leurs pas ; & malgré les précautions les plus ſages , on n'a pas toujours les moyens de tarir la ſource des maladies auxquelles ils ſont expoſés.

Cette raiſon eſt un motif de plus pour veiller particuliérement ſur les cauſes qui dérangent leur ſanté , pour chercher à les écarter , & à en prévenir les effets.

Ces objets ſont le but de mon Ouvrage. Mais avant d'entrer en matiere, je crois devoir faire ici un parallèle de la santé des anciens Peuples belliqueux avec celle des Guerriers du siecle. Il fera connoître la vérité des observations dont je m'appuye, & la nécessité de mettre à profit les différens conseils que je donne.

On trouve dans la Cyropédie quelques endroits qui prouvent que les Généraux du temps de *Cambise* & de *Cyrus*, s'occupoient de la santé des Soldats : voici ce que se disent ces deux Princes à ce sujet, dans leur entretien sur les Armées (*a*). « C'est pourquoi, dès que j'ai été élu, » dit *Cyrus*, j'ai songé à me pourvoir de » ces gens-là, (des Médecins & des Chi- » rurgiens) & je puis dire que j'en ai » plusieurs avec moi des plus habiles qu'on » puisse trouver.

» Mais les Médecins, reprend *Cambise*, » ne font que comme des ravodeurs qui

____

(*a*) Livre I , pag. 63 & suivantes , N. IX , Traduction de M. Charpentier , édit. 1749.

» rajuſtent de vieux habits ; car ils n'exer-
» cent leur induſtrie qu'autour des corps
» malfaits & incommodés. Vous auriez,
» ajoute-t-il, un bien plus noble ſoin, ſi
» vous tâchiez de prévenir les maladies,
» & ſi vous empêchiez qu'elles ſe répan-
» diſſent dans vos Troupes. Et comment
» cela ſe pourroit-il faire, dit *Cyrus* ?
» Quand vous aurez à faire ſéjour dans
» quelques Pays, répond *Cambiſe*, il faut
» ſeulement regarder à vous camper dans
» un lieu ſain, &c. » Il fait enſuite l'é-
numération des moyens.

Dans la retraite des dix mille, on voit
que *Xénophon* employa divers expédiens
contre les dangers auxquels la ſanté de
ſes Troupes fut expoſée.

On lit enfin dans *Végece* un Chapitre
entier ſur les moyens de conſerver la ſanté
dans les Armées. Voyez le Chap. II,
Liv. III, où il ſe ſert des termes ſuivans :
« Mais les Maîtres de l'Art ont toujours
» cru l'exercice journalier des Armes, plus
» propre que les remédes, à entretenir la
» ſanté dans les Armées, &c.

Ces différens paſſages qui regardent les
trois Peuples les plus puiſſans de la terre,
annoncent aſſez combien les Anciens crai-
gnoient la maladie pour leurs Armées.
Cependant, malgré tous leurs ſoins, ils
ne parvinrent pas toujours à les en garantir, comme on peut le connoître par pluſieurs exemples cités dans l'Hiſtoire. La
Flotte que *Périclès* conduiſit dans le *Pé-
loponèſe*, fut attaquée d'une fièvre peſti-
lentielle; & cette Flotte perdit conjointement avec celle des Alliés, dans l'eſpace
de quarante jours, plus de dix mille
hommes de cette maladie (*a*). *Quint-
Curce* (*b*) rapporte les effets nuiſibles de
l'imprudence que commirent les Soldats
d'*Alexandre*, en buvant beaucoup d'eau
froide, après avoir long-temps ſouffert la
ſoif, pendant une chaleur immodérée.
*Qui intemperantius hauſerant, inter-
cluſo ſpiritu exſtincti ſunt, multoque*

(*a*) Thucidide, Liv. II, fol. Traduction d'Ablancourt.

(*b*) Liv. III, Ch. V, Sect. IV.

major

major horum numerus fuit , quam ullo amiſerat prælio. Les Soldats d'*Antoine*, au rapport d'*Appien*, furent ſurpris de maladies hydropiques & céliaques, pour avoir abuſé de l'abondance , après avoir été long-temps dans la diſette. L'Armée Romaine , commandée par Germanicus, fut affligée du ſcorbut en *Germanie* * ; Démétrius perdit huit mille hommes de la peſte. Cette maladie fit de grands ravages dans les Troupes des Carthaginois & des Romains, en Sicile. Les premiers en furent attaqués au ſiège de Siracuſe, &c. * *.

Je ne crois pas qu'on puiſſe raiſonnablement taxer de négligence ſur le traitement des maladies , ceux qui prenoient

---

* On croiroit peut-être que rapportant un exemple auſſi éloigné du ſcorbut , je prétends appuyer le ſyſtême de ceux qui le regardent comme une des maladies les plus anciennes. Je ne décide rien , & j'ai ſeulement copié *Pline* , Hiſt. Nat. Lib. XXV, Cap. III.

** Dans le corps de cet Ouvrage , on verra pluſieurs autres exemples des maladies ſurvenues dans les Armées des Anciens.

tant de foin pour en préferver les Troupes. Il eft d'ailleurs conftant que leurs Malades étoient traités par des Médecins, foit dans une efpece d'hôpital ambulant (*a*) auquel *Hygin* le Gromatique ✶ donne le nom de *Valétudinarium*, & qu'il place dans le camp; foit dans des chambrées particulieres, comme le dit expreffément *Vegece. C'étoit lui*, dit-il, (l'Officier appellé le Préfet des camps, *Præfectus Caftrorum*) *qui chargeoit les Médecins de vifiter les Malades dans les chambrées; il régloit la dépenfe néceffaire à leur traitement* (b).

Il paroît que cette derniere méthode étoit la plus ufitée, car il n'eft fait mention de l'autre par aucun Auteur que je connoiffe, avant & après *Hygin*. Il eft en effet vraifemblable qu'un *Valétudinarium* commun, conftruit dans l'en-

---

(*a*) Hygini Gromat. de Caftrament. liber.

✶ Arpenteur Militaire.

(*b*) Inft. Milit. L. II, Ch. X.

ceinte du camp, auroit pu devenir fu-
nefte à toute l'Armée, fur-tout lorfqu'elle
reftoit long-temps dans le même lieu,
comme cela étoit affez ordinaire aux Anciens.

Au refte, de quelque maniere que
fut établi le réfuge des Malades dans le
camp, il paroît du moins pofitif que leur
nombre étoit peu confidérable en comparaifon de celui de nos Armées ; tant
parce que nous n'avons aucune relation
fur ce fujet, foit par les Médecins, foit
par les Hiftoriens ; que parce que la contagion répandue par une grande quantité
de maladies traitées dans les camps,
auroit produit des effets très-nuifibles,
qui auroient engagé les Généraux à prendre des mefures dont nous ferions inftruits.

Il eft vrai que les Anciens laiffoient
derriere eux dans les Villes, tous les Malades qu'ils ne pouvoient pas tranfporter,
& qu'ils en confioient le foin à leurs Médecins : mais puifqu'il n'y avoit point

d'hôpitaux , cette conduite prouve d'une maniere convaincante qu'il régnoit peu de maladies dans leurs Armées ; car on sçait qu'il eft impoſſible à un Médecin de voir beaucoup de Malades épars en différens endroits.

Ainſi , quoique nous ayons des reproches fondés à faire aux Médecins de l'antiquité , à l'occaſion de leur ſilence ſur les maladies particulieres des Gens de Guerre , on peut , à ce que je penſe , croire avec juſte raiſon , que la médecine *prophylactique* ou conſervatrice , étoit principalement en vogue dans les Armées des Anciens , & que la curative y étoit d'autant moins ſuivie , qu'elle étoit moins néceſſaire *.

Il n'en eſt pas de même parmi nous. Dans tous les temps on voit un nombre conſidérable de maladies dans nos Armées , & beaucoup d'établiſſemens pour

---

* On voit facilement qu'il n'eſt point queſtion ici des bleſſures.

leur traitement. L'attirail immenfe deftiné à cet objet, eft même plutôt fait pour
effrayer, que pour confoler les Soldats,
en ce qu'il leur rappelle les dangers auxquels ils vont être expofés.

Quelle peut être la raifon de cette différence ? C'eft que nous fixons plus notre
attention fur les effets, que fur les caufes.
Les Anciens prévenoient par toutes fortes
de moyens les maladies auxquelles leurs
Troupes pouvoient être fujettes ; leur
prévoyance même à cet égard n'étoit pas
feulement bornée au moment où ils faifoient la guerre. Nous au contraire, nous
cherchons principalement à guérir.

Il réfulte de ce parallèle, que nos pertes doivent être infiniment plus confidérables & plus fréquentes, & que nous devons changer de méthode, fi nous voulons éviter le jufte reproche qu'on pourroit nous faire d'avoir mis le feu à l'édifice, pour avoir l'honneur d'éteindre
l'incendie.

Portons nos vues fur le genre & l'efpece d'hommes dont le Corps Militaire eſt compoſé ; examinons avec attention les qualités qui ſont eſſentielles à chacun , ſelon la claſſe à laquelle il eſt attaché ; cherchons la ſource & les cauſes de la perte du nombre conſidérable des Gens de Guerre, ſurtout dans les Armées ; & , ce qui eſt le plus important , attachons-nous à indiquer l'uſage des moyens préſervatifs les plus ſûrs contre chaque genre de dan-gers : alors nous aurons peu de Malades, l'Etat ſera mieux ſervi, & nous aurons rempli l'objet dont les Anciens ſe ſont occupés avec tant de ſuccès.

Je diviſe cet Ouvrage en ſept Cha-pitres.

Le premier traite des différentes eſpè-ces de Militaires ; il expoſe en général les cauſes les plus ordinaires du dérangement de la ſanté des individus de chaque ordre, mais il eſt particuliérement deſtiné pour ceux du rang le plus diſtingué, (les Gens de qualité) qui y trouveront les moyens les plus convenables pour ſe former à la

Profeſſion des Armes, & pour conſerver leur ſanté.

Le ſecond Chapitre renferme des préceptes ſur les principaux objets qui intéreſſent la ſanté de l'Homme de Guerre, généralement conſidéré. Le vêtement, la nourriture, l'air & les poſitions, les marches, les mœurs, la diſcipline & les recrues, ſont le ſujet de ſes différens Articles.

Le troiſieme a pour objet les Troupes conſidérées en temps de paix. Les Garniſons & les Quartiers d'Hyver, l'Exercice, le Service, les Routes, les Hôpitaux, les Congés, les Eaux minérales & les Invalides, en font la matiere.

Dans le quatrieme, je ſuis les Troupes depuis le moment où la Guerre commence, juſqu'à la Paix, dans toutes les poſitions poſſibles, en indiquant les dangers de chacune, & les moyens qu'il faut employer pour empêcher la maladie de ſe répandre.

Le cinquieme renferme l'Hiſtoire des

différens Théâtres où se portent ordinairement nos Armées. Rien n'est plus important pour la conservation de la santé des Gens de Guerre, que de connoître le climat, le sol, les eaux, les mœurs, les usages, les productions & les dangers du pays où on les transporte. Chaque contrée offre à ces égards beaucoup de variété ; & il est nécessaire d'y observer un régime & une discipline propres à écarter les dangers qui doivent résulter de ces différences.

Le sixieme Chapitre traite des suites de la Guerre : le Militaire & le Citoyen sont également les victimes de ce fléau. L'Etat qui a soutenu long-temps la Guerre, soit au dehors, soit au dedans, a fait des pertes considérables, qu'il est nécessaire de réparer. J'indique dans les différens Articles du Chapitre, les moyens les plus efficaces pour prévenir la plûpart des maux dont la Guerre est accompagnée & suivie, & je propose les ressources convenables pour réparer les pertes qu'elle a causées.

Dans le feptieme & dernier Chapitre, je parle des différentes munitions de bouche, dont les Armées doivent être pourvues ; mais fur-tout de la maniere de les compofer & de les répartir en cas de befoin, & j'indique l'ufage de plufieurs moyens propofés par divers Auteurs dans les momens de difette.

Je me fuis appliqué à rendre avec l'exactitude la plus fcrupuleufe les détails dans lefquels je fuis entré, & à les mettre fur-tout à la portée de ceux qu'ils concernent. Je m'eftimerai heureux s'ils peuvent en retirer l'avantage que je me fuis propofé de leur procurer. Il eft du moins conftant que je n'ai rien négligé à cet égard, puifque, loin de m'en rapporter à mes propres lumieres, j'ai confulté les Gens les plus inftruits, tant en l'Art Militaire qu'en Médecine, & que j'ai fait les additions & les corrections qu'ils ont jugé néceffaires.

Je fçais cependant par expérience qu'il eft impoffible d'avoir l'approbation géné-

rale , & je me rappelle parfaitement bien
que mon Code de Médecine militaire a eu
plufieurs de ces détracteurs obfcurs, qui
répandent leur fiel dans les Sociétés, pour
le feul plaifir de nuire ; mais qui n'ont
ni le courage, ni les lumieres néceffaires
pour avouer & motiver leurs critiques.

J'en appellerai au jugement des con-
noiffeurs , dont le fuffrage fuffit à un
Auteur. J'ai déjà éprouvé la fatisfaction
que j'en defirois. Cependant pour éviter,
s'il eft poffible , le plus léger reproche de
la part de ceux qui jugent trop légérement , je dois prévenir mon Lecteur,
qu'ayant été obligé de traiter le plus fouvent la partie militaire conjointement avec
la médicale , je n'ai pas eu la prétention
de donner des loix fur celle-là : mon objet eft de faire connoître la connexion
particuliere de ces deux parties , & de
prouver fur-tout que les opérations militaires n'ont des fuccès heureux , que lorfqu'on eft fûr de la bonne conftitution de
la fanté des Troupes ; & que les Méde-

cins qui doivent avoir foin de celle-ci,
commettront toujours de grandes fautes,
lorfqu'ils n'auront pas une connoiffance
particuliere du régime & de la vie des
Gens de Guerre.

C'eft aux Supérieurs militaires à juger
fi tous les moyens que j'ai indiqués s'accordent avec le bien du Service & avec
les vues du Gouvernement ; mais ce que
je puis affurer, c'eft que l'Hygienne Militaire eft la partie de la Médecine la plus
négligée, quoiqu'elle foit la plus effentielle.

Je n'ai pas la préfomption de croire que
j'aye atteint le point de perfection auquel
on peut porter le travail que j'ai entrepris ;
on n'y parviendra jamais que lorfque l'on
en chargera plufieurs Gens inftruits qui
fe communiqueront leurs lumieres. C'eft
par cette raifon que j'ai propofé dans mon
Code de Médecine militaire, l'établiffement d'une fociété de Médecins Infpec-
teurs des Hôpitaux, à laquelle j'ai donné
le nom de Tribunal d'Infpection. Elle
réuniroit d'ailleurs tous les avantages qu'on

peut defirer pour diminuer le nombre des victimes immolées à l'ignorance & à la cupidité.

J'efpere que je pourrai fuivre le plan ébauché dans l'Ouvrage dont je viens de parler, en traitant féparément chaque partie, & en y ajoutant même celles qui font néceffaires pour former un véritable Code. La partie des Hôpitaux militaires eft finie. Je donnerai de fuite le Traitement des maladies internes, celui des externes, & la matiere médicale militaire, fous le nom de *Pharmacologie.* J'aurois befoin, à la vérité, pour l'exécution d'un plan auffi étendu, d'être aidé des lumieres de ceux de mes Confreres qui ont fuivi la carriere militaire : j'efpere qu'ils ne me refuferont pas leur fecours ; il me fera bien doux de pouvoir faire connoître leurs talens, & de partager avec eux l'honneur d'avoir éclairé le Gouvernement fur un objet qui intéreffe fi particuliérement l'ordre le plus effentiel & le plus diftingué de l'Etat.

PRÉCEPTES

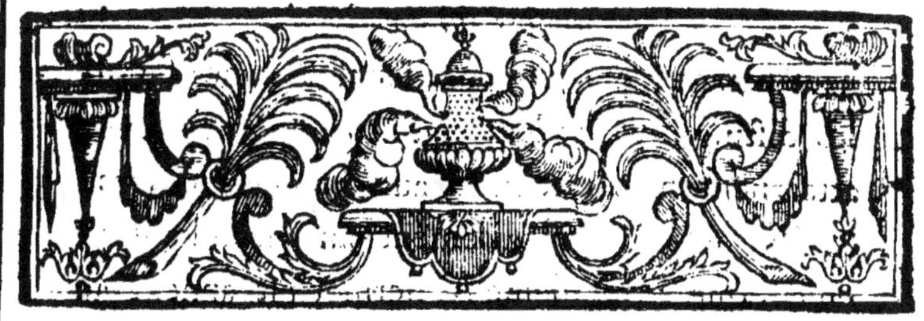

PRÉCEPTES

SUR LA SANTÉ

DES GENS DE GUERRE,

OÙ

HYGIENNE

MILITAIRE.

CHAPITRE PREMIER.

Des différentes especes de Militaires.

Quoiqu'il n'y ait aucun grade militaire lequel tous les sujets du Roi ne puissent aspirer, il est cependant généralement reçu que chacun, selon sa naissance, sa fortune & sa condition, est destiné à un genre de service particulier.

Ainsi les gens de la Cour & la haute Noblesse passent rapidement des emplois subalternes aux premiers postes; ceux d'une condition d'un moins

haut parage, ou qui appartiennent à des familles diftinguées par leur état & par leur fortune,
atteignent plus rarement aux grades éminens,
& ils reftent ordinairement au fecond rang,
tandis que le troifieme & dernier eft annexé au
peuple des Villes & des Campagnes.

On peut donc relativement aux différentes
claffes de Citoyens qui compofent l'ordre Militaire, diftinguer trois grades particuliers ; favoir, celui d'Officier fupérieur, dans lequel font
compris tous les gens de qualité qui fervent à ce
titre, ou pour l'acquérir ; tels font les Officiers
généraux, les Colonels, & tous les jeunes gens
qui parviennent en peu de temps au rang de
Colonel. Le fecond grade eft celui des Officiers
particuliers ou fubalternes, qui reftent prefque
toujours dans le même état. Le troifieme enfin
eft celui du foldat *.

Cette diftinction, quoique peut-être peu mé-
thodique dans un Traité fur l'Art Militaire, eft
celle qu'il convient de faire relativement à la
fanté des Gens de guerre ; elle eft même indifpenfable pour prouver que les mêmes caufes de

---

* Cet ordre n'eft cependant pas tellement invariable
qu'on ne voie fouvent des gens de mérite de tous les
étages, parvenir aux premiers grades. On a vu de fimples foldats devenir Maréchaux de France, &c.

maladies doivent avoir des effets relatifs & plus ou moins graves dans des individus essentiellement différens, eu égard à la constitution, au régime, aux mœurs & aux habitudes.

Ce Chapitre expose la différence qu'il y a entre les individus de chacune des classes ci-dessus, & surtout la maniere dont on devroit former les membres des deux premieres à la profession des armes, de corriger les abus de leur premiere éducation, & de leur faire conserver l'habitude des travaux de la guerre. La troisieme classe qui mérite encore plus de considération, eu égard au grand nombre d'hommes dont elle est composée, ne sera examinée ici, que par rapport à l'espece d'hommes, parce que les soldats & tous les détails qui les concernent, sont principalement le sujet des autres Chapitres de cet Ouvrage.

ARTICLE PREMIER.

Des Officiers supérieurs, & de ceux qui doivent le devenir.

LA santé des Gens de qualité est d'autant plus intéressante, que c'est principalement à eux que le fort de l'Etat est confié, puisqu'ils sont destinés à l'emploi le plus distingué & le plus essentiel, celui de commander à toutes les troupes du Roi.

Si l'on néglige les moyens propres à former leur jeuneſſe aux travaux militaires , ils trouvent dans le métier des Armes une ſource inépuiſable d'infirmités , ſouvent même une mort prématurée par l'effet des maladies ; ils ont du moins le déplaiſir ſenſible de ne pouvoir pas remplir une carriere glorieuſe & utile.

Si ceux qui ſont déja formés n'obſervent pas une conduite propre à maintenir le corps dans l'habitude des Exercices, & dans un état de force & de vigueur néceſſaire à un Militaire, ils trouvent dans l'alternative du mouvement & du repos , de la molleſſe & de la fatigue, les occaſions fréquentes de finir auſſi triſtement leurs jours , qu'ils auroient pu les prolonger honorablement.

Ces différentes conſidérations , qui ſont également frappantes & néceſſaires , doivent donc engager les Gens de qualité à donner à leurs enfans une éducation phyſique , conforme à l'état auquel ils ſont deſtinés ; & comme la profeſſion des Armes eſt la ſeule qui , en France, convienne à tous les grands Seigneurs , il ſemble qu'on pourroit facilement tirer un grand avantage de la certitude qu'on a ſur ce point. Mais , le dirai-je ? le préjugé l'emporte ſur les motifs les plus preſſans , & l'éducation phyſique eſt preſque toujours négligée.

D'un autre côté, dans le grand nombre de

ceux qui font déja avancés dans le Service, combien en voyons-nous qui, entraînés par le torrent, perdent leur fanté, & hâtent le terme de
leurs jours ? » C'eſt un emploi glorieux, dit *Mon-*
» *técuculli*, de commander une Armée, du falut
» ou de la perte de laquelle dépendent les Rois,
» leurs Royaumes & leurs Couronnes ; ainſi,
» pour en remplir les devoirs, il faut *primo*,
» une fanté vigoureuſe, capable de foutenir les
» travaux de la Guerre, &c. « *Druſus*, *Corbu-*
lon, & tant d'autres Guerriers ne font parvenus
à fe former au grand art de la Guerre, qu'en
prenant un foin particulier pour entretenir leurs
corps dans l'habitude des travaux.

Je vais examiner dans les deux feâions fuivantes les caufes qui rendent l'éducation phyſique des Enfans de qualité, vicieuſe & nuiſible ;
celles qui arrêtent beaucoup d'Officiers au milieu
de la carriere de l'honneur. J'eſpere que mes raifons paroîtront fi fenfibles, & les moyens de
détruire ces caufes, fi faciles, qu'il en réfultera
une réforme également nécellaire pour le bien
de l'Etat & pour celui des particuliers.

SECTION PREMIERE.

Des vices de l'éducation phyſique des Enfans
de qualité, & des moyens d'y remédier.

Parmi les caufes qui rendent l'éducation phy-

fique défectueuse dans la condition des Grands ;
les plus familieres font : 1°. La foiblesse trop
ordinaire de leur constitution , & les soins mal
entendus qu'on prend de leur enfance ; 2°. La
fomptuosité qui regne dans tout ce qui les envi-
ronne , les délices de la table , les occasions fréquentes de plaisirs, de mollesse & de luxe. 3°.
Enfin la maniere dont ils font dirigés dans leurs
premiers exercices militaires.

La foiblesse du tempérament paroît être parmi
les Gens de qualité , une suite de la dégénération de l'espece , occasionnée par leurs mariages
précoces, par la mauvaise santé des parens qu'une
vie trop molle & trop voluptueuse mine insensiblement , & par la transmission de plusieurs
vices qui font l'effet du déréglement en tout genre : ces différentes causes malheureusement trop
puissantes & qui frappent singuliérement les
gens sages & éclairés , n'ont pas besoin d'être
plus amplement détaillées , pour faire sentir les
suites fâcheuses qui en dérivent pour la propagation.

Il seroit bien avantageux qu'il y eût une loi
qui fixât l'âge où l'on peut contracter les mariages , sans courir les risques auxquels expose l'u-
sage reçu. Il ne le seroit pas moins d'en imposer
une qui diminuât le luxe considérable qui s'est
glissé dans tous les états ; il a toujours été suivi

de la dépopulation ou de la dégénération de l'espece.

Mais en partant du point donné, examinons
la maniére dont on s'y prend pour élever des
enfans qui par leur conſtitution ſont déja au
moins très-foibles & très-délicats : je vois d'a-
bord tous les ſoins multipliés pour leur conſervation dictés autant par la crainte que par la
tendreſſe des parens, & preſque toujours guidés
par le préjugé.

En effet la vie du nouveau né devient d'autant
plus précieuſe, qu'on a plus lieu de craindre
qu'il ne périſſe par l'effet de ſa conſtitution ; &
comme il eſt d'ailleurs ſouvent très-incertain
que ſa perte puiſſe être réparée, on met tout en
uſage pour le conſerver ; mais les moyens par
leſquels on prétend y parvenir, ſont préciſément
ceux qui produiſent ou aggravent les maux qu'on
vouloit éviter.

Une nourrice choiſie à la campagne eſt amenée
dans un Palais où elle reſte pour allaiter cer enfant précieux ; on la ſert, & on la garde à vue ;
ſa nourriture, ſes habitudes changent dès ce
moment. Un vêtement ſerré, bien chaud & garni de baleines, une couchette molle, un berceau
bien couvert, une chambre hermétiquement fer-
mée, voilà les premieres précautions qu'on prend
pour cet enfant.

Au bout de quelques mois, on joint au lait du tetton l'ufage de quelques autres alimens, & le plus fouvent celui de la bouillie ; on emploie contre les petits accidens qui furviennent, une infinité de fecours dont l'adminiftration eft quelquefois nuifible, prefque toujours inutile.

A mefure que l'enfant grandit, on effaie avec beaucoup de précautions ; de le faire foutenir fur fes jambes ; on ne quitte jamais la lifiere, quoiqu'on ait foin de garnir la tête d'un bourlet très-large & très-épais. On évite l'air, comme une chofe très-dangereufe , & on n'a garde de laiffer la tête découverte, &c. une nourriture fucculente , mille ingrédiens qui flattent le goût, fuccédent au lait du tetton & à la bouillie ; enfin on ne perd pas de vue un moment, foit le jour , foit la nuit ; les moindres mouvemens de l'enfant ; s'il pleure , on lui donne à manger ; s'il ne peut s'endormir, on le berce ; s'il dort, on le couvre, ou plutôt on l'affomme de couvertures pour le garantir de l'accès de l'air , &c. &c.

Quelle conduite dans des circonftances auffi urgentes ! Il faudroit corriger le vice de la conftitution ; & tout ce qu'on fait, concourt à l'augmenter.

Que les meres faines nourriffent elles-mêmes leurs enfans * ; que celles qui ne le peuvent pas

______

* Nous voyons à préfent plufieurs Femmes de qualité

par raifon de fanté ou d'état, choififfent des nourrices fraîches & robuftes ; qu'elles les envoient à la campagne avec leurs nourriffons, pour y vivre de la même maniere qu'elles avoient coutume de le faire ; on aura déja beaucoup gagné.

Les corps de baleine & les vêtemens ferrés s'oppofent au développement des parties, & occafionnent fouvent des difformités que rien ne peut détruire. Au contraire, un vêtement lâche & aifé favorife l'extenfion des folides, il ne laiffe aucun doute fur la taille, & il eft même avantageux pour le progrès des forces.

La couchette molle rend le corps délicat & foible ; celle qui eft dure & faite avec de la paille ou du crin, rend la peau moins fenfible & les mouvemens plus aifés.

Une chambre bien clofe retient les miafmes * ; & le feu qu'on a coutume d'y faire, l'été comme l'hiver, pour les befoins de l'enfant, ou pour le

---

allaiter leurs enfans. On ne peut que louer leur zele ; mais il faut les avertir que pour bien réuffir, il faut qu'elles s'y préparent d'avance par un régime différent de celui qui eft ordinaire aux Gens du grand monde, & qu'elles facrifient à leurs enfans la plupart des plaifirs de la fociété. Il ne faut point regler les heures de l'allaitement, comme on le fait ordinairement.

* Matieres corrompues, répandues dans l'athmofphere.

ménage de la nourrice & des Bonnes, développe
encore davantage les atômes nuifibles répandus
dans cet athmofphere referré. Au contraire, une
température égale & moins chaude que froide,
des croifées fouvent ouvertes, rendent l'air d'une
chambre & plus pur & plus fain, fur-tout, lorfqu'on évite d'y faire le ménage, qui donne toujours lieu à des exhalaifons plus ou moins per-
nicieufes.

Quant à la bouillie, quoiqu'on commence à
être perfuadé de fes mauvais effets, on a toutes
les peines poffibles à empêcher les Bonnes d'en
faire ufage ; j'ai vu des nourrices fe cacher pour
en donner à leurs enfans. On y fubftitue utilement
les panades, les gelées de gruau & autres chofes
de cette efpece.

Les enfans du premier âge & fur-tout les plus
mal fains, ou ceux dont les nourrices font dé-
réglées ou d'une mauvaife fanté, font fujets à
des accidens graves, tels que des convulfions,
des conftipations, ou à des dévoiemens qui les
affoibliffent confidérablement. Il faut changer les
nourrices mal faines ; & il eft rare que le bon lait
ne fuffife pas pour rétablir la fanté d'un enfant.
Au refte, au lieu de mettre en ufage une infinité
de moyens familiers parmi les Bonnes, il faut
confulter un Médecin habile, lorfque l'enfant
commence à être malade. C'eft un abus de pré-

férer un Accoucheur dans ce cas. Le grand mérite de cet Artifte eft de bien accoucher ; celui qui eft fage & honnête ne fe charge jamais de la conduite d'une maladie.

La lifiere a fon utilité, mais on en abufe, & elle eft fouvent la caufe de plufieurs accidens qui dépendent de la mal adreffe d'une meneufe, ou de celle de l'enfant. Si la lifiere fe caffe, ou que la meneufe la lâche, la chûte devient quelquefois dangereufe. L'enfant qui n'eft pas accoutumé à fe foutenir, fe bleffe plus facilement, quand il tombe ; d'ailleurs la lifiere qui fufpend continuellement le corps, en gêne les mouvemens, & retarde néceffairement le progrès des forces.

L'expérience démontre que les enfans dont la tête eft rafée & découverte font moins fujets aux fluxions & aux maladies qui dépendent des variétés de l'air. Il en eft de même de ceux qu'on proméne dans tous les temps. Au contraire, ceux qu'on retient pour ainfi dire comme dans une boîte, font prefque toujours incommodés au moindre changement de l'athmofphere.

Ce n'eft point, la nourriture fucculente qui donne des forces ; c'eft la maniere dont fe fait la digeftion : nous en avons un exemple fenfible dans la vigueur des enfans de campagne. Donnez de la panade, de la foupe, des légumes &

du pain à ceux qui abandonnent le lait ; évitez
les farineux & la viande ; proportionnez la quantité de la nourriture aux forces de celui qui la
prend , vous en ferez un corps fain & robufte.
Toutes ces fucreries, ces gâteaux & autres ingrédiens qu'on donne aux enfans pour les fatif-
faire & pour les empêcher de pleurer , font autant
de caufes qui dérangent leur fanté. Laiffez les
veiller & dormir à leur gré : rien n'eft plus mal
imaginé que de les bercer ; cet artifice ne fert
qu'à amollir le corps, & le fommeil provoqué
de cette maniere eft ordinairement de peu de
durée & très-peu profitable.

Quoique les moyens qui viennent d'être indiqués foient utiles & même néceffaires pour
former la fanté des enfans, fouvent ils ne fuffifent pas à ceux dont la conftitution eft très-défec-
tueufe. C'eft alors qu'on pourroit employer les
bains froids qui font reconnus par des Peuples
entiers comme très-falutaires, & qui font même
ufités parmi eux comme le moyen le plus efficace
contre la foibleffe de la conftitution. *

---

* Pour prouver l'utilité de cette méthode , je ne puis
mieux faire que de rapporter ici en entier une Note qui
fe trouve dans l'*Hiftoire de la Santé* , par Mackenzie ;
l'ouvrage pent-être le plus eftimable.

» Le bain froid , en affermiffant les folides & en fa-

Je paſſe maintenant à l'âge où les enfans, ſortis des mains des femmes, ſont dans cet état qui permet déja qu'on commence à les accoutumer

---

» cilitant la tranſpiration, procure aux enfans une viva-
» cité, une chaleur, une vigueur qui prévient en eux la
» noueure, les deſcentes, les écrouelles, la toux ; tous
» maux auxquels ils ſont plus ou moins ſujets. Les anciens
» en ont jugé là-deſſus comme nous. *Virgile* nous ap-
» prend que bien long-tems avant la fondation de *Rome*,
» c'étoit l'uſage des Italiens, de plonger dans les fleuves
» leurs enfans nouvellement nés, & de les endurcir dans
» les glaces :

» *Durum à ſtirpe genus. Natos ad flumina, primum*
» *Deferimus, ſævoquè gelu duramus & undis.*

Æneid. lib. 9. verſ. 603.

» Le Chevalier Guillaume *Pen* dans ſa Lettre au Doc-
» teur *Bénard*, (*Hiſt. of Cold bath.*) nous eſt de même
» garant que dans le Nouveau-Monde, on regarde le
» bain froid comme un uſage des plus utiles pour les
» petits enfans. Je ſais de toute ſcience, dit-il, que les
» Indiens de l'Amérique plongent leurs enfans dans les
» fleuves, dès le moment qu'ils ſont nés.

Notre Auteur ajoute dans un autre endroit, qu'il eſt cependant néceſſaire de prendre des précautions à cet égard. » Il conviendra, dit-il, de ne commencer cet » uſage qu'au bout de quelques mois, ou même au pre- » mier été après la naiſſance de l'enfant, crainte qu'en » l'expoſant au froid trop tôt après qu'il eſt ſorti du » domicile où il étoit ſi chaudement, il n'en ſoit inçom-

aux différens exercices du corps. On sent facilement qu'ils y auront d'autant plus d'aptitude que
leurs premieres années auront été dirigées d'une
manière qui approche davantage de celle qui vient
d'être décrite. La Danse, les Armes, le Cheval,
& la Chasse, sont les degrés par lesquels on doit
les conduire insensiblement, afin de les accoutumer à supporter la fatigue, les injures de l'air,
& les travaux guerriers ; mais il faut observer un
juste milieu dans l'usage de ces exercices, c'est-
à-dire qu'ils doivent être proportionnés aux forces du corps ; & comme la jeunesse porte tout à
l'excès, il est très-essentiel de modérer son ardeur
pour ces travaux dont elle fait son amusement,
& pour lesquels son goût va quelquefois jusqu'à la passion. Je parle ici principalement de la
Chasse, qui bien que salutaire & même utile à
un homme qui se destine à la profession des Armes, comme on le voit par l'exemple & l'aveu
de plusieurs grands capitaines, *Cyrus*, *Sertorius* &

» modé. Si au premier essai, l'enfant sort du bain avec
» gaieté & est d'abord réchauffé, c'est bon signe, le bain
» lui convient ; mais s'il en sort tout frissonnant & pâle,
» & qu'il demeure une partie de la journée dans cet
» état, il faut le laisser croître & prendre des forces,
» avant que d'essayer de nouveau de le plonger dans
» l'eau froide. Cette remarque convient parfaitement
» ici.

Philopœmen, fait cependant négliger aux jeunes gens des devoirs très-essentiels, lorsqu'ils s'y livrent trop long-temps & trop souvent.

Si l'on néglige les exercices du corps dans l'âge où l'on peut l'y briser, lorsque la nécessité y contraindra, on courra risque d'y succomber. L'Empereur *Severe* fut si frappé de cette vérité, qu'il fit élever ses enfans dans le camp. C'est au milieu des armes que se font formés les plus grands héros. » On ne naît pas Capitaine, dit » *Montécuculli*, mais on le devient, non par les » livres, mais en campagne, non dans les plaisirs » d'une vie douce, mais sous les armes & sur la » neige, en souffrant le froid & le chaud.

La nourriture qui doit concourir avec l'exercice, à rendre la constitution des jeunes gens plus saine & plus robuste, est généralement trop exquise à la table des gens riches. Le haut goût des mets, leur variété, & les spiritueux, qui font les délices du palais, font les causes de la ruine du corps, ils font naître dans les humeurs une acrimonie dangereuse qui agit insensiblement sur les forces de la vie & de la santé, & qui sur-tout est très-préjudiciable à la jeunesse. La frugalité est l'apanage d'un Guerrier, c'est par elle qu'il est toujours en état de bien servir. D'ailleurs les alimens les plus simples font ceux qui réparent & qui fortifient davantage.

2°. Les occasions fréquentes de se livrer au luxe & aux plaisirs qu'on rencontre dans la Capitale, exigent qu'on porte une attention singuliere sur la conduite des jeunes gens. Rien n'est plus propre à énerver le corps, & à déranger pour jamais la santé, que l'usage prématuré des plaisirs, & sur-tout de ceux de l'amour. Plusieurs Gens de qualité que cette vérité a frappés, ont pris le parti sage d'éloigner leurs enfans de Paris, au sortir du College ; ils les envoient sous la conduite d'un Gouverneur dans des Villes de guerre, où ils trouvent les ressources nécessaires pour s'instruire dans la profession pour laquelle ils sont nés. Par ce moyen, ils ménagent des jours précieux, & sur l'emploi desquels la patrie a des droits sacrés.

Peut-être seroit-il encore plus avantageux, tant pour le moral que pour le physique, de faire voyager les jeunes Seigneurs dans les différentes parties de l'Europe.

Un autre danger non moins évident auquel la jeunesse est exposée, est celui contre lequel on peut le moins sévir ; on ne voit pas sans frémir les suites funestes de la masturbation ; mais ce qui doit paroître encore plus malheureux, c'est que cette passion est ordinairement plus forte dans ceux des jeunes gens à qui elle est le plus nuisible (dans les foibles & les délicats.) Quand on inspire de bons principes à la jeunesse,

elle

elle à moins d'inclination pour le vice. Quand on lui en fait connoître tous les dangers, elle s'y livre rarement.

Il est bon d'accoutumer les jeunes gens à se servir eux-mêmes ; ils en deviennent plus vigi-lans & plus adroits. Il faut les faire coucher sur la dure, afin qu'ils y soient faits, lorsqu'ils iront à la guerre. Enfin tous les objets de luxe & sur-tout l'usage des voitures doivent leur être inter-dits, comme des causes qui augmentent la mol-lesse & la nonchalance. Plusieurs Seigneurs, & entr'autres un grand Ministre (M. le Maréchal de Belle-Isle) ont fait courir, jusqu'à un âge assez avancé, leurs fils à franc-étrier, dans des trajets très-considérables. Quel exemple pour nos jeunes gens qui voudroient bien trouver une voiture plus douce que la chaise de poste !

3°. Il me reste à parler maintenant de la ma-niere dont on dirige leurs premiers exercices militaires : Quoique l'esprit de l'Ordonnance soit conforme à tous égards aux vues qu'on devroit se proposer pour accoutumer la jeunesse aux tra-vaux guerriers, il n'en est pas moins vrai que, soit par le défaut d'exécution de la loi, soit par un faux principe qui engage les parens à chercher les moyens d'y souftraire leurs enfans, nos jeu-nes Gens de qualité perdent le plus souvent le fruit d'un premier service qui, s'il étoit exactement rempli, rendroit leur santé inaltérable.

Rien n'est en effet plus sage que le Réglement nouveau qui n'admet au grade d'Officier qu'à seize ans, & à celui de Colonel, qu'à vingt-trois révolus. Il indique d'une maniere sensible l'emploi qu'on doit faire du temps qui s'écoule depuis l'entrée au Service, jusqu'au moment où l'on devient Officier supérieur, puisqu'il y est ordonné qu'on passera par tous les grades.

Mais on diroit que c'est plûtot pour la forme, que pour le bien du Service & pour leur intérêt particulier, que les jeunes gens y sont soumis. A peine ont-ils monté deux ou trois gardes comme de soldats, qu'on les fait Officiers ; après cela, ils restent seulement pendant quelques mois à leurs Régimens, & ensuite ils rejoignent les Dieux Pénates, pour se livrer la plupart aux agrémens de la Capitale. Quelques exercices auxquels ils sont occupés à leur troupe, sont souvent suivis du déréglement le plus marqué, & enfin ils arrivent à l'âge où il est permis d'aspirer aux postes éminens, avant d'avoir fait quelques pas pour se former à leur état, ou pour se rendre dignes des graces qu'ils obtiennent.

Il me semble qu'en tenant la main à l'exécution de l'Ordonnance, on parviendroit facilement à former cette jeunesse, comme il convient. Que chaque Officier, du moment qu'il eſt reçu, reſte à ſa troupe pendant l'eſpace de ſept années; qu'il paſſe par tous les grades, & qu'il s'occupe à bien connoître & à bien remplir chaque office. Que les Chefs du Corps aient l'œil ſur la conduite & ſur les mœurs de cette jeuneſſe qui lui eſt con-fiée; on verra bientôt un grand nombre de jeu-nes Gens de qualité propres à ſoutenir les travaux de la Guerre, & ſe former au commandement.

SECTION II.

Des cauſes qui dérangent la ſanté des Gens de qualité au Service.

Cette ſection eſt deſtinée pour les Officiers ſupérieurs & pour ceux qui ayant commencé le ſervice, ſont dans le cas de le devenir. Leur ſanté étant ſouvent altérée par les viciſſitudes ſingulières auxquelles elle eſt expoſée à raiſon de leur régime & de leur conduite pendant la Paix & pendant la Guerre, j'ai cru devoir leur indiquer les moyens d'éviter les maux qu'ils ſe préparent.

Il n'eſt pas poſſible d'imaginer une alternative plus ſinguliere que celle qu'ils offrent dans ces deux poſitions (de paix & de guerre.) On diroit que le même individu eſt compoſé de deux hommes abſo-lument différens l'un de l'autre. A la Cour ou à la Ville qu'ils habitent par état, on les voit livrés, ſoit

par goût , foit par habitude , foit pour fuivre
l'ufage , à tout ce que la molleffe , la volupté,
la bonne chére & le luxe ont de plus recherché :
à la Guerre au contraire , toutes les efpeces de
dangers & de calamités , les travaux les plus
pénibles , font pour eux des occafions de gloire ,
ils les cherchent par-tout , & ils les fupportent
avec intrépidité ; de maniere que de l'état d'inaction , & pour ainfi dire d'inertie, dans lequel
ils font plongés à la Ville & à la Cour, ils paffent à la vie frugale & laborieufe des camps ,
& de celle-ci aux délices précédens , avec une
facilité qui doit étonner tous ceux qui connoiffent la différence finguliere de ces deux fituations ; enfin lorfqu'on les voit pendant la guerre
partager l'année entre la campagne & le féjour
de la Capitale , entre les fatigues les plus dures
de l'une & les agrémens de l'autre , on a de la
peine à fe perfuader qu'il n'y en ait pas un très-
grand nombre qui fuccombe.

Il faut cependant convenir que ce contrafte
qui caractérife en même-temps l'amour des François pour la gloire & pour le plaifir , deviendroit très-funefte à l'Etat, comme aux particuliers , fi parmi le grand nombre des Gens de
qualité , il ne s'en trouvoit toujours plufieurs
exempts de la contagion , ou dont l'éducation
phyfique a formé le tempérament de maniere

qu'ils foient à l'abri des dangers de cette alternative.

Pour fe former une idée des fuites qu'elle entraîne, on peut fuppofer un jeune Seigneur dont l'éducation premiere aura été négligée, ou un autre plus avancé en âge, mais épuifé par la molleffe & par la volupté, dans le cas de fe rendre tous deux à l'Armée. La cuiraffe & le cafque font pour eux des fardeaux infupportables fous lefquels ils plient & fuccombent ; auffi les voit-on préférer de s'expofer à tous les coups, plutôt que de porter des harnois qui les en garantiroient, en les gênant. Les injures de l'air, le bivouac, les marches forcées, le changement de nourriture, &c. attaquent fucceffivement ou en même temps ces foibles machines, qui font uniquement foutenues contre tant d'affauts par l'effort du courage dont ils font animés.

Il faut enfuite fuppofer ces mêmes hommes échappés du naufrage & de retour dans la Capitale. Vous ne les verrez point continuer les exercices qui pourroient les entretenir dans un état de fanté capable de leur permettre de reprendre fans rifques les travaux de la Campagne fuivante : les foupers les plus délicats les occuperont, ils pafferont les nuits dans les bras de la volupté, les matinées à dormir, les après-dînées aux fpectacles ou en vifites, traînés dans des chars bien commodes : que doit-il en arriver ? il n'eſt pas beſoin de le dire.

Que ces mêmes hommes enfin ſoient bleſſés à la Guerre, quelle peine n'aura-t-on pas pour les guérir ? & quelles ſuites n'en doit-on pas craindre ?

On n'ignore pas que la plupart des Gens de qualité, Officiers ſupérieurs ou particuliers, devroient être plus rarement que les autres Gens de Guerre dans le cas d'être les victimes des injures du temps & des travaux de la Guerre, tant parce qu'ils ont plus le moyen de ſe garantir des unes, que parce que leur ſervice rend les autres moins pénibles. Mais en même temps les dangers étant relatifs à la conſtitution & au genre de vie, il eſt évident que ceux qui ſeront accoutumés aux exercices, & qui jouiront d'une bonne ſanté, ſeront moins expoſés que les autres à ſuccomber aux fatigues de leur état.

On doit réſumer de ce qui vient d'être dit, que tous les Gens de qualité qui ſont au Service, ſont intéreſſés perſonnellement à s'entretenir dans l'habitude des exercices & des travaux qui ſe rapprochent le plus de ceux de la Guerre ; qu'il eſt ſur-tout eſſentiel qu'ils évitent tous les excès qui énervent le corps ; & qu'ils conſervent, même au ſein des grandeurs, le régime & la frugalité qui conviennent aux Militaires.

Sans ces précautions, le plus grand nombre deviendra toujours incapable de continuer un Service utile : il n'est que trop vrai que parmi ceux qui suivent le torrent, il n'y en a pas plus d'un sur cent dont la vieillesse ne soit pas précoce, qui soit exempt d'infirmités, ou qui parvienne à se former au grand art de la Guerre.

Il faut pourtant l'avouer en l'honneur de la Noblesse Françoise ; une mauvaise éducation physique, & toutes les autres causes de dépérissement dont il a été fait mention ci-dessus, propres à diminuer le zèle du Service, n'altèrent jamais le courage de ceux-mêmes sur qui elles ont l'effet le plus complet ; ce qui fait assurément l'éloge de nos Seigneurs François, qui prenant toujours, & inspirant aux leurs l'honneur pour l'unique guide de leurs actions, sont dans toutes les occasions, prêts à répandre leur sang pour leur Maître & pour la Patrie. S'ils n'observent pas la conduite nécessaire pour rendre leurs services plus utiles, c'est parce qu'ils sont moins éclairés sur leurs intérêts particuliers, que zélés pour le bien public.

J'espére qu'ils me pardonneront d'autant plus volontiers ces réflexions, qu'il est facile de connoître que leur utilité personnelle est attachée au but que j'ai voulu atteindre.

Cet article est de la plus grande importance ;

il est l'abrégé de toutes les vues qu'on doit avoir pour l'éducation physique & pour la conservation des Gens de qualité. Heureux si je puis opérer quelque réforme.

ARTICLE II.

Des Officiers particuliers ou inférieurs.

QUoiqu'il se trouve plusieurs Gens de qualité dans le second rang, les uns n'y font qu'en passant, & ils doivent être compris dans l'article précédent ; les autres qui y restent long-temps, ou même jusqu'à la fin de leur Service, seront compris dans la seconde classe dont il est ici question.

Le corps des Officiers particuliers étant composé de plusieurs espèces de citoyens dont les uns font de la Ville, les autres de la campagne ; les uns très-riches, les autres très-pauvres, il est plus difficile d'entrer dans les détails de leur éducation physique.

En général la Noblesse du second rang, quoiqu'élevée encore plus mollement qu'il ne convient, a du côté de la santé plusieurs avantages fur les Gens de qualité qui habitent la Cour & la Capitale ; & ces avantages font relatifs à l'état de la fortune, à l'éloignement plus ou moins grand des Villes, & fur-tout de la Capitale. Ainſi la pauvre Nobleſſe qui habite la campagne, élevée plus durement que celle des Villes, eſt généralement la plus propre au Service ; enſuite celle des petites Villes ; & par gradation ceux qui habitent les lieux où le luxe eſt plus ou moins grand, où les occaſions de déréglement ſont plus ou moins fréquentes, peuvent être ſuppoſés avoir reçu une éducation phyſique, & avoir une conſtitution relative aux mœurs de leurs pays, & à l'état de leur fortune, & en raiſon de ces cauſes plus ou moins propres au Service.

Il faut pourtant convenir que cette diverſité de conſtitution dépend auſſi du ſoin qu'on a pris des jeunes gens, & qu'il arrive ſouvent qu'un homme né dans la Capitale, & dans l'opulence, jouit d'une meilleure ſanté que celui qui a été élevé à la campagne. Mais le préjugé eſt favorable à celui-ci, & l'expérience démontre que le plus grand nombre des habitans de la campagne non-ſeulement jouit d'une ſanté robuſte, mais eſt encore très-propre aux travaux pénibles.

Quoi qu'il en ſoit, en ſuppoſant même que les Officiers particuliers n'aient pas reçu, avant d'entrer au Service, cette éducation phyſique qu'on deſire pour un Militaire, il eſt conſtant que le genre de vie qu'ils ſont obligés de ſuivre à leurs troupes, les forme facilement aux travaux de la Guerre, lorſque toutefois on a ſoin de veiller sur leur conduite & sur leurs mœurs.

En effet , les différens offices qui leur sont distribués les mettent continuellement en haleine; dix-huit mois de Service sans interruption , pendant lesquels ils sont journellement les évolutions militaires ou le Service dans les places; les routes fréquentes des Régimens ; le régime égal auquel ils sont astreints ; les travaux du matin qui les obligent de se coucher & de se lever à des heures réglées , en un mot tous les exercices , sont autant de moyens qui concourent à fortifier le corps , & à former une santé inaltérable.

La seconde classe des Militaires a donc sur la première un avantage réel qui dépend de la différence de leur Service. Cependant celle-là est plus exposée aux dangers qui menacent la santé ; mais l'autre étant composée d'une espèce d'hommes moins bien constitués & moins sains , n'a pas les ressources, (la force & la vigueur) qui préservent facilement les Officiers particuliers des maladies.

On peut consulter l'expérience sur ce point , & examiner comment les anciens Officiers des Régimens supportent les travaux militaires : on les y voit tellement endurcis , que rien ne dérange leur santé , même dans les cas les plus dangereux. On voit que moins ils sont anciens, moins ils sont en état d'y résister ; & quand on met en comparaison la maniere dont un de ces Officiers & un jeune homme de qualité ,du genre de ceux dont il a été parlé dans l'article précédent , supportent ces travaux, on juge facilement de l'avantage du premier sur l'autre.

Ce n'est pas que les Officiers du second rang soient exempts d'infirmités dépendantes de leur état ; leur vieillesse est souvent précoce ; & après plusieurs campagnes, on les voit cassés, voûtés & accablés de douleurs , de rhumatismes , ou d'autres maux que leurs blessures anciennes leur causent. Cependant on peut assurer que ceux dont la conduite a été réglée , conservent souvent au-delà du terme ordinaire, la force, la vigueur & l'agilité de la fleur de l'âge.

Puis donc que le Service subalterne est favorable à la santé , & qu'il est propre à former la jeunesse aux travaux guerriers , il est très-positif qu'il ne s'agit que de tenir la main à l'exécution des Ordonnances, & de veiller sur les mœurs des jeunes Officiers.

Les remarques que je vais faire sur ces deux articles , sont trop vraies , pour qu'on m'accuse de les hazarder. La premiere chose qui se présente à considérer est la nourriture de l'Officier. Quoiqu'il y ait un Réglement sur le prix des Auberges, cela n'empêche pas qu'elles soient toutes portées à un taux exceffif, parce que les Officiers veulent avoir une table très-bien fervie. N'eft-il pas étrange qu'un Sous-Lieutenant dépenfe au-delà de fes appointemens pour fa table, tandis que la plupart des Officiers particuliers font ré-duits chez leurs parens à un ordinaire modique? Je fuis bien éloigné, en m'exprimant ainfi, de vouloir ravaler l'état de fubalterne ; mais je dois faire fentir que cette conduite eft encore plus contraire à la fanté, qu'elle ne l'eft à l'Or-donnance. Voilà donc un côté qui mérite beau-coup d'attention, & il me femble que MM. les Commandans des Corps pourroient facilement réformer les abus en ce genre.

Le fecond objet regarde les premieres années du Service. Je préfume qu'on formeroit de meil-leurs Officiers, & qu'on les rendroit plus fains & plus robuftes, fi, comme je l'ai déja dit à l'égard des Gens de qualité, on gardoit à leurs troupes les jeunes gens au commencement de leur Service, pendant un temps plus long que celui qui eft fixé par l'Ordonnance.

Le troifieme eft celui des mœurs. La jeuneffe, naturellement portée à la débauche, fe fait un tort irréparable lorfqu'elle s'y livre inconfidéré-ment ; & l'on n'a que trop d'exemples de jeu-nes Militaires qui ont été obligés de quitter le Service, ou qui ont péri, par les fuites du liber-tinage.

Je crois qu'il seroit facile de mettre un frein à leurs passions, par plusieurs moyens qui seroient également utiles pour le moral & pour le physique.

Un jeune homme entre au Service ; confiez-le à un Officier sage & éclairé, qui veillera sur ses actions, & qui, sans le tenir à la chaîne, aura le droit de les connoître, & de lui donner des avis salutaires. Si le pupile ne profite pas des remontrances, le Commandant du Corps, instruit du déréglement, proportionnera la punition à l'écart. Mais l'amour propre, dont on tire toujours le plus grand parti dans les Gens bien nés, fera souvent plus que toutes les leçons. Donnez des éloges & des préférences à celui qui se conduira le mieux, les autres chercheront à les mériter. D'un autre côté, offrez des modéles dans les anciens, on cherchera à les imiter.

J'ai vu des Chefs de Corps avoir soin que toute leur Jeunesse se rendît, à des heures marquées, aux assemblées dans les maisons les plus honnêtes de la garnison. On ne sauroit croire combien cette pratique est avantageuse. Si l'on'n'inspire pas aux jeunes gens le goût de la bonne compagnie, dans leurs momens de loisir, ils s'occuperont à jouer, ou ils se livreront à la débauche.

L'établissement de l'Ecole Militaire, formé sous le regne précédent, rendra chere à jamais la mémoire de ceux qui en ont formé le projet.

On trouvera dans cette Ecole, dirigée felon les principes militaires, une pépiniere d'Officiers élevés de la maniere la plus convenable pour remplir les différens Emplois; & il n'y a pas de doute que leur éducation n'influe finguliérement fur le Corps Militaire, dont les membres deviendront à la fin plus éclairés & plus propres à la profeffion des Armes.

On ne peut cependant difconvenir que malgré les préceptes les plus fages, & les meilleures précautions, il n'y ait un grand nombre de maux attachés à la condition militaire, dont les Officiers tant fupérieurs qu'inférieurs ne pourront jamais être abfolument garantis. On verra dans les Chapitres fuivant les caufes diverfes qui dérangent la fanté de chacun, felon fon état, fa pofition & fon genre de vie. Je mettrai à côté les moyens préfervatifs dont on pourra fe faire l'application.

ARTICLE III.

Des Soldats & de leurs différentes efpèces.

LA claffe des Soldats eft relativement aux individus qui la compofent, celle qui eft en général le plus en état de fupporter les exercices, les travaux & les calamités inséparables de la profession des Armes ; mais c'est aussi celle qui en porte le fardeau le plus pesant , & qui cependant est le moins pourvue de tout ce qui seroit nécessaire pour le diminuer.

Le nom de Soldat est générique : il comprend les gens de pied & ceux de cheval, qui sont les espèces. Celles-ci méritent qu'on en fasse une distinction particuliere , soit par rapport à la différence des membres dont elles sont composées, soit par celui des influences de plusieurs causes qui agissent plus spécialement sur chacune.

Les gens de pied , autrement dits Fantassins , & en général connus sous le nom de Soldats, sont infiniment plus nombreux & conséquemment moins choisis que les gens de cheval. Ils font un service plus pénible , leur paye est aussi plus modique, & ils sont moins bien vêtus.

Outre cela, ils font presque toujours enfermés dans des Garnisons & dans des Casernes , plus exposés aux injures du temps , aux influences du mauvais air , & aux maladies qui sont les suites de la fatigue.

L'espèce formée de l'assemblage de toutes sortes de conditions , est moins vigoureuse & moins saine que celle des gens de cheval , & son genre de vie , qui devroit être du moins égal à celui des autres Soldats , contribue encore à rendre la

constitution des sujets plus foible & plus mau‑
vaise. En un mot, c'est l'espèce de Soldat qui
exige le plus de soin à tous égards.

Parmi les gens de cheval, on compte le Ca‑
valier, le Dragon, & le Huffard.

Ce dernier est dans une classe particuliere qui
réunit le plus d'avantages pour la santé. En temps
de paix, il est aussi bien nourri & aussi bien
vêtu que le Cavalier & le Dragon ; il n'est pas
plus occupé qu'eux, & son temps est, comme
le leur, partagé entre la Garnison & le Quar‑
tier. A la Guerre, quoique toujours en haleine,
& très-souvent au bivouac, il ne lui manque
presque jamais rien ; desorte qu'on pourroit re‑
garder cette espèce de Soldats comme la plus
heureuse & la plus saine, si la licence & le li‑
bertinage, qui lui sont familiers, ne la ren‑
doient d'ailleurs sujette à beaucoup d'incommo‑
dités. On a d'autant plus de peine à rectifier la
conduite des Huffards & des Troupes légeres,
qui, à ces inconvéniens près, sont très utiles &
très braves, que les individus sont ordinaire‑
ment choisis parmi les jeunes gens de toutes
les conditions, & que le métier qu'ils font, à
la Guerre sur-tout, les souftrait à la rigueur de
la discipline qu'on observe dans les autres Corps
de troupes.

Quant au Cavalier, c'est le Soldat le plus

précieux

précieux & celui dont l'espece est la plus rare ;
en ce que son état exige plusieurs qualités &
conditions difficiles à réunir , & qu'il faut un
temps assez considérable pour le former : aussi
est-il le mieux traité en tous points. Il a un bon
vêtement , une bonne solde , & il est moins fatigué que les autres. En temps de paix , il passe
le tiers de son temps en Garnison, où il fait peu
de service ; & les deux autres tiers en Quartier ,
où il en fait encore moins ; desorte que son état
est en général meilleur que celui dont il jouis-
soit dans la classe où il a été choisi. Le plus
grand nombre des Cavaliers est pris dans les
Villages ; ils sortent presque tous du labeur , &
sont accoutumés aux fatigues , aux injures du
temps , & à conduire les chevaux ; ce qui les
rend sains & robustes. Ainsi leur constitution &
leur genre de vie , avant d'entrer au Service ,
sont déja tels qu'on les desire pour former un
bon Soldat ; il ne s'agit que de les entretenir
dans ce bon état , & l'on y parvient aisément ,
parce que le service du cheval & les manœuvres
qu'on leur fait exécuter sont propres à remplir
cet objet. Il est cependant vrai que l'alternative
du Quartier & de la Garnison les expose à quelques dangers que le Fantassin ne connoît pas. Le
Cavalier est plus sage & plus sobre que le reste
des troupes.

C

Les Dragons, qui font en quelque forte traités pendant la paix à l'inftar des Cavaliers, n'ont
pas en général une conftitution auffi vigoureufe;
ils en différent d'ailleurs prefque tous par leur
origine, étant ou des fils de Bourgeois, ou des
jeunes gens de Famille. Leurs mœurs font peu
épurées; ce qui fait qu'ils ne font pas fort fo-
bres, & qu'ils font enclins à la débauche : deux
caufes fréquentes de maladies *. Ils font au refte
dans le cas d'être placés entre le Cavalier & le
Huffard, pour les avantages & les inconvéniens
de leur Service & de leurs pofitions.

On peut rapporter à cette divifion toute autre
efpèce de Soldats, parce qu'elle renferme exac·
tement tout ce qui appartient à chacune, quant
à la conftitution, au régime, au Service, & aux
pofitions.

Cet expofé, trop connu du Militaire pour
que je prétende l'inftruire, eft placé ici pour les
gens de l'Art, auxquels il peut être très-utile,
foit pour le traitement des maladies, foit pour
l'invention & l'ufage des précautions néceffaires
pour préferver les troupes du grand nombre de
maux auxquels elles font expofées.

---

* Ceci s'entend du général, & fur-tout des jeunes
gens.

Il mérite aussi quelque attention, relativement aux mesures qu'il seroit à propos de prendre pour empêcher le désordre qui rend toujours les maladies plus fréquentes; en un mot, il donne le moyen de former des vues sur une meilleure tenue, qui puisse rendre les corps plus sains, plus fermes & plus solides.

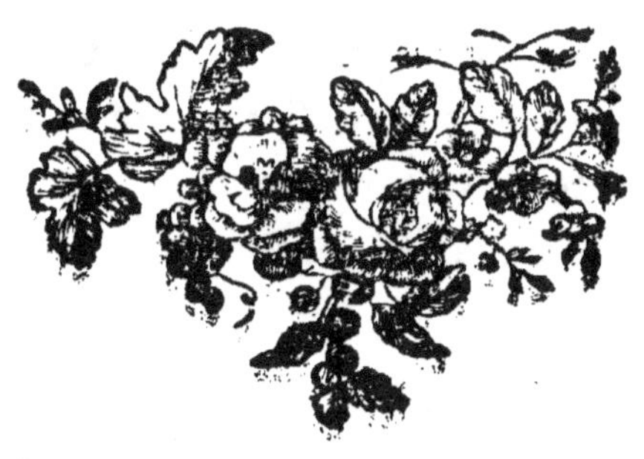

CHAPITRE II.

Préceptes généraux sur les principaux objets qui intéressent la santé du Soldat.

LA classe des Soldats est la plus sujette aux infirmités, & la plus difficile à gouverner. Elle exige conséquemment des soins plus particuliers, des détails plus circonstanciés & plus étendus. L'uniformité du genre de vie, des travaux & de la constitution des individus de chacune de ces divisions, fournit les moyens d'établir des principes certains, & de classer en quelque maniere les préceptes sur leur santé.

Mais quoique le Soldat devienne désormais l'objet particulier de mes réflexions & de mon travail, il sera facile de voir que les deux autres classes ont plus ou moins de rapport avec les matieres que je traite.

Je considére ici l'homme de Guerre en général, & les principaux objets qui regardent sa santé, sans faire d'application au temps de paix ou de guerre. J'ai voulu que ce Chapitre fût la base du reste de l'Ouvrage.

Le vêtement, la nourriture, le danger de l'air & des positions, la discipline & les mœurs, les nouveaux Soldats, & la maniere de recruter les troupes , font la matiere des articles différens qui y font traités. Je réferve pour les Chapitres fuivans les détails particuliers qui intéreffent le Soldat en temps de paix & pendant la guerre.

ARTICLE I.

Du Vêtement militaire.

JE m'occuperai moins ici des détails de l'habillement du Soldat , que de la matiere qui doit y être principalement employée , & de la maniere dont il doit être ajufté au corps pour empêcher les accidens & les maladies auxquels il peut donner lieu.

En général, l'homme de Guerre doit avoir un vêtement qui le couvre fuffifamment pour le garantir des injures de l'air ; il faut cependant qu'il foit habillé légérement , afin qu'il ne foit pas furchargé ni étouffé pendant les grandes chaleurs.

L'habit complet doit être plus lâche que ferré , & d'une grandeur raifonnable. L'expérience démontre qu'on eft infiniment moins à l'abri des effets du froid & de la chaleur dans un habit ferré , que dans celui qui l'eft peu. D'ailleurs lorfqu'il eft ferré jufqu'à un certain point , il peut caufer des maladies férieufes , telles que

C iij

des hémorrhagies, des vertiges, l'apoplexie, &c.
comme on en a vu quelques exemples. *

Plusieurs Militaires ont écrit & dit que les
habits courts & étroits s'usent plus vîte que
ceux qui sont larges & longs : l'observation confirme cette assertion. Ainsi en donnant aux Soldats un vêtement tel que je viens de le proposer ; on remplit deux objets essentiels ; celui
d'épargner les intérêts du Roi , & celui de rendre
les occasions de maladie moins fréquentes.

Je regarde les vêtemens de laine comme
nuisibles à la santé , parce qu'ils sont susceptibles
de plusieurs inconvéniens qu'il est fort difficile
d'éviter. 1°. Ils retiennent très-facilement les miasmes répandus dans l'air. 2°. Ils s'imprégnent de
la sueur dont la corruption est très-prompte , &
qui, dans le temps où le corps est échauffé, ex-
hale une odeur putride dangereuse. 3°. Comme
ils se gâtent & se tachent très-aisément, on a beaucoup de peine à les entretenir. 4°. Ils sont plus
promptement pénétrés par l'humidité & par la
pluie , que la plupart des autres étoffes , ce qui

---

* On avoit , au commencement de la paix , porté à
l'excès la méthode des habits courts & étroits ; mais on
en a senti depuis l'inconvénient. On doit dire à la louan-
ge de M. le Maréchal de Biron , que son Régiment a toujours été le mieux & le plus sainement vêtu.

incommode beaucoup le Soldat dans les temps pluvieux ou humides, & occasionne des maladies. Outre cela, l'habit mouillé se rétrécit en se séchant, & il gêne le Soldat qui ne peut pas en changer. 5°. Enfin il s'use en peu de temps, ou du moins les poils se détachent & ne laissent plus qu'une corde, à travers laquelle l'air pénétre facilement.

J'avois proposé dans *le Code de Méd. Milit.* de donner au Soldat une veste & une culotte de buffle, avec un habit d'une bonne toile serrée & forte. * J'ai peine à revenir de cet avis, quoiqu'on ait objecté qu'il ne pourroit pas être suivi, parce que la peau une fois mouillée est très-long-temps à sécher, & qu'elle se rétrécit encore davantage que le drap. **

Il me semble en effet qu'en ajoutant une veste & une culotte de toile par-dessus le buffle, dans les temps pluvieux, on empêcheroit que la peau s'imbibât. D'ailleurs il faut convenir qu'elle n'est

---

* On pourroit conserver également les uniformes avec les habits de toile, parce que l'on emploieroit toutes couleurs que l'on voudroit.

** Il y a des peaux de buffle qui sont très-mauvaises, parce qu'elles sont mal passées : en supposant qu'on adoptât le vêtement que je propose, il faudroit avoir attention de ne choisir que les meilleures peaux.

C iv

pénétrée par la pluie qu'au bout d'un temps affez confidérable , même fans la précaution que je viens d'indiquer. Au refte, on ne fauroit nier que dans tout autre temps que celui de pluie, le Soldat feroit tenu plus fraîchement & plus proprement avec le vêtement de buffle. On fait auffi qu'il a la propriété d'empêcher l'air de pénétrer jufqu'à la fuperficie du corps ; ce qui doit nécef-fairement préferver le Soldat des effets violens du froid.

Le manteau, la cuïraffe, le buffle, les culottes de peau & les bottes, mettent le Cavalier à l'abri de la plupart des injures de l'air & des dangers ci-deffus. Il y a peu de chofe à changer à fon vêtement , fi l'on en excepte l'habit de drap.

Je dois faire à cet égard une réflexion qui regarde également le Fantaffin ; c'eft que la laine par-deffus la vefte de peau eft moins dans le cas de caufer des maladies, parce que le buffle qui fe trouve entre le corps & l'habit, empêche celui-ci de produire un reflet nuifible. Ainfi je n'infifterois pas beaucoup fur l'habit de toile, fi l'on vouloit m'accorder la vefte & la culotte de buffle pour le Fantaffin ; mais je regarde comme très-effentiel de fubfti-tuer au moins aux doublures de laine qu'on met aux habits & aux veftes, celles de toile dont on n'a rien à craindre, & qui peuvent fe nettoyer avec facilité.

La coëffure eſt auſſi un objet important. On ſent à merveille que la chevelure eſt le plus bel ornement & la parure la plus naturelle de la tête ; mais elle embarraſſe le Soldat, plus qu'elle ne le pare, ſur-tout à la guerre. S'il n'eſt pas toujours bien peigné, la vermine le gagne ; la craſſe naturelle, la pluie & la ſueur forment une eſpèce de glu qui bouche les pores de la tête, & elles cauſent des maladies. M. le Maréchal de *Saxe* dit avec raiſon qu'en Campagne les cheveux ſont un ornement très-ſale pour le Soldat, & que, lorſque la ſaiſon pluvieuſe eſt une fois arrivée, ſa tête ne ſe ſéche plus (*a*).

Il ſeroit donc avantageux que les Soldats euſſent les cheveux coupés très-courts, parce que l'on éviteroit par-là les inconvéniens fréquens d'une chevelure négligée.

M. de *Saxe* étoit de cet avis, & il a propoſé de donner des perruques de laine d'Eſpagne aux Soldats (*b*). Mais ces perruques ſeroient très-incommodes l'été ; & ſi on ne les faiſoit porter que pendant l'hiver, l'alternative en ſeroit dangereuſe.

Il ſeroit infiniment plus ſain d'accoutumer

(*a*) Mémoires du Maréchal de Saxe, Art. 2. de l'Habillement.

(*b*) Ibidem.

l'homme de Guerre à tenir sa tête découverte, le plus souvent qu'il seroit possible, afin de braver plus facilement les injures du temps. Les anciens Romains suivoient cette pratique.

Il y a trois sortes de coëffures pour le Soldat, le chapeau, le bonnet, & le casque. Ce dernier est la plus ancienne *, & celle à laquelle je donnerois la préférence, parce qu'elle préserve le mieux la tête des coups qu'elle peut recevoir, & qu'elle est d'ailleurs la moins gênante ; mais en l'adoptant, il est nécessaire de garnir en devant le casque d'une plaque dite *garde-vue*, pour garantir les yeux de l'ardeur du soleil, & de la pluie ; par derriere, d'une autre plaque qui, tombant à volonté sur les épaules, défende la nuque des mêmes inconvéniens, & des coups de sabre.

On prétend avec juste raison que le casque devient insupportable, lorsqu'il est une fois échauffé par le soleil. Pour remédier à cet inconvénient, il seroit bon que chaque Soldat eût un capuchon de cuir noir ciré, qui pût s'attacher avec des agraffes à un collet qui tomberoit sur les épaules & sur le devant de la poitrine, afin que pendant la chaleur & à l'ardeur du soleil la tête fût préservée avec le seul capuchon, & que pendant la pluie & le

---

* Les Hébreux, les Grecs & les Romains n'eurent que celle-là.

froid, la tête, les épaules & la poitrine le suf-
fent par le moyen de l'union du collet avec le
capuchon. *

Si le chapeau est préféré, il doit être garni de
toile cirée, afin que l'eau ne puisse pas le pénétrer, & qu'elle s'écoule facilement. Dans ce cas
comme dans celui où l'on se sert du bonnet, il
est très-utile de faire usage du capuchon ci-dessus.

La chaussure du Fantassin exige encore plus
de précautions que la coëffure. On sait à quel
point les pieds sont quelquefois incommodés
dans les marches, pendant les mauvais temps,
lorsque l'on n'a pas soin de les garantir par toutes sortes de moyens. On doit donner au Soldat
des souliers épais, faits de bon cuir, toujours en
bon état & garnis d'une semelle de drap. ** Pour
cet effet, il faut qu'il en ait toujours deux paires.
Il est, à ce que je pense, préférable de lui faire

---

* Dans la premiere partie du *Code de Médecine mili-*
taire, j'ai proposé le capuchon de toile cirée ; mais on
m'a fait observer qu'il se couperoit trop promptement
& qu'il dureroit peu ; c'est ce qui m'a engagé à préférer
celui-ci. S'il est plus cher, il peut être conservé pendant
plusieurs années.

** Je regarde les semelles de bois, proposées par M.
le Maréchal de *Saxe*, comme très-embarrassantes, parce
qu'elles se cassent facilement, & qu'alors le soulier blesse
le pied.

porter des guêtres, plutôt que toute autre espèce de chauſſures; & je regarde celles qui ſont noires & cirées comme infiniment plus utiles que les blanches, ſoit parce qu'elles n'exigent pas un ſoin auſſi grand que celles-ci, ſoit parce qu'elles ſont plus difficilement pénétrées par l'humidité. M. le Comte de *Saxe* voûloit qu'elles fuſſent de cuir.

Je pencherois cependant beaucoup pour les bottes molles, ſans l'inconvénient de la dépenſe, & ſans l'embarras où l'on ſe trouveroit ſouvent, à la Guerre ſur-tout, quand le pied ou ſoulier de la bottine ſe déchireroit; car il eſt impoſſible ou du moins très-embarraſſant d'en donner deux paires à la fois * à un Fantaſſin.

Je parlerai plus amplement de cet objet à l'article des marches.

La propreté eſt très-néceſſaire à tous les hommes, mais elle l'eſt encore davantage aux Soldats, parce que les mauvais effets qui naiſſent de ſon défaut, ſe communiquent promptement de l'un à l'autre, dans les troupes qui ſont toujours raſſemblées en grand nombre dans des logemens étroits. C'eſt par cette raiſon que la gale & la

---

* Les Romains portoient des demi-bottines de cuir, qui montoient juſqu'au milieu de la jambe.

vermine se répandent en peu de temps dans une Compagnie, un Régiment.

Indépendamment de cette considération, l'exercice, le service & le peu d'aisance, mettent souvent le Soldat dans le cas de la malpropreté.

Ainsi les bas se pourrissent, la sueur imprégne la chemise & les vêtemens, la fétidité s'ensuit, & bientôt la maladie succède.

Il me paroît qu'on a beaucoup plus d'attention à la propreté extérieure, qu'à l'intérieure ; cependant il est bien plus essentiel pour la santé de l'homme de Guerre, que celle-ci soit entretenue. Il faut qu'un Soldat change au moins deux fois par semaine de linge, & au moins une fois de bas. Lorsque ceux-ci sont sales, ils exhalent une puanteur affreuse ; & lorsqu'ils sont déchirés ou troués au pied, ils blessent la peau.

Il me reste à parler maintenant des liens auxquels le commun des hommes s'est assujetti, soit pour la parure, soit pour la commodité, (le col & les jarretieres ;) en général, ils gênent plus ou moins la circulation du sang, & les mouvemens du corps. Le Soldat est moins dans le cas d'en porter, que qui que ce soit, & je ne puis concevoir la raison qui a engagé à leur donner de ces cols roides, qu'on leur fait souvent serrer à l'excès, sans doute pour augmenter les couleurs du visage ; mais on ne sent pas que ces couleurs ne peuvent venir qu'aux dépens de la santé. J'ai vu plus d'une fois des Sergents & même des Officiers faisant la revue de leurs troupes sous les armes, serrer le col des Soldats dont les couleurs n'étoient pas assez vives. J'ai vu quelques gens débauchés, user du même moyen pour cacher leur déréglement au Public. Mais les uns & les autres en ont porté la peine, ou en ont même été les victimes. L'exemple cité par M. *le Begue de Presle* dans sa traduction de *Monro*, est trop frappant, pour que je ne le rapporte pas ici. Un M. *Gruger* lui raconta qu'un Capitaine Danois s'étoit avisé d'accoutumer tous les Soldats de sa Compagnie à serrer très-fort leurs cravates, & à porter des jarretieres très-serrées au dessous du genou, afin que par la haute couleur de leurs visages & par la grosseur du mollet de leurs jambes, ils parussent plus vigoureux & mieux nourris. Mais au bout d'un certain temps, ils tomberent presque tous malades, & ils périrent d'une espece d'affection scorbutique putride.

Il seroit certainement bien avantageux que le Soldat ne portât point de col. Ils ne sont d'aucune utilité, & ils n'ont été inventés que pour la bonne grace : Mais au moins est-il nécessaire de ne pas les serrer, si l'on ne veut pas les bannir absolument du vêtement militaire. Je reprendrai cet article dans un autre endroit de cet Ouvrage.

Quant aux jarretieres, je conviendrai facilement que leur inconvénient eſt infiniment moindre que celui des cols ; mais il ne faut pas non plus qu'elles ſoient très-ſerrées. Celles qu'on met au-deſſous du genou, gênent moins le mouvement & la circulation que celles qu'on met au-deſſus.

Quand le Fantaſſin eſt de ſervice, la courroie de la guêtre tient lieu de jarretiere, & il eſt inutile qu'il en mette au-deſſus du genou.

Il en eſt de même du Cavalier qui, par le moyen du cordon qui lie ſes manchettes de bottes au-deſſous du genou, peut ſe paſſer de jarretieres.

J'obſerverai ici à l'occaſion des guêtres, que la maniere dont on les ſerre habituellement pour faire paroître la jambe mieux faite, gêne auſſi l'action des muſcles & la circulation du ſang. Je pourrois en dire autant des culottes & des manches trop étroites.

Le Soldat doit toujours être vêtu de maniere qu'il puiſſe exécuter librement & facilement toutes les fonctions de ſon état. Quand on peut joindre la bonne grace à ces deux conditions, c'eſt un agrément de plus qu'on ne doit pas négliger. Mais ſi l'on donne la préférence à celui-ci, ſans avoir pourvu à celle-là, on n'a plus dans un Soldat qu'une machine paſſive, qui peut récréer la vue, mais qui eft inhabile au métier de la guerre *.

Le Fantaffin, qui a infiniment moins de ref-fources que l'homme de cheval, contre les inju-res du temps, loin de porter un habit court & étroit, devroit au contraire en avoir un qui fût long, & qui pût fe boutonner du haut en bas. La poitrine & le ventre ne font point garantis du froid & de la pluie avec les habits de nos Fantaffins. Le feul Régiment des Gardes eft vêtu de maniere à être préfervé de l'intempérie de l'air.

J'ajouterai à cette réflexion que ce même Fan-taffin eft très-fujet à des douleurs & à des gon-flemens au genou, parce que cette partie eft trop expofée à être mouillée ou réfroidie ; parce que le mouvement auquel les marches l'obligent, fatiguent finguliérement cette partie ; parce que dans les exercices, on lui fait trop fouvent met-tre le genou à terre avec une grande précipitation.

Toutes ces caufes font fuffifamment connoître combien il eft effentiel de préferver le genou des

---

* L'amour du coup-d'œil l'emporte fur les égards que l'on doit à la fanté, qui eft un des grands points aux-quels il faut faire attention. *M. le Maréch. de Saxe, art. 2 de l'Habillement.*

injures

injures de l'air, & qu'il feroit avantageux de conferver fes reflorts dans nn grand état de fou-plefle. Pour remplir ces deux objets, il faut d'une part que la guêtre qui monte par-deffus la culotte, foit doublée, & que de plus elle foit enduite d'un corps qui refufe l'accès à l'eau & au froid, comme par exemple, l'huile de cire ou de graifle. Il faut d'une autre part que les Soldats aient foin de fe frotter de temps à autres les genoux avec de l'eau-de-vie.

ARTICLE II.

De la Nourriture des Soldats.

ON doit porter d'autant plus d'attention à la nourriture des Soldats, que fes effets s'étendent fur la multitude; de forte que lorfqu'elle eft bonne, la fanté des troupes s'entretient à merveille; & lorfqu'elle eft mauvaife, la maladie regne parmi elles. Au refte, elle pêche plus fouvent par la qualité, que par la quantité.

On peut réduire la maniere de vivre du Soldat à celle de la Chambrée & à celle du Quartier. Dans la premiere font comprifes la nourriture des Camps & celle de la Garnifon; la feconde regarde uniquement les Quartiers d'hiver de paix & de guerre, & une feule efpece de Soldats, l'homme de cheval.   D

Je prendrai ici la nourriture de paix pour modéle, & je réferverai pour le quatrieme Chapitre ce qui concerne celle de la guerre, qui différe de l'autre à quelques égards.

En Garnifon, les Soldats vivent en commun, c'eft-à-dire, qu'on en réunit une certaine quantité dans une même chambre où il fe fait un ordinaire commun. Moyennant une retenue faite fur la folde de chacun, le Roi leur fait fournir le pain * : le bois & quelquefois le fel leur font donnés gratuitement. Le furplus de la paye fouffre encore plus ou moins de retenue ; & enfin le refte eft remis entre les mains du Chef de la Chambrée, pour faire les emplettes néceffaires à la vie animale.

En Quartier, au contraire, les gens de cheval ont prefque leur paye entiere, avec laquelle ils fe nourriffent. Leur régime eft alors non-feulement varié quant à l'efpece de nourriture, mais il l'eft auffi quant à la maniere dont ils font leur ordinaire. Tantôt ils vivent en Chambrée commune, tantôt deux à deux, ou chacun en fon particulier.

Ces deux pofitions différentes exigent des confidérations particulieres, qui feront le fujet ce ce Chapitre.

---

* A la Guerre, il fait auffi fournir la viande, comme on le verra ci-après.

La nourriture des Quartiers seroit sans doute la plus saine, si le Soldat n'en abusoit pas. Mais comme il a la facilité de vivre à sa maniere, & qu'il perd l'habitude de l'ordinaire de la Garnison & du Camp, il est souvent la victime de ce régime.

La santé de ceux qui vivent en chambrée dans les Quartiers, est beaucoup moins exposée que celle de ceux qui vivent en particulier, ou deux à deux; parce que l'ordinaire de ceux-là est mieux réglé. Il y a toujours quelques Soldats peu retenus, qui, livrés à eux-mêmes, boivent toute leur paye, ou qui sont assez paresseux pour négliger de faire leur ordinaire. Les uns & les autres tombent insensiblement dans la foiblesse & le marasme, ou sont attaqués des maux qui naissent de la crapule.

Il est donc essentiel d'exiger que dans les Quartiers il y ait des Chambrées comme en Garnison; il seroit encore plus avantageux que l'ordinaire fût le même dans l'une & dans l'autre position; ce qui ne paroît pas difficile. Il ne s'agiroit en effet que d'obliger chaque Capitaine de faire fabriquer pour sa Compagnie du pain semblable à celui que le Roi fournit, & d'en distribuer une ration par jour à chaque Soldat. Le reste de l'ordinaire est encore plus facile à assimiler à celui de la Garnison.

J'insiste sur cet article, parce que l'expérience m'a appris que les Cavaliers qui ont passé deux ans en Quartier, reprennent avec peine l'habitude du régime de la Garnison, & que dans les premiers mois de ce changement il y en a beaucoup qui tombent malades, tant par cette cause, que par plusieurs autres, dont je ferai mention ci-après.

Quant à la nourriture des Garnisons, comme elle est d'un genre particulier & uniforme pour toutes les troupes, il est essentiel de la décrire & de l'examiner dans tous ses points ; parce que la santé ou la maladie du Soldat en dépendent; parce que le moindre vice d'un ordinaire attaque un certain nombre d'hommes des mêmes maux & accidens ; parce que sans les plus grandes précautions, le régime habituel du Soldat devient très-préjudiciable à sa santé ; parce qu'enfin l'on néglige plusieurs moyens qui pourroient rendre sa nourriture plus saine, sans qu'il en coûtât davantage.

Je ne comprends dans l'exposé de l'ordinaire des Soldats que les alimens & la boisson de leurs repas réglés. Je parlerai à la fin de cet article des autres substances qui sont étrangeres à l'ordinaire de la Chambrée, & dont cependant ils font un grand usage ; afin de faire connoître le bien & le mal qui peuvent en résulter.

L'ordinaire de la Chambrée de Garnison con-

fiste en fix articles ; favoir, le pain, la viande, le fel, les légumes, la préparation des
alimens, & l'eau qui y eft employée, & qui
fert auffi de boiffon.

1°. Le pain des Soldats, dit *de munition*, eft
fait avec deux tiers de froment & un tiers de
feigle, dont la farine & le fon font mêlés enfemble, de maniere que le dernier y domine le plus
fouvent, ce qui lui donne une faveur un peu
acide.

Cet aliment, depuis long-temps en ufage pour
les troupes Françoifes, eft reconnu par tous les
gens inftruits, comme très-fain, & en général
convenable aux Soldats, lorfque toutefois il eft
préparé avec méthode & exactitude.

Il eft bien vrai que la plupart des recrues &
fur-tout les jeunes gens de famille, ont quelque
peine à s'y accoutumer, & que dans les premiers temps fon ufage leur caufe des indifpofi-
tions marquées ; mais il me femble qu'il feroit
facile d'éviter ces inconvéniens, en leur faifant
manger d'abord une très-petite quantité de ce
pain, & en les conduifant par degrés à la ration
ordinaire. Je ferai voir à l'article des nouveaux
Soldats, la conduite qu'il eft à propos d'obferver
fur ce point, qui ne laiffe pas que d'être important.

La ration du pain de munition ne varie de-

puis long-temps que d'une livre & demie à deux
livres. Elle eft fuffifante pour la nourriture d'un
homme pendant un jour ; mais il faut avoir foin
qu'il n'y ait aucune fraude fur le poids , la cuiffon , la nature du grain & de la farine , non plus
que fur le mêlange.

Dans le premier cas , le Soldat eft privé de
la quantité de pain néceffaire pour fa nourriture * ; dans le fecond , cet aliment devient nuifible , en ce que n'étant pas affez cuit , il eft trop
lourd , & qu'il eft difficile à digérer. Le pain de
munition mal cuit caufe fouvent la diarrhée &
même la dyffenterie. Dans le troifieme cas , celui
du grain ou de la farine gâtés , la maladie fe répandra facilement dans les troupes qui auront
mangé du pain fabriqué avec ces fubftances. Les
fiévres putrides & malignes font fouvent l'effet
de cette nourriture. Dans le quatrieme cas , le
moindre malheur qui puiffe arriver eft que le
mêlange ait été fait avec des matieres qui ne font
pas nuifibles.

Heureufement la fraude fur la fabrication du
pain de munition eft extrêmement rare, parce que

---

* Deux livres de pain blanc ordinaire font plus que
fuffifantes pour nourrir un homme ; mais on voit par la
compofition de celui-ci , que la ration n'eft pas plus forte
qu'il ne faut.

le Gouvernement choisit des Munitionnaires qui sont aussi honnêtes qu'intelligens & vigilans. On a vu ces Officiers dans la derniere Guerre, fournir le pain aux troupes dans les occasions les plus difficiles, avec un zèle & une exactitude qui méritent les plus grands éloges.

Le Public prévenu contre la couleur du pain de munition, le juge beaucoup trop sévérement; car il est certain qu'il seroit difficile d'en préparer une autre espèce qui convînt autant à la santé des Gens de Guerre. En effet, quoiqu'une livre de ce pain ne contienne pas autant de parties nutritives, qu'une livre de celui qui est fait avec de la pure farine, il n'en est pas moins vrai qu'il a des propriétés dont celui-ci est privé, qui sont plus analogues à la disposition de santé des Soldats; ainsi, pourvu que par une quantité plus considérable de pain de munition, on rende la dose des parties nutritives suffisante, il sera démontré que celui-ci mérite la préférence sur celui-là.

Tout se réunit pour prouver que cette préférence est juste. 1°. En général le Soldat né dans une classe d'hommes qui s'occupent à des travaux pénibles, & qui lui-même y est entretenu dans sa profession, a besoin d'un aliment grossier qui exerce les forces de son estomac, & qui ne soit pas digéré trop promptement. C'est ce qu'il trouve dans le pain de munition. Cette vérité eſt ſi conſtante, que nous voyons communément des payſans nouvellement arrivés à Paris pour entrer au ſervice des particuliers, manger facilement quatre ou cinq livres de pain blanc, outre la nourriture qu'on leur donne, ſans être raſſaſiés. 2°. L'acidité que le ſon communique au pain de munition eſt très-propre à diminuer & à corriger la diſpoſition putride des humeurs, qui eſt particuliere au Soldat.

Il ne s'agit donc plus que de ſavoir ſi la compenſation des parties nutritives eſt juſte, en donnant une livre & demie de pain de munition au Soldat. Sans faire une ſupputation qui cependant ſeroit favorable à mon aſſertion, j'ai une preuve poſitive dans le fait. Le Soldat eſt bien nourri avec ſa ration, donc elle lui ſuffit.

On prépare deux autres eſpèces de pain pour les cas urgens ; ſavoir, le pain biſcuité, & le biſcuit. J'en parlerai dans le ſeptieme Chapitre.

2°. Il eſt d'uſage qu'on donne peu de viande au Soldat, & rien n'eſt mieux entendu, parce qu'elle eſt de tous les alimens celui qui eſt le moins ſain. Ainſi pourvu qu'on ſoit exact à lui fournir ſa ration qui eſt d'une demi - livre, il doit en avoir ſuffiſamment. *

---

* Ceci s'entend de la guerre ; en temps de paix, il

Mais il arrive souvent qu'une Chambrée composée de douze hommes n'a pas en valeur réelle plus de trois livres de viande, pour six qui égalent douze rations, parce que les os font un poids considérable, & qu'en outre on fait la distribution immédiatement après que les bêtes sont tuées, ce qui, joint à l'usage de les souffler, diminue singuliérement la portion du Soldat. Il me semble qu'on pourroit facilement remédier à cette fraude. Quoi qu'il en soit, ces inconvéniens ne peuvent pas être comparés à ceux de la fourniture d'une viande gâtée, ou provenant d'un animal mal sain ou mort naturellement. Il faut donc avoir soin d'examiner ces animaux avant qu'on les tue, & de s'assurer que la viande qu'on distribue, est celle des animaux qu'on a vu assommer. Il est d'ailleurs facile de distinguer par la couleur & par l'odeur une viande corrompue de celle qui est saine.

Un autre soin non moins important est celui d'empêcher que les Soldats laissent corrompre la viande qu'on leur a fournie, & d'en faire usage, quand elle est corrompue. On remplit le premier objet en leur faisant exposer la viande à l'air libre, & le second en visitant les Chambrées,

---

l'achete, & l'on doit veiller sur la quantité qu'il en emploie.

& en examinant la viande qui doit être mise dans la marmite, ou du moins celle qui est suspendue. Il est souvent difficile de la conserver pendant les grandes chaleurs de l'été, quelquefois même dans les temps d'orage , elle se corrompt d'un moment à l'autre. Je crois qu'on devroit éviter ces accidens, en supprimant la viande fraîche pendant les trois mois de la plus grande chaleur, & en y suppléant par la fourniture du riz & des viandes salées. Le riz est le correctif de celles-ci, auxquelles le Soldat est d'ailleurs accoutumé par l'usage fréquent du lard & du porc salé.

Au reste , il est bon d'avertir que plus y a d'hommes dans le même ordinaire, plus leur aisance est grande. C'est pourquoi il seroit très-avantageux de resserrer les Chambrées dans le temps des congés.

4°. Le sel marin est de tous les ingrédiens qui servent à la préparation des alimens, le plus employé, & pour ainsi dire le plus utile. Non-seulement il donne de la saveur à ceux qui par eux-mêmes sont insipides, mais il facilite encore la digestion des plus pesans , en ranimant l'action des fibres de l'estomac & des autres organes qui servent à cette fonction; il a de plus cet avantage qu'il s'oppose fortement à la putréfaction. Il faut cependant observer que cette der-

niere propriété n'est due qu'à son usage modéré ;
car l'expérience a démontré que ce même sel employé à une dose au-delà de celle qui convient,
hâte la pourriture avec autant de facilité, qu'il
l'empêche, lorsque la dose est médiocre. Il est
encore essentiel d'avertir que les viandes & le
lard salés, dont les Soldats font continuellement
usage, salent déja presque suffisamment leurs
alimens, & qu'il est conséquemment inutile &
même nuisible à leur santé, qu'ils employent
beaucoup de sel. Ils l'aiment prodigieusement,
& l'on peut assurer que la disposition scorbutique & putride, de la plûpart des Gens de Guerre,
dépend singuliérement de cette cause.

4°. La meilleure & la plus saine nourriture
est celle des végétaux : le Soldat en fait un
grand usage, parce que la modicité de sa
paye l'y contraint ; mais on devroit lui faire
toujours pratiquer par raison, ce qu'il fait
par nécessité à cet égard. En effet, on n'a
point à craindre des végétaux la corruption
que les viandes occasionnent ; ils apportent au
contraire dans la masse des humeurs un principe
d'acescence d'autant plus utile, que dans le Soldat elles sont communément dans une disposition
putrescible.

Il y a une grande quantité de végétaux peu
chers & faciles à trouver, qui peuvent être de la

plus grande utilité au Soldat pour son ordinaire; & qu'il peut employer de diverses manieres.

La plûpart des plantes potageres servent dans le bouillon pour lui donner plus de goût, & une certaine acescence; mais elles sont peu nourrissantes. Il est très-essentiel qu'il y en ait toujours dans la marmite de la chambrée. Les choux, les navets, les betes, l'ozeille, le persil, la chicorée, &c. sont de ce genre. Mais les légumes, & sur-tout les farineux sont de la plus grande ressource, en ce qu'ils nourrissent beaucoup. Les féves, les haricots, les pois, les lentilles, le ris, les pommes de terre sont du nombre de ceux qui doivent faire la base de l'ordinaire. On peut même dire à l'égard des pommes de terre, qu'il seroit très-avantageux que les Soldats en eussent toujours, puisqu'elles peuvent suppléer la viande dans toutes les occasions, qu'elles sont très-saines, & en même tems d'un prix qui permet d'en faire des provisions.

C'est envain que quelques personnes se sont élevées contre leur usage, en jettant des doutes sur leur salubrité. Envain objectera-t-on qu'elles contiennent une matiere résineuse, âcre, dont on ne peut les priver entiérement par l'ébullition dans l'eau, nous pouvons & nous devons nous en rapporter à une expérience immémoriale, par laquelle il est démontré que des Peuples entiers, très-fains & très-robuftes, font leur principale nourriture de ce légume.

5°. La cuifine du Soldat ne réveilleroit pas l'appétit des gens opulens, accoutumés à des mets fucculens & délicats ; elle n'accommoderoit pas non plus ceux qui vivent dans la molleffe, & dont les refforts font énervés ; mais elle eft proportionnée aux forces & aux travaux de l'Homme de Guerre.

Une foupe faite avec plufieurs morceaux de pain de munition * entaffés dans une grande terrine où l'on verfe plus ou moins de bouillon de viande ; un très-petit morceau de viande fraîche ou falée, un peu de lard, des choux, des navets ou des haricots, cuits avec le bouillon, forment le plus ordinairement le dîner. Le fouper eft à-peu-près compofé de même. On conferve du bouillon pour tremper la foupe ; la viande fraîche eft fuppléée par un morceau de lard cuit avec une gamelée de choux, de pois, ou d'haricots, par des pommes de terre ou autres légumes affaifonnées avec un peu de beurre, & du fel. Voilà les préparations les plus ufitées.

---

* Dans beaucoup de Chambrées on trempe la foupe avec du pain blanc. Il feroit plus utile de fubftituer à cette foupe une purée qui, en même tems qu'elle feroit plus agréable au goût, nourriroit davantage.

Il est fort rare en effet que, vu la cherté des denrées, & la modicité du prêt du Soldat, il puisse employer d'autres alimens à sa nourriture ordinaire. Il se trouve cependant quelques positions favorables qui lui permettent de se donner certaines douceurs. J'ai vu les Chambrées les plus sages & les mieux gouvernées, mettre de tems à autre une volaille dans le pot. Les œufs ne sont guères en usage dans l'ordinaire, soit parce que le plus souvent ils sont trop chers, soit parce qu'il en faudroit une trop grande quantité pour faire un plat dont chaque membre de la Chambrée goûtât. Quant au gibier & au poisson, il est encore moins possible aux Soldats d'en user, à moins qu'il ne chasse ou ne pêche.

En général, il est fort difficile qu'il fasse des excès dans la nourriture ordinaire. La nature & le choix des alimens, mais sur-tout la maniere dont on les prépare, sont ce qui mérite le plus de considération. Les soins les plus essentiels sur la nature & le choix, ont été ci-dessus indiqués. Il ne me reste à dire sur ce point que ce qui regarde le lard & le beurre, dont la rancidité est très-préjudiciable à la santé. Il est aussi à propos d'avertir que les végétaux sont quelquefois gâtés & corrompus, & qu'alors ils produisent les mêmes maux que la viande putré-fiée. Il faut que l'achat de ces légumes soit confié à un ancien Soldat qui s'y connoisse. Cette précaution est d'ailleurs d'autant plus nécessaire, que l'on a vu des accidens très-graves occasionnés par des méprises en ce genre. C'est ainsi qu'on peut choisir de la ciguë à la place du persil, &c. Il est cependant vrai qu'il est plus rare que cela arrive à ceux qui achetent les légumes, qu'à ceux qui les vont chercher dans les champs.

La préparation des alimens est sujette à plusieurs inconvéniens, qu'on peut réduire à trois chefs ; Sçavoir, l'ignorance de ceux qui sont chargés de ce soin, la nature vicieuse des vases qu'on emploie, & l'insalubrité du feu.

Il est d'usage que chaque membre de la Chambrée soit à tour de rôle chargé de faire la cuisine. Quoique les mets qu'on y prépare soient peu délicats, & que même ils soient faciles à préparer, il n'en est pas moins vrai qu'il y a un degré de perfection & de cuisson dont dépendent leur saveur & leurs effets. Un bouillon qui n'est pas assez fait, ne nourrit pas assez ; celui qui sera trop réduit, ne suffira pas ; la salure trop forte est nuisible, &c. Or il n'est pas possible qu'en changeant tous les jours de main pour la préparation de l'ordinaire, il n'arrive pas qu'il soit souvent apprêté d'une manière nuisible à la santé, parce que tous les hommes n'ont pas la même aptitude pour ce genre de travail, & qu'il y en a d'ailleurs qui n'y portent pas le soin nécessaire. Ces différens motifs me font penser qu'il seroit très-avantageux de suivre la méthode du Régiment des Gardes-Françoises, où il y a un Cuisinier & plusieurs Aides de cuisine par Compagnie.

Je ferai voir à l'Article des Casernes, Chap. III, combien cette pratique seroit utile, même à plusieurs autres égards.

Quant aux vases, leur inconvénient est beaucoup plus considérable que le précédent. Il est malheureusement reçu par-tout, d'employer des casserolles de cuivre étamées, pour la préparation de la plûpart des alimens, parce que ces vases sont plus solides, & qu'ils rendent la cuisson plus égale & plus facile. Mais il est positif qu'ils sont très-dangereux, en ce que le verd-de-gris s'y engendre promptement, dès que l'étamage est négligé. Or, il est sensible que cet ustensile est dans le cas d'être plus mal tenu entre les mains du Soldat, que dans celles de tout autre, tant parce que celui-là n'a pas toujours les commodités nécessaires pour se prémunir contre les dangers de ces vases, que par ce qu'il est naturellement peu soigneux. C'est sur-tout à la Guerre que l'étamage du cuivre se conserve plus difficilement, & c'est cependant alors que les casserolles de ce métal seroient les

plus

plus utiles ; car en tems de paix on pourroit &
on devroit même ne donner aux Soldats qu'une
vaiſſelle de terre qui rempliroit le même objet,
& qui coûteroit infiniment moins cher.

Au reſte, en ſuppoſant qu'on voulût que les
Troupes fuſſent munies en tems de paix, comme
pendant la guerre, des mêmes uſtenſiles de cuiſine, on pourroit ſubſtituer aux caſſerolles de
cuivre celles de fer, qui ſont en uſage depuis
quelque tems ; & il ne ſeroit pas difficile d'en
diminuer le poids, en les faiſant moins épaiſſes.
Je les ai propoſées dans le Code de Médecine
Militaire, où j'ai auſſi préféré les caſſerolles de
fer-blanc à celles de cuivre ; mais la ſoudure de
celles-là ne tient pas aſſez au feu, pour qu'on
puiſſe en eſpérer un grand avantage.

Le feu de l'ordinaire ne laiſſe pas que d'être
très-incommode dans certains tems, comme
pendant l'Eté. La matiere qu'on y employe le
rend plus ou moins pernicieux : en général le
feu de bois eſt le moins nuiſible. La houille,
les mottes de Tanneur & le charbon renvoyent des
vapeurs dangereuſes dans un lieu renfermé &
habité par un nombre conſidérable d'hommes.
L'expédient des cuiſines ſéparées des Chambrées
leveroit tous les inconvéniens. J'en parlerai dans
le Chapitre ſuivant, Art. I, Sect. I.

L'eau eſt le ſixieme & dernier objet à exami-

ner. On prépare très-peu d'alimens sans cet in-
termede ; & pour que les préparations soient
saines , il est nécessaire que l'eau le soit. Cependant comme l'ébullition corrige presque toujours
celle-ci , ses plus grands dangers regardent la
boisson.

L'eau est généralement l'unique boisson du
Soldat : quoiqu'elle mérite la plus grande attention dans toutes les circonstances de la vie privée,
elle en exige encore plus pour l'Homme de
Guerre , qui est souvent obligé de boire la premiere qu'il rencontre , sans connoître ses qualités.

Je traiterai donc cette matiere avec tout le
soin possible dans cet article , afin que le Militaire puisse se garantir des effets nuisibles de
l'eau , & choisir facilement celle qui est la plus
salutaire.

On distingue communément les eaux simples
en célestes & en terrestres. Les premieres sont ou
fluides , comme la pluye , ou congelées , comme
la grêle , la neige , &c.

Quant aux eaux terrestres , elles sont ou courantes , comme celles de fontaine , de riviere &
de puits ; ou dormantes , comme celles des
étangs , des marais & des lacs ; ou congelées ,
comme celles de toutes les eaux précédentes que
le grand froid réduit en totalité , ou en partie à
l'état de glace.

Les eaux du ciel sont moins corruptibles que les autres, & plus propres à la végétation ; mais elles étanchent difficilement la soif, & elles sont plus crues & plus difficiles à digérer, que les autres. Celles qui proviennent de la fonte des neiges & de la grêle sont sur-tout les plus nuisibles. On sait qu'elles sont presque l'unique ressource de certains Pays de montagne, où elles rendent le goître familier & comme endémique.

L'eau de citerne est dans la classe des célestes : elle est encore plus crue que les précédentes, & d'autant plus malsaine, qu'elle a séjournée plus long-tems.

Les eaux courantes sont les plus salutaires, les plus agréables au goût, & celles qui étanchent le plus promptement la soif. L'eau de fontaine est la plus claire & la plus légere ; mais elle est un peu plus crue que celle de riviere. Celle-ci est souvent trouble dans le voisinage & au-dessous des grandes villes ; mais elle est la plus facile à purifier, & la plus propre à la coction des alimens & à leur digestion. Celle de puits est la plus froide, elle a plus de crudité que celle de fontaine, & elle contient ordinairement un plus grand nombre de parties hétérogenes, que les deux précédentes.

Les eaux dormantes sont les moins saines. La grande quantité d'animaux qui y déposent leurs

œufs, ou qui y meurent, les plantes, les immondices, la vafe & leur repos parfait, les
corrompent & les rendent impures. Au refte,
celle des lacs eft la moins nuifible, enfuite celle
des étangs.

Quant à la glace fondue, elle participe des
qualités de l'eau qui a été congelée. Ainfi elle
eft plus ou moins mal-faine. La meilleure eft
celle des rivieres, parce qu'elle eft remife en
mouvement, dès que le dégel arrive. Les autres
font dangereufes, à moins qu'on ait eu le foin
de les broyer, remuer & purifier.

On peut aifément conclure de ce qui vient
d'être dit, qu'il y a beaucoup de précautions à
prendre fur le choix des eaux ; mais on doit
fur-tout ne pas négliger de connoître les différentes fources qui font voifines du féjour des
Troupes ; car indépendamment des qualités
générales, dont il a été queftion ci-deffus, on
trouve plufieurs eaux qui en ont de particulieres
qui dépendent des minéraux qui y font en diffolution.

Lorfque les Troupes font dans un pofte fixe,
on a plufieurs facilités pour diminuer ou corriger
l'infalubrité des eaux.

Voici les moyens qu'on doit mettre en ufage
à cet effet.

Pour diminuer la crudité & la froideur de

l'eau de citernes , il faut la battre & la transva-
fer à plufieurs reprifes , enfuite on la filtrera à
travers un crible.

L'eau de riviere fera puifée dans les lieux où
elle eft la plus claire , & conféquemment au-deffus de l'endroit où l'on jette les immondices.
Quand elle eft trouble , il faut la laiffer dépofer.

L'eau de puits fera battue & filtrée. Celle de
lac puifée à l'endroit où elle eft la moins trouble , & enfuite également battue & filtrée. Celle
de marais & d'étangs , puifée & battue de la
même maniere , enfuite on la laiffera dépofer ;
mais en la puifant il faut avoir attention de ne
pas remuer la vafe , afin de ne pas la troubler.

Quoique ces différentes méthodes foient très-
utiles , elles demandent un tems confidérable
pour opérer leur effet , & fouvent elles ne corrigent pas entiérement les mauvaifes qualités de
l'eau. Il eft donc plus facile & plus sûr d'y
mêler divers ingrédiens qui en font les vrais
correctifs. On détruit par exemple la corruption
de l'eau en y ajoutant du nître & de l'alun , en y
mêlant quelques matieres aromatiques , telle
que la canelle , le miel , le fucre , &c. mais ces
expédiens ne conviennent guère au Soldat , non
plus que l'ébullition de l'eau, avant de s'en fervir.
Le moyen le plus certain , le plus prompt & le
plus fain , eft celui qui nous eft dicté par l'exemple

des Romains, & dont on s'eſt fervi avec fuccès dans la dernière guerre ; c'eſt en un mot de faturer l'eau avec du vinaigre, juſqu'à une agréable acidité. On donnoit aux Soldats, chargés du bidon, une certaine quantité de vinaigre qu'ils ajoutoient à l'eau qu'ils alloient puifer. On peut étendre cette méthode fur les Chambrées, & ordonner de mettre du vinaigre dans les cruches, en proportion de l'eau qu'elles contiennent.

Mais pour tirer parti de ce moyen; il n'eſt pas néceſſaire qu'il foit conſtaté que les eaux font mauvaifes, parce que jamais le vinaigre n'altere les qualités de ce fluide, & qu'il eſt au contraire très-utile dans tous les cas pour corriger le mauvais état des humeurs, & pour diminuer même les effets nuifibles de la boiſſon copieufe prife inconſidérément dans plufieurs circonſtances.

En effet, le vinaigre eſt un puiſſant anti-ſceptique *, il étanche facilement la foif, & il empêche le dévoyement auquel font expofés ceux qui boivent toujours de l'eau ; il tempère le mouvement des liqueurs, & il rafraîchit fans refroidir, &c. &c.

On verra dans le Chapitre fuivant la maniere de corriger l'eau, pour l'empêcher de troubler les digeſtions ; & dans le quatrieme les moyens

---

* Qui s'oppofe à la pourriture.

d'en trouver , lorsqu'elle manque aux Troupes. Il me reste maintenant à parler de celle qui est employée pour l'ordinaire.

J'ai déja dit que l'ébullition lui fait perdre ses qualités nuisibles ; mais pour opérer surement cet effet , il n'y a rien de mieux que de mettre une certaine quantité de plantes acides dans la marmite. C'est ce que les Soldats font ordinairement.

Voilà en général quelle est la nourriture réglée des Soldats, c'est-à-dire celle dont ils usent en vivant en commun ou en Chambrée.

Mais outre cela , chacun en son particulier selon son goût , son aisance ou son intempérance, fait usage de divers alimens ou boissons, qui sont plus ou moins utiles & nuisibles.

Ceux qui méritent d'être examinés ici , se réduisent pour les alimens , aux fruits , & pour la boisson , aux liqueurs spiritueuses qui sont communes dans les différentes parties de l'Europe.

Je suis bien éloigné de regarder le fruit comme un aliment nuisible par lui-même ; je pense au contraire qu'il est très-sain , lorsqu'il est bien mûr , & qu'on n'en mange pas trop. Ainsi je ne me rangerai pas du parti de ceux qui lui attribuent les épidémies de dyssenteries qui sont fréquentes au commencement de l'Automne dans le Bas-peuple & dans les Troupes. Des observations

certaines ont démontré que cette maladie, qui
regne alors, dépend des variétés de l'air, &
qu'elle a même quelquefois été guérie par l'usage
des fruits.

Au reste, leur trop grande quantité peut en-
gendrer des crudités, & occasionner le flux de
sang. Leur pourriture & le défaut de maturité
peuvent causer des maladies putrides, & autres.
Mais on voit que c'est alors l'abus qui fait le
mal ; & ces événemens ne peuvent pas diminuer la bonne opinion qu'on doit avoir du fruit
mûr. Quel est l'aliment dont l'abus n'est pas
préjudiciable ?

Il est fort difficile d'empêcher le Soldat de
manger plus ou moins de fruits ; mais on doit
l'avertir des effets nuisibles auxquels il s'expo-
seroit, en en mangeant avec excès, & en choi-
sissant celui qui a de mauvaises qualités. Au reste
cependant il y a certaines circonstances où l'on
peut diminuer l'abus en ce genre, comme celle
des marches où le Soldat est invité à cueillir
du fruit qui est à sa portée, celle des camps où
l'on vient en vendre, & celle des logemens de
routes, où il s'en trouve en abondance dans les
vergers ou dans les maisons.

Les liqueurs spiritueuses qui sont sous la
main du Soldat, sont le vin, l'eau-de-vie, la
bierre, le cidre & le poiré.

Le vin eſt par lui-même une boiſſon très-ſaine, nourriſſante & fortifiante. Son uſage modéré ne nuit preſque jamais à perſonne, & il ſeroit un puiſſant confortatif pour le Soldat, qui n'y eſt pas habitué, s'il en buvoit peu, & s'il le buvoit bon.

Il y a trois choſes à conſidérer dans ſon uſage. 1°. L'ivreſſe qu'il cauſe ; 2°. les accidens auxquels expoſe l'habitude d'en boire beaucoup ; 3°. ſes mauvaiſes qualités.

L'ivreſſe eſt relative à la maniere dont on ſupporte l'effet des liqueurs ſpiritueuſes. Tel homme eſt ivre après avoir bû une chopine de vin, tandis qu'un autre ne l'eſt pas pour quatre pintes. Il en eſt de même pour la quantité des autres boiſſons. Mais leur qualité fait varier encore davantage leurs effets. On ſçait par exemple qu'il y a certains vins qui ſont plus capiteux que les autres, tels que le nouveau qui n'a pas encore fini ſa fermentation, &c. Celui qui s'enivre facilement eſt expoſé à plus de dangers que ceux qui ſoutiennent une grande quantité de boiſſons ; mais on peut le corriger plus aiſément. Quoi qu'il en ſoit, l'intempérance en ce genre eſt beaucoup moins excuſable, & eſt plus préjudiciable dans l'Homme de Guerre, que dans tout autre, tant parce qu'elle le met hors d'état de remplir convenablement les devoirs les plus importans, que parce que ses positions aggravent singuliérement les dangers auxquels elle l'expose. Un Soldat surpris par l'ivresse, est dans le cas de s'endormir au coin d'une borne ou d'une haie, au milieu d'une route, en faisant sa faction, &c. & il y gagne le plus souvent une pleurésie ou une péripneumonie *, qui sont ordinairement mortelles, parce que les causes les plus puissantes pour hâter sa destruction, se trouvent alors réunies ; sçavoir, la suppression de la transpiration, & la congélation des liqueurs. Mais en supposant qu'il n'en résulte pas des accidens aussi fâcheux, on n'ignore pas que les nausées & la langueur, dont l'ivresse est suivie, dérangent singuliérement les digestions & la santé.

En général, on a grand soin de punir le Soldat qui récidive dans cette faute, parce qu'elle est de grande conséquence pour le Service ; mais on néglige un peu trop de sévir contre une espèce d'ivrognes d'habitude qui ne présentent pas des signes très-marqués de l'ivresse. Il est pourtant vrai que ces derniers sont presque tous de très-mauvais Soldats, qu'ils finissent par ne plus se nourrir que de vin & d'eau-de-vie, étant dégoûtés de tout autre aliment. Ils périssent sou-

---

* Fluxion de poitrine.

vent à la fleur de l'âge, accablés d'obstructions & attaqués d'hydropisie.

Le Soldat est rarement dans le cas de boire du vin qui ne soit pas frelaté, parce que la modicité de sa paye ne lui permet pas d'y mettre le prix auquel le bon vin est porté. On sçait que les Marchands fraudent singuliérement sur ce point, & que pour tirer plus de profit, ils mêlent avec cette liqueur différentes matieres qui en rendent le débit facile & à bon compte.

Quoique le Gouvernement sévisse très-rigoureusement contre ce désordre, il n'est encore que trop fréquent, & c'est toujours le misérable qui en est la victime.

Le premier inconvénient de ce mêlange, & celui qui est le moindre pour la santé, est l'addition de l'eau au vin, puisqu'elle le rend moins fort & conséquemment moins capiteux. Mais comme cette sorte de falsification lui donne peu de saveur, les Marchands n'ont garde de s'en tenir là. Les uns font leur vin avec la décoction de quelques fruits rouges, en y ajoutant une certaine quantité d'eau-de-vie; celui-là est plus nuisible, parce qu'il cause une ivresse considérable. Les autres, pour donner de la saveur & de la consistance à leur mauvais vin, y mettent de la litharge & de la céruse. Celui-ci est un vrai poison propre à causer les accidens les plus fâcheux, tels que le *cholera-morbus*, le *miserere*, la *colique des peintres*, &c. Ce n'est pas ici le lieu d'indiquer la maniere de reconnoître ces différentes fraudes. Les gens préposés pour les empêcher, devroient bien y porter plus de soins.

Mais en supposant que le vin dont le Soldat fait usage, ne soit pas adultéré, il est presque toujours nouveau, & conséquemment plus ou moins mal-sain, parce qu'il est encore en fermentation, & qu'il est très-acide.

Il seroit donc important de veiller sur l'article de l'usage du vin, quant au Soldat. Une bonne discipline & quelques avis sur les dangers du vin de cabaret, pourroient diminuer les inconvéniens dont je viens de parler.

On ne peut pas blâmer l'habitude des Soldats, de boire un peu d'eau-de-vie le matin. Mais son excès est encore plus nuisible, que son usage modéré n'est utile. Il blase, il cause des désordres infiniment plus prompts & plus grands que l'abus du vin. L'eau-de-vie de grain est beaucoup plus capiteuse que celle de vin.

Le cidre est une liqueur spiritueuse faite avec le suc des pommes, à-peu-près de la même maniere que le vin l'est avec celui du raisin. Le poiré l'est avec le suc des poires. L'un & l'autre forment une boisson agréable, qui dans certains pays est la seule dont usent les gens du peuple ;

elle y eſt à ſi vil prix, que les Soldats la ſubſtituent même à celle de leur ordinaire (à l'eau).

Je crois que bien que ces liqueurs ſoient très-ſaines, il eſt nuiſible au bien du Service, d'en permettre l'uſage habituel au Soldat. L'eau dans tous les cas & dans tous les tems doit être la boiſſon de ſes repas réglés.

Ces deux liqueurs ſont plus acides que le vin, elles portent facilement à la tête, & l'ivreſſe qu'elles cauſent, eſt plus nuiſible que celle qui eſt occaſionnée par celui là. Les concrétions & les obſtructions ſont familieres aux gens habitués à ces deux boiſſons, ſans doute à raiſon de leur acidité. Elles cauſent auſſi très-ſouvent la goute.

Lorſqu'elles ſont nouvelles, elles ſont peſantes, venteuſes, & exceſſivement capiteuſes. Celles qui ſont faites, ſont très-ſaines; & le Soldat qui en boit peu, s'en trouve bien, parce qu'elles ſont nourriſſantes & fortifiantes.

Quant à la bierre, c'eſt de toutes les boiſſons la plus ſaine. On la prépare avec l'orge qu'on fait fermenter, & on y joint ſouvent un peu de houblon, pour lui donner une ſaveur plus piquante; mais il la rend plus amère & plus capiteuſe. La bierre engraiſſe & nourrit; elle enivre plus rarement que les autres liqueurs, & elle produit moins d'accidens. Heureux le Soldat qui se trouve dans un pays à bierre, & qui a le moyen d'en boire de tems à autres.

Un Chef de Corps instruit de ces différens objets, peut monter sa discipline en conséquence : le Soldat s'en portera mieux, & le Service en sera meilleur.

ARTICLE III.

De l'air & des positions.

L'Homme de Guerre est d'autant plus exposé aux vicissitudes de l'air, qu'il change très-souvent de position ; il peut d'autant moins se préserver de ses influences nuisibles, & choisir celui qui est le plus favorable à sa santé, que tous ses pas sont marqués, & ses postes assignés par la raison d'état & par la nécessité.

Les effets pernicieux de l'air ont deux sources principales ; l'intempérie & l'impureté. L'un & l'autre agissent puissamment sur les corps, & souvent elles se prêtent mutuellement des forces qui augmentent beaucoup le danger. Cependant la premiere, quoique plus fréquente, fait des ravages moins sensibles & moins prompts que l'autre ; l'impureté de l'air portée à un certain degré, dévasteroit un royaume entier. C'est toujours celle qui cause la peste.

On nomme impur l'air qui eſt chargé de particules hétérogenes nuiſibles ; & comme celles-
ci peuvent être de différente nature, il doit y
avoir pluſieurs eſpèces d'impuretés de l'air.

La plus connue & la plus commune eſt celle
qui vient des vapeurs ou exhalaiſons putrides de
la terre élevés dans l'atmoſphère par l'action du
Soleil. Ce ſont ces vapeurs qui, reçues avec l'air
dans le corps, y portent le germe des maladies
putrides & peſtilentielles, en corrompant la nature des humeurs.

Les eaux marécageuſes ou dormantes, remplies de fanges, de plantes corrompues, d'in-
ſectes & d'animaux morts ; les cadavres des hommes & des animaux qui ne ſont pas inhumés,
ou qui le ſont peu avant dans la terre ; les lieux
où il regne des maladies contagieuſes, ou qui
ſont occupés par un nombre conſidérable d'hommes, ceux qui ſont reſſerrés, &c. fourniſſent ces
ſortes de vapeurs.

On connoît bien moins la nature des autres
eſpeces d'impuretés de l'air ; nous ſçavons ſeulement qu'il y a différens miaſmes dans l'atmoſphère, qui produiſent des maladies déterminées,
telles que la rougeole, la petite vérole, &c. &
que les influences malignes de ceux-ci, comme
de la premiere eſpèce, ſe portent ſouvent avec
une célérité ſinguliere de contrée en contrée,

en laiffant par-tout des traces funeftes de leur paffage. Nous favons enfin que c'eft par le moyen des vents qu'elles peuvent ainfi parcourir une fi grande étendue.

Indépendamment de ces caufes, l'air peut être impur ou pernicieux, foit par trop de reffort, foit parce qu'il eft privé de quelques principes dont il paroît qu'il doit être néceffairement chargé.

C'eft ainfi que pour le premier cas, lorfqu'il n'eft pas affez brifé par les vapeurs du feu, ou lorfqu'il n'eft pas mis en mouvement par l'action des vents, il agit fur les corps avec une force confidérable, & qu'il peut fuffoquer. C'eft ainfi que pour le fecond cas, dans les pays arides & incultes, l'air eft très-mal-fain, parce que les émanations des différens végétaux femblent néceffaires pour lui donner de la falubrité.

L'efpèce d'impureté que l'Homme de Guerre doit le plus craindre, eft celle qui tire fon origine des exhalaifons putrides, parce qu'elle naît fouvent du lieu même où il fe trouve, en raifon du nombre confidérable d'hommes réunis dans un efpace circonfcrit, tel que celui qu'occupe une Armée, où toutes les caufes d'impureté, la mifere, la dévaftation, la maladie, fe trouvent raffemblées.

Malgré tous les travaux des Gens les plus éclairés, on en eft encore aux moyens généraux

pour

pour préserver les hommes de l'impureté de
l'air, quand elle occupe un espace confidérable.
Mais il me femble qu'il eft bien moins difficile
d'éviter que celle qui vient des exhalaifons putrides, comme par exemple, celle qui regne dans
les Armées, prenne un certain degré d'intenfité,
ou même qu'elle s'engendre. Je parlerai, dans la
fuite de cet Ouvrage, des expédiens qui peuvent produire un effet fi falutaire.

Je reviens aux moyens généraux. Ils fe ré-
duifent à trois chefs ; fçavoir, celui de la fuite,
celui d'éloigner les caufes de l'impureté, & celui
d'affoiblir leur action.

Tout le monde fçait que la fuite eft le moyen
le plus efficace pour éviter les effets de l'impureté de l'air. Auffi lorfque rien ne s'y oppofe,
on fait décamper les Armées du lieu où elles
refpirent un mauvais air. Cette pratique a été
connue & mife en ufage de tous les tems.
Alexandre, en changeant la pofition de fon
camp, arrêta le cours des maladies qui commen-
çoient à y regner, par l'odeur des cadavres (a).

Nous avons plufieurs exemples de la bonté de
cette méthode dans les relations de nos Guerres ;
mais on peut citer entr'autres faits celui que
rapporte *Pringle* de la ceffation prefque fubite

______

(a) Quinte-Curce, L. V, Cap. I, Sect. IV.

F

d'une épidémie dyſſentérique qui régnoit dans l'Armée Angloiſe, dès le moment qu'on changea le camp (*b*). Malheureuſement cette reſſource eſt quelquefois impoſſible aux Gens de Guerre, & il y a des poſitions qu'on ne peut abandonner, ſans riſquer le ſalut de l'Etat.

C'eſt dans cette circonſtance qu'on eſt borné aux deux autres expédiens. De tous les moyens par leſquels on peut éloigner les cauſes de l'impureté de l'air, il n'en eſt aucun qui ſoit auſſi puiſſant que l'action des vents. Ainſi, lorſqu'on eſt dans le cas de s'en ſervir, il faut tâcher de renouveller continuellement l'air par l'endroit d'où le vent en ſouffle un plus pur, afin de chaſſer & de corriger celui qui eſt corrompu. Cette manœuvre n'exige ſouvent qu'un mouvement très-médiocre de l'Armée; & dans d'autres circonſtances, la coupe d'un bois, d'une montagne, &c. en aſſure le ſuccès.

Pour ſentir la raiſon d'un changement ſi favorable, il faut conſulter ce que le célèbre *Boerhaave* dit à cet égard. Voici ſes propres paroles : « *Venti cum ferant aërem cum omnibus » ſuis contentis de loco in locum, adducunt ſem-» per partes ab iis locis à quibus ſpirare incepe-» runt, adeòque mutant ſemper aëris materiem,*

(*b*) Malad. des Armées, Part. I, Ch. III, p. 26.

» *propriam certo loco auferunt , recens adlatam*
» *reflituunt femper* ». Comme les vents portent
l'air avec tout ce qu'il contient, d'un lieu en un
autre, ils entraînent toujours les parties qui fe
trouvent à l'endroit d'où ils foufflent, vers celui
où ils vont, & ils changent ainfi continuellement la matiere de l'air, en déplaçant celle qui
étoit fixée dans un même lieu, pour lui en
fubftituer une nouvelle.

Il réfulte de ce principe inconteftable que
dans tous les cas où il fera poflible d'attirer le
vent d'un lieu fain vers celui où l'air eft impur,
& qu'il ne fe trouvera pas d'obftacles à la pro-
greflion de ce vent, on éloignera facilement les
caufes de l'impureté de l'air. Or, les obftacles
qui enchaînent les vents, foit en empêchant que
l'air fain parvienne aux lieux où il feroit néceffaire, foit en s'oppofant à ce que l'air impur
puifle être entraîné , font principalement les
montagnes, les bois, les murs élevés, les villes,
les villages, &c. qui de part ou d'autre forment
une efpèce de barriere impénétrable. Ainfi en
abattant les uns, & en coupant les autres, on
parvient fouvent à rétablir la falubrité de l'air.

Il réfulte encore du même principe qu'on peut
facilement oppofer une digue au mauvais air,
qui vient d'un lieu mal-fain dans un autre ;
c'eft ainfi qu'on empêche les progrès de la pefte

& des épidémies, dont la contagion peut s'étendre au loin.

Quant aux moyens d'affoiblir l'action des caufes de l'impureté de l'air ; ils confiftent, 1°. à le charger de matieres qui détruifent la corruption ; 2°. à lui imprimer un choc qui brife & écarte les molécules nuifibles ; 3°. enfin à lui oppofer des corps en état de réfifter à fes effets.

On remplit le premier objet en rempliffant l'atmofphère de parfums aromatiques, comme par exemple en faifant un grand ufage de bois réfineux, dont la flamme corrige l'impureté de l'air ; en faifant une grande confommation de vinaigre & de bayes de genievre en fumigation, &c.

L'explofion du falpêtre, les feux d'artifice, les fréquentes décharges d'artillerie, rempliffent le fecond objet ; & le troifieme exige de la part de ceux qui font expofés au mauvais air, un régime fain & fobre, une vie réglée, & un exercice modéré.

L'air impur des lieux circonfcrits & étroits, fe corrige beaucoup plus facilement que celui qui occupe un efpace confidérable, tant parce que la quantité des molécules nuifibles eft beaucoup moins confidérable, que parce que les expédiens font plus multipliés, & leur effet plus prompt.

Ainfi, l'air impur des maifons, des cafernes,

des prifons, des hôpitaux, des villes affiégées, où fe trouve communément un certain nombre de Gens de Guerre, fera moins difficile à détruire, que celui qui regne dans les Armées.

Je parlerai ailleurs des cafernes & des villes affiégées, qui exigent beaucoup de précautions, non-feulement par rapport à l'air, mais encore par rapport à différens autres objets; & je me bornerai dans cet article à ce qui regarde les prifons & les hôpitaux, où l'air eft prefque toujours meurtrier. Mais avant d'entrer en matiere, je crois devoir faire l'apologie d'une machine nouvelle, au moyen de laquelle on fait fortir le mauvais air des habitations, en même tems qu'on y en fait entrer un plus pur & plus fain. Cette machine, connue fous le nom de *Ventilateur*, a été inventée par un célebre Auteur Anglois, M. *Halles*, qui en a décrit la ftruĉture, dans un Ouvrage particulier écrit en Anglois, dont nous avons la Traduĉtion par M. *Demours*, intitulée, *Defcription du Ventilateur*, à *Paris*, 1748, in-8°. *Sutton* l'a perfeĉtionnée.

Quoique tous les Phyficiens ayent applaudi à cette découverte, & que les expériences ayent confirmé fon utilité, je fuis étonné qu'on ne faffe pas un ufage plus fréquent de cette machine. Il feroit du moins effentiel qu'on s'en fervît dans les lieux où il y a un grand nombre d'hommes

malades ou mal-sains , comme dans les prisons
& dans les hôpitaux , où il est si difficile de
corriger l'impureté de l'air , & où tous les autres
moyens usités à cet effet , ne peuvent suppléer le
Ventilateur *; les Anciens auroient probablement
saisi avec plus d'empressement que nous , un
expédient aussi utile , puisque dans une occasion
où il étoit important de corriger la corruption
de l'air , ils souffrirent une manœuvre très-
coûteuse & très-difficile , que *Varron* proposa **.
Les maisons étant pleines de morts & de mou-
rans , il fit ouvrir de nouvelles fenêtres , & pratiquer de nouvelles portes à tous les apparte-
mens , en même tems qu'il fit fermer les anciennes issues : par ce moyen il procura un nouveau
courant d'air aux malades , & l'épidémie cessa.
Ce trait ingénieux pourroit fort bien avoir fourni
l'idée du Ventilateur.

L'état des prisons mérite une considération
particuliere à l'occasion de l'Homme de Guerre.
Peut-être seroit-il plus avantageux pour le bien
du Service , qu'on n'employât pas aussi souvent
cette sorte de punition dans les Troupes. Il

---

* Les Anglois seuls le mettent en usage , sur-tout dans
leurs Vaisseaux.

** Au rapport de SCHULZ, *Disp. de rerum non natura-
lium ad valetudinem tuendam usu. Hala. Magd.* 1733.

femble du moins qu'il y en a de plus utiles pour corriger les Soldats ; car il eſt aſſez fréquent de les voir ſortir de priſon plus mauvais ſujets qu'ils n'étoient auparavant.

Quoi qu'il en ſoit, il eſt certain que la conſtruction de ce ſéjour affreux tend à la deſtruction des hommes. S'il n'étoit deſtiné qu'à des malheureux qui méritent la mort, òn auroit moins de droits pour ſe plaindre de leur inſalubrité ; mais enfin on met ſouvent au cachot des Soldats qui n'ont pas commis des crimes ; & cependant ils y ſavourent l'amertume qui ne doit être réſervée que pour le criminel. Privés preſqu'entiérement de l'air & plongés dans les ténébres, ils ne reſpirent que le poiſon infeſt des excrémens, & les vapeurs putrides des corps qui ſont à la chaîne. L'humidité, le froid, enfin toutes les horreurs deſtinées aux plus grands ſcélérats, concourent à rendre leur ſituation cruelle & dangereuſe. Ils riſquent de périr dans ce lieu, & ſouvent ils en ſortent avec des maladies très-graves. Voyez *Huxam*, des Maladies des Priſons.

Ces motifs devroient donc engager à changer la forme de la priſon militaire.

Il n'y a aucune néceſſité de mettre le cachot dans un ſouterrein : il y en a encore moins de mettre dans un endroit très-étroit pluſieurs hommes enſemble. Ainſi, ſans rien changer même de la sévérité de ce lieu , on pourroit le rendre sain , en donnant du jour & de l'espace , en le mettant dans un lieu sec. Au reste , il seroit très-essentiel de veiller à ce que la pourriture , l'infection & la vermine n'y regnassent pas. Rien n'empêche d'y faire des fumigations , pour corriger l'impureté de l'air ; en un mot, en punissant , rien ne s'oppose à ce que l'on prenne soin de la santé des Prisonniers.

L'air des hôpitaux n'est pas moins impur que celui des prisons : il produit des ravages d'autant plus grands , que la plûpart de ceux qui le respirent , sont dans une mauvaise disposition. J'ai exposé dans le second volume du Code de Médecine militaire , les moyens de corriger l'insalubrité de ces asyles , & j'y ai démontré qu'on est encore bien loin du point de perfection auquel il faudroit atteindre de ce côté , pour diminuer le grand nombre de victimes qui y sont immolées.

Le Ventilateur est un des expédiens les plus utiles pour rendre l'air des hôpitaux moins impur. La propreté , l'exactitude du service des Officiers de santé & autres , la bonté des alimens & des médicamens , mais sur-tout la capacité & le désintéressement des Chefs , sont les moyens par lesquels on parvient à rendre ces établissemens utiles. Voyez l'Ouvrage cité ci-dessus.

L'intempérie de l'air se réduit à quatre excès; sçavoir, le trop grand froid, la trop grande chaleur, l'humidité, & la réunion de l'un des deux premiers avec le troisieme.

Le Soldat est très-exposé à ces intempéries, & il doit en souffrir d'autant plus souvent, qu'elles sont très-communes, & qu'il n'a pas à beaucoup près les ressources ordinaires qu'on se procure dans la vie privée, pour s'en garantir.

L'effet du grand froid est de resserrer plus ou moins les pores de la peau. La transpiration insensible de la superficie du corps & celle des poumons en sont plus ou moins diminuées ou interrompues. De-là naissent les rhumes de cerveau ou *Coryza*, la toux ou rhume de poitrine, la pleurésie, la péripneumonie, les rhumatismes, les fiévres catharrales & pétéchiales, &c. qu'on observe si communément dans les Troupes. Les choses se portent bien plus loin encore, lorsque le froid est extrême, il fait souvent périr subitement ceux qui en sont frappés: combien l'Homme de Guerre n'a-t-il pas d'occasions d'éprouver ce malheur ? Toutes les Histoires font mention des effets funestes du froid dans les Armées. Les uns ont les membres gelés, les autres meurent subitement ; il en est enfin qui n'en réchappent qu'avec des infirmités qui durent toute leur vie.

Voyez Xénophon (*a*), Tite-Live (*b*), Tacite (*c*), Quint - Curce (*d*), Foreſtus (*e*), Kramer (*f*), Philippe de Comines (*g*), &c. Mais pour en citer des exemples plus frappans, nous n'avons pas beſoin de recourir aux Hiſtoriens. On peut ſe rappeller de la Retraite de *Bohême* ou de Prague dans l'avant-derniere Guerre, de la Courſe de Zell en 1757, & de celle d'*Halberſtadt* qui la ſuivit de près, où l'on a vu périr dans les chemins pluſieurs Soldats ſaiſis de froid.

Il faut pourtant convenir que ces accidens ne ſont pas très-fréquens aujourd'hui, même à la Guerre ; parce que les Généraux cherchent les moyens propres à en garantir les Troupes ; & il eſt certain que le plus grand nombre de ceux qui périſſent ſubitement, ſont ou des nouveaux Soldats, ou ceux qui ſont déréglés dans leurs mœurs & dans leur régime.

Cette eſpece d'hommes vivant ſans précau-

(*a*) Cyropédie, retraite des dix mille.

(*b*) Hiſtoire Romain. L. XXI.

(*c*) Annal. XIII.

(*d*) L. VII, Cap. III, Sect. IV.

(*e*) Obſervat. & Curat. Med. ac Chirurg. L. X, Obſ. 41.

(*f*) Medic. Caſtrenſ. 1743, p. 147.

(*g*) Hiſt. de Louis XI & de Charles VIII, Liv. II, Ch. XIV.

tions, reçoit très-facilement toutes les impreſſions nuiſibles que les autres évitent. Il eſt donc
eſſentiel que la diſcipline s'étende juſqu'à cet
objet, puiſque le Soldat néglige ſouvent d'y faire
attention.

Le vêtement que j'ai propoſé à l'article premier de ce Chapitre, les gillets diſtribués aux
Troupes, & pluſieurs autres précautions dont je
parlerai dans l'article ſuivant, ſont les moyens
les plus utiles pour empêcher les effets nuiſibles
du froid.

J'ai lu derniérement dans le Journal ou Ency-
clopédie Militaire du mois de Novembre 1772,
une Lettre du ſieur *Sarraʒin*, Tailleur à Ver-
ſailles, dans laquelle il propoſe un habillement
militaire plus propre à garantir du froid & de
la pluie, que celui qui eſt en uſage. Il conſiſte en
des revers d'habit qui, en ſe croiſant, préſervent
la poitrine & le ventre, & en quatre pans roulés,
deux par devant & deux par derriere, qui, en ſe
déployant, tomberoient ſur les cuiſſes & les mettroient à l'abri des injures du tems. On ne peut
que louer le zéle de ce Citoyen ; mais ſon vêtement, qui, de ſon aveu, eſt plus cher que l'autre, puiſqu'il exige une demi-aune d'étoffe de
plus, a l'inconvénient de pouvoir gêner en marchant. D'un autre côté, il eſt de drap, & j'ai fait
voir le danger de cette étoffe.

Lorsqu'un Soldat est saisi par le froid, rien n'est plus dangereux que de le laisser approcher trop vîte du feu. Il est également pernicieux de le laisser boire de l'eau-de-vie, comme il a coutume de le faire, dans le dessein de se réchauffer. Dans l'un & l'autre cas les liqueurs s'arrêtent, il peut se former des concrétions polipeuses, qui sont suivies d'une mort prochaine.

Il vaut mieux qu'il se promene à grands pas pendant quelque tems, & qu'on le secoue en le promenant, si ses forces ne lui permettent pas de se soutenir, jusqu'à ce que les membres se déroidissent; il pourra ensuite s'approcher du feu sans danger. Dans cette circonstance, les Poëles Allemands sont plus salutaires que nos feux, parce que sans se mettre près du foyer, on éprouve, dans le lieu qui en est le plus éloigné, une chaleur modérée qui réchauffe lentement & sans inconvéniens. On a vu la neige & la glace appliquées & étendues par des frictions réïtérées sur des membres roidis par le froid, les détendre subitement & les ranimer. Les Anciens se frottoient d'huile à l'effet de se garantir du froid & de se déroidir les membres qui en étoient saisis. Voici un passage entier de Xénophon (*a*) qui prouve les bons effets de cette méthode *.

_____

(*a*) L. C. L. IV, p. 224.

* J'ai rapporté le Texte latin parce qu'il m'a paru frappant.

» *Quum vero sub divo, quod res ita postulare visa*
» *fuerat, pernoctassent, tam ingens cœlo nix*
» *demissa est, ut non homines modo jacentes &*
» *arma, sed ipsa etiam jumenta contegerentur,*
» *homines que præ torpore se tollere non possent.*
» *Jacentes verò miserabile erat nive sepultos videre:*
» *tum torpentibus quidem cæteris, Xenophon sur-*
» *rexit, lignaque cædere cœpit; tunc alius quidam*
» *& ipse surrexit, atque à Xenophonte illud sibi*
» *munus depoposcit. Mox alii se erexerunt, accen-*
» *sisque ignibus, omnes uncti sunt. Magnam*
» *enim in eo loco invenerunt vim liquaminis Suilli,*
» *Sesami, Amygdalini, Tritici, Therebinthini,*
» *quo pro oleo usi sunt. Unguenta etiam ex iis*
» *confecta répererunt* «.

Les Soldats étant campés à découvert (au
Bivoac) parce que la nécessité l'exigeoit, (ils
étoient alors dans les montagnes d'Arménie,) il
tomba tant de neige, que non - seulement les
hommes & leurs armes en furent couverts, mais
encore les animaux. Les hommes en furent tellement engourdis, qu'ils ne pouvoient plus se lever :
rien n'étoit plus pitoyable que de les voir ainsi
ensevelis. *Xenophon* fut le premier qui se leva,
il commença à couper du bois : un Soldat qui le
vit, se leva après lui, & voulut lui épargner la
peine qu'il prenoit ; les autres enfin se leverent,
& après avoir allumés de grands feux, ils s'oi-

gnirent tous. Heureusement ils trouverent dans ce lieu une grande quantité de graisse de cochon, d'huile de Sésame, d'amandes & de térébenthine, qui leur tinrent lieu de l'huile ordinaire. Ils trouverent aussi plusieurs onguents faits avec ces substances.

Annibal, au rapport de Tite-Live (*a*), usa du même expédient. Ses Soldats ayant passé la nuit à la pluie, & étant transis de froid, leurs corps étoient devenus roides & immobiles; il fit allumer des feux, & distribuer de l'huile aux Soldats pour se frotter les membres.

Au reste, tous les Voyageurs sçavent combien l'usage de l'huile en onction empêche les effets du froid. Des peuples entiers (*b*) s'en frottent les mains, les pieds & le visage, & sont ainsi préservés des accidens de cette intempérie. Nos soldats, pour éviter les engelures, se frottent les pieds avec du suif de porc ou autre. La raison de ce phénomene est bien facile à sentir. Les graisses & les huiles bouchent les pores de la peau, & elles empêchent les particules les plus déliées, dont l'air froid est rempli, de pénétrer au-dedans.

Il est essentiel que le Soldat ne s'expose pas au

(*a*) L. C. p. 346.
(*b*) Voyages d'Amérique.

froid lorsqu'il est à jeun. La circulation languit dans un corps qui souffre la faim, & l'action du froid est plus vive sur les humeurs dont le mouvement est rallenti ; il les congele facilement. On voit que les Anciens connoissoient ce danger par le passage suivant de *Tite-Live. Raptim eductis hominibus atque equis , non capto antè cibo, nihil caloris inerat* (a). Les hommes périssant subitement ainsi que les chevaux , parce qu'ils étoient à jeun, & qu'ils n'avoient plus de chaleur.

Tous les Auteurs recommandent de boire alors quelques liqueurs spiritueuses qui raniment les mouvemens & conservent long-temps la chaleur du corps. L'eau-de-vie de vin & de grain est celle dont les Soldats peuvent faire usage , mais il faut prendre garde qu'ils ne tombent pas dans l'excès , car alors le froid les feroit périr , en ce que l'ivresse excite au sommeil , & que pendant le temps du repos le corps se gêle facilement.

Je ferai voir dans l'article suivant combien il est nécessaire que les Troupes s'entretiennent dans le mouvement, lorsqu'elles sont exposées à la rigueur du froid, & j'y exposerai les moyens d'éviter les engelures & les effets de la neige & du givre ; parce que ces accidens regardent principalement les Marches.

______

(a) L. C.

La grande chaleur eſt auſſi très-funeſte par les changemens qu'elle opere. On ſçait qu'en général ſon effet eſt de diſtendre ſinguliérement les parties tant ſolides que fluides des corps animés. Cette expanſion, qu'on nomme *orgaſme* dans l'économie animale, fait que le même fluide, auparavant contenu dans un certain eſpace, en demande un plus conſidérable ; d'où il réſulte que le calibre de ſes tuyaux doit néceſſairement ſe dilater ou ſe rompre. Cette raiſon eſt palpable, & il n'y a perſonne qui n'ait obſervé l'effet dont je viens de parler dans les gens qui ont très-chaud. L'habitude du corps ſe gonfle, & les vaiſſeaux même les plus petits ſe tuméfient de maniere qu'ils ſont ſenſibles à la vue.

Cet état devient facilement dangereux lorſqu'il ſurvient à la pléthore, ou qu'il dure long-tems. Il ne faut que jetter les yeux ſur ceux qui l'éprouvent à un certain point, pour connoître combien il peut être nuiſible. Ils ſont dans l'anxiété & l'abattement ; leur reſpiration eſt très-précipitée, & ils ſe croient prêts à ſuffoquer ; enfin le bouillonnement & la turgeſcence ſont quelquefois ſi conſidérables, qu'ils ſont ſouvent ſuivis d'hémorrhagies plus ou moins copieuſes, d'inflammations dans les viſceres, de concrétions dans les liqueurs, & d'engorgemens plus ou moins ſérieux. On a vu des hommes périr ſubitement par

l'effet

l'effet de la chaleur. En effet, il ne faut que fuppofer dans les humeurs une raréfaction violente qui dilate les vaiffeaux du cerveau, au point d'en occafionner la rupture, pour concevoir une apoplexie néceffairement mortelle & qui tue fur le champ : c'eft ce qu'on appelle un *coup de fang.*

On n'ignore pas non plus les accidens caufés par les coups de Soleil fur la tête. On a vu plufieurs de ceux qui en étoient frappés tomber en phrénéfie, d'autres effuyer des maladies très-graves, &c.

Le Soldat qui eft fouvent expofé à l'ardeur du Soleil, & qui, dans tous les temps, porte le même vêtement affez épais & lourd, eft certainement dans le cas de fouffrir beaucoup de la chaleur, dans plufieurs circonftances où il lui eft impoffible de fe fouftraire à fes effets. Mais fi on le confidere dans tout l'appareil militaire, chargé de fon armure & de fon bagage de fervice, en marche ou en exercice, n'ayant prefque jamais le choix du lieu, ni du tems, on verra facilement qu'il fera plus fujet que qui que ce foit aux maux qui dépendent de cette intempérie ; & en fuppofant qu'il n'y fuccombe pas, elle doit du moins rendre fes travaux plus difficiles, en diminuant la force & la vigueur de fa fanté, par les fueurs abondantes dont elle eft néceffairement fuivie.

La plupart des regles qu'il convient d'obferver

pour diminuer la vive impreſſion de la chaleur, & pour éviter les maux qui en dérivent, ſont relatives aux différentes ſituations du Soldat ; elles ſeront décrites en leur place. Je n'établirai ici que des principes généraux.

Il eſt d'abord très-eſſentiel que le col & les jarretieres ne ſoient jamais ſerrés pendant la chaleur ; car la compreſſion de ces liens empêche ou retarde le mouvement progreſſif des liqueurs, qui ſont alors dans un état de raréfaction par lequel leur volume & conſéquemment le calibre des vaiſſeaux, ſont augmentés.

C'eſt principalement cette raiſon qui m'a déterminé à conſeiller dans l'article premier de ce chapitre, de bannir du vêtement militaire les cols dont l'effet eſt principalement dangereux dans l'occaſion préſente, & dont l'uſage n'a jamais aucune utilité.

Il faut que toutes les parties du corps ſoient en liberté, de ſorte que dans cette circonſtance le vêtement lâche eſt infiniment préférable à l'étroit. Celui que j'ai propoſé dans le même endroit que ci deſſus, eſt beaucoup plus léger que celui dont on ſe ſert ; il eſt auſſi plus frais & plus impénétrable aux rayons du Soleil.

Le port des fardeaux & les exercices augmentent la chaleur du corps ; il eſt néceſſaire de diminuer les uns & les autres dans les temps les plus chauds.

Enfin on doit alors prendre toutes les précautions possibles, pour procurer aux Troupes du repos, de l'ombre, ou au moins suffisamment d'air, pour rallentir les effets de l'intempérie.

Il est sur-tout avantageux de garantir la tête des coups de Soleil, par l'usage du capuchon indiqué à l'article ci-dessus. Je crois aussi qu'on pourroit tirer un grand parti des bains pour diminuer l'impression de la chaleur & pour réparer les pertes auxquelles elle donne lieu. Il ne seroit pas difficile d'établir sur cet objet une regle générale, subordonnée au temps & aux circonstances.

On auroit peu fait pour la santé & pour le bonheur de l'Homme de Guerre, si on s'en tenoit à la pratique des conseils ci-dessus, relativement à la chaleur. Les imprudences auxquelles elle invite, font plus généralement nuisibles, que ses effets naturels.

Il est donc nécessaire de veiller singuliérement sur la conduite que les Soldats suivent, pour diminuer le tourment qu'ils éprouvent.

La premiere imprudence & la plus familiere, est de s'exposer à un air très-frais, lorsqu'on est en sueur; car rien n'est plus pernicieux que ce passage subit de la chaleur au froid. Il cause ordinairement une suppression de transpiration qui produit des maux de gorge, des pleurésies, des fluxions de poitrine, des rhumatismes, &c. Les boiſſons froides ſont ſuivies du même effet ; mais ce qui eſt encore plus dangereux alors, c'eſt de ſe plonger dans l'eau froide. L'hiſtoire nous apprend qu'*Alexandre* étant en ſueur ſe jetta dans le *Cydne*, Fleuve de *Cilicie*, pour ſe rafraîchir, & qu'à peine y fut-il entré, que tous ſes membres ſe roidirent, qu'il devint pâle & ſe trouva mal, de ſorte qu'on l'en retira preſque mort. Le fameux Empereur *Fréderic Barberouſſe* périt en commettant la même imprudence.

La ſoif étant un des principaux tourmens dont la chaleur eſt accompagnée, il ſembleroit cruel de refuſer au Soldat les moyens de l'étancher.

Il n'eſt donc queſtion que de l'empêcher de faire uſage des boiſſons qui peuvent être nuiſibles, telles que les froides, par la raiſon alléguée ci-deſſus, & les ſpiritueuſes, parce qu'elles augmentent le mouvement & la raréfaction des humeurs, & conſéquemment la chaleur & la ſoif. Mais on doit lui permettre & même lui procurer celles dont l'effet eſt ſalutaire. De ce genre eſt l'oxicrat*, qui ne doit jamais lui manquer, ſoit dans ſes marches, ſoit dans ſa chambrée, &c. ; cependant il faut lui conſeiller d'en boire peu à la fois, & de reprendre pluſieurs fois ſa reſpiration en buvant. On

---

* Tout le monde ſçait que l'oxicrat n'eſt autre choſe que de l'eau ſaturée avec du vinaigre.

peut facilement empêcher qu'un Soldat fe baigne ; mais il eft prefqu'impoffible d'éviter qu'il s'expofe au frais, dans les momens où il eft en fueur.

La troifieme intempérie de l'air (*l'humidité*) eft celle qui caufe le plus de maladies dans les Troupes, tant parce qu'elle eft très-nuifible de fa nature, que parce qu'elle donne facilement lieu à la corruption, & conféquemment à la réunion de l'impureté de l'air avec fon intempérie.

On entend par air humide celui qui eft chargé d'une furabondance de parties aqueufes. Or, comme dans cet état il ne peut recevoir facilement toutes les vapeurs qui fortent continuellement du corps, tant par la tranfpiration cutanée, que par celle des poumons ; il s'enfuit que ces fubftances excrémenteufes doivent être retenues dans la maffe des humeurs qu'elles furchargent & qu'elles corrompent. D'un autre côté, les folides trop abreuvés par cette caufe intérieure, ne le font pas moins par l'air extérieur ; le relâchement général fuccede, l'équilibre entre les fluides & les folides eft détruit, les fécrétions font troublées, les liqueurs croupiffent, & bientôt la maladie fe déclare.

La chaleur jointe à l'humidité, forme une intempérie mixte qui fait naître l'impureté, & qui donne même à celle-ci un degré d'intenfité propre à multiplier les maladies & à étendre la contagion. Jamais les fievres putrides & malignes ne font plus communes que dans les faifons humides & chaudes.

Le froid joint à l'humidité, rend la tranfpiration encore moins facile, il rallentit le mouvement des liqueurs, & occafionne des ftafes & des engorgemens. Les douleurs rhumatifmales, les fievres catharrales, les fauffes péripneumonies font l'effet ordinaire de cette intempérie.

Pour peu qu'on connoiffe le genre de vie & les difpofitions de la fanté de l'Homme de Guerre, on verra qu'on peut difficilement éviter les impreffions fâcheufes de l'humidité de l'air, à moins qu'on ne veille de très-près à toutes les circonftances où il eft expofé à l'action de cette intempérie. Je me propofe de décrire les moyens particuliers dans les différens articles de cet Ouvrage, & je me bornerai, comme ci-deffus, aux généraux dans celui-ci.

Il eft phyfiquement impoffible de détruire l'humidité de l'atmofphère, & il y a des contrées, de même que certaines faifons, où elle eft très-fréquente, très-longue & très-confidérable. On fçait par exemple, que les brouillards font plus ou moins épais dans tous les tems, aux environs de la mer, des fleuves & des eaux dormantes, de même qu'au-deffus & près des grandes villes, dans les pays entourés de montagnes : tout l'art possible ne les détruiroit pas.

Enfin le Printems & l'Automne font ordinairement humides, & les deux autres faifons le font auffi quelquefois. C'eft ce qui fait varier la nature de l'intempérie, qui tantôt eft chaude, tantôt tempérée, & tantôt froide. Cette humidité, qu'on peut appeller générale, étend fes effets fur tous les lieux & fur les corps qui y font expofés. Mais il y en a une particuliere différente de celle-là, qui regarde les habitations & les lieux mal fitués, mal conftruits, & où l'accès du foleil eft difficile ou impoffible. Ainfi les caves, les rez-de-chauffées, les maifons fituées dans un lieu déclive, dans le voifinage d'un marais, d'une riviere, d'un bois, &c. celles qui font étroites & mal percées, font dans le cas de l'humidité, quoique l'atmofphère ne participe pas à ce vice particulier.

Lorfque dans une maifon on voit les plafonds & les boiferies fe gâter, le pain fe moifir, le fer & l'acier fe rouiller, les meubles fe pourrir, on peut compter qu'elle eft très-humide. On obferve tous ces effets dans les lieux fitués comme je viens de le dire, & ce font ceux qu'habitent le plus communément les Militaires.

Outre cela, ils éprouvent en couchant à l'air,

sous la tente, en faisant le Service, dans les marches, &c. l'effet de l'humidité de la terre, du serein, de la boue, qui les pénétrent plus ou moins, dans le tems même où l'atmosphère n'est point surchargé de parties aqueuses.

On ne peut que se prémunir contre l'humidité de l'atmosphère ; on corrige celle qui est particuliere & accidentelle.

Ainsi les habitations des Gens de guerre, qui sont humides par leur situation, perdront leur insalubrité, si l'on fait des saignées à l'entour, qui détournent les eaux, & qui les entraînent vers un lieu plus déclive ; si l'on éloigne ou détruit les obstacles qui rendent l'accès du soleil & des vents difficile ou impossible. On exhausse ou on comble les lieux naturellement humides, tels que les marais *. On empêche l'eau de pénétrer

---

* On trouve dans la principauté d'*Halberstadt*, entre *Hornebourg* & *Aschersleben*, un exemple frappant de la facilité avec laquelle on peut changer la nature d'un sol humide & marécageux, en un bon terrein. L'espace entre ces deux villes est un district de terre marécageuse qui s'étend à vingt-quatre lieues de longueur sur deux de largeur. On a fait à travers de ces terres trois coupures ou digues : 1°. la digue de *Hesse*, en Allemand *Hessen-Danin* ; 2°. la digue de *Kiwitz*, en Allemand *Kiwitzer-Danin* ; 3°. la digue neuve, *Neue - Danin* : par le moyen desquelles on a fait écouler les eaux de ces

dans les maisons, dans les tentes, par le moyen des saignées & des rigoles, &c. On détruit l'humidité des habitations dont la construction vicieuse donne lieu à cet inconvénient, en ouvrant des croisées larges, en formant des courans d'air, en disposant leur exposition de maniere que les rayons du soleil puissent pénétrer souvent & long-temps dans tous les endroits humides, &c.

Mais les Soldats ne peuvent profiter de ces moyens que dans le temps où l'on a le choix du lieu pour leur demeure. Il est donc plus essentiel de leur indiquer la maniere dont ils peuvent se préserver des effets de l'humidité, soit générale, soit particuliere.

Le vêtement qui s'impregnera le plus difficilement, sera celui qui conviendra le mieux pour garantir le corps de l'humidité de l'atmosphère. Or, il n'en est aucun qui soit autant à l'épreuve de l'impregnation, que celui qui est proposé au premier article de ce Chapitre ; ainsi l'on ne pourroit mieux faire que de l'adopter.

Le Soldat ainsi vêtu & bien chauffé évitera les effets de l'intempérie, en prenant la précaution de ne pas s'exposer à l'air, qu'il n'ait bu un peu

---

marais dans la *Bode* & dans plusieurs autres endroits, où ces écoulemens étoient praticables. Il y a maintenant les plus belles prairies.

d'eau-de-vie , & qu'il n'ait mangé : la fumée du tabac eſt encore un moyen par lequel il dimi-nuera les impreſſions de l'humidité générale *. Il aura ſoin de faire ſécher ſes hardes autant de fois qu'elles auront été mouillées , & de ne les vêtir que lorſqu'elles ſeront bien ſéches. Il fera du feu & des fumigations dans les lieux humi-des où il ſera obligé de coucher. Il aura attention de ne pas s'endormir ſur un ſol humide ; & tou-tes les fois qu'il ſera long-tems expoſé au brouil-lard , il ſe donnera le plus de mouvement qu'il pourra. Voilà les préceptes généraux : je les dé-velopperai bientôt.

Il reſte à parler maintenant des changemens ſubits de l'air , qu'on a toujours regardés com-me très contraires à la ſanté ; ainſi qu'on peut le voir dans les Aphoriſmes d'*Hyppocrate* , qui s'ex-

---

* *Præſtantiſſimum contrà aëris humidioris injurias remedium eſt fumus nicotianæ. Etenim particulæ illius acres cum latice ſalivali permixtæ & ad maſſam ſanguineam delata , motu ejus auĉto , omnes ſecretiones & excretiones impenſius promovent.* Délius , *Diſſ. de nonnullis ad Diætam Caſtrenſem ſpeĉtantibus , Erlang. in-4°. 1757.*

Le meilleur remede contre l'humidité trop grande de l'air , eſt la fumée du tabac ; ſes parties âcres mêlées avec la ſalive & portées dans la maſſe du ſang , en augmentent le mouvement , & conſéquemment les ſé-crétions & excrétions.

prime ainſi : *Tempeſtatum anni mutationes potiſ-
ſimum morbos pariunt, aliaque pro ratione ad
hunc modum.* Sect. 3 , Aph. 1. Il détaille même
un peu plus bas les maux qui dérivent de ces
changemens. *Per anni tempeſtates, quando eodem
die modo calor eſt, modo frigus, morbos autumna-
les exſpectare convenit.* Aph. iv. Or , il eſt des
pays qui ſont quelquefois le théâtre de la guerre
pour les François , où ces changemens ſont fréquens ; tels ſont l'Italie , la Bohême , & ſur-tout
la Hongrie , où les Troupes éprouvent beaucoup
de maladies qui dépendent principalement de
cette cauſe.

L'effet de ces changemens eſt de comprimer
& de relâcher ſucceſſivement les ſolides & les
fluides, de troubler l'ordre des ſecrétions , & de
rendre ſur-tout la tranſpiration très-inégale. D'un
autre côté, ils expoſent le corps à mille impreſſions défavorables. Un homme qui a très-chaud
& qui eſt en ſueur , eſt ſubitement ſaiſi du froid ,
la pleuréſie ou une autre maladie inflammatoire
ſuit de près.

Il eſt fort difficile d'éviter l'effet de ces variétés de la température de l'air , parce que le remede eſt ſouvent plus tardif , que ne l'eſt le tems
à changer. Cependant comme la connoiſſance
des différens climats donne des notions ſur la
ſaiſon & ſur les pays où cette variété eſt fréquente,

on peut se précautionner d'avance contre son action. Il est en général très-sage de se couvrir plus que moins, & d'étudier les heures où le tems change, ainsi que la maniere dont les nationaux se garantissent de ses injures. A ces moyens, on doit joindre une discipline plus exacte, un régime plus févere, & un réglement pour le service, qui soit compatible avec l'influence de l'air.

ARTICLE IV.

Des Marches.

Les dangers des marches sont très-nombreux, & ils varient selon l'espece de Soldat, & en raison des injures du temps, de la longueur des courses, du régime & de la discipline qu'on fait observer aux Troupes, tant en marche, que dans leur gîte.

Il est certain que les Fantassins éprouvent bien plus sensiblement que les Gens de cheval, la plupart des inconvénients des marches. Ceux-ci n'ont point de fardeaux à porter, ils sont à l'abri de la pluie & de la boue, ils sont peu fatigués, & ils sont moins exposés aux imprudences qui coûtent souvent la vie aux Gens de pied. Ce n'est pas cependant que l'état de l'Homme de cheval n'ait auffi des dangers & des peines. En arrivant au gîte, il a plufieurs foins dont le Fantaffin eft exempt ; d'un autre côté, il fouffre, comme celui-ci, de la chaleur & de la poufliere, quoique pourtant à un moindre dégré ; quelquefois il réfifte moins aux grands froids que le Piéton.

Pour mettre un peu d'ordre dans les détails de cet article, je commencerai par les dangers communs à l'une & à l'autre efpece, & je finirai par ceux qui font propres à chacune. Du genre des premiers font la chaleur, la poufliere & le froid.

La chaleur. Lorfque les Troupes marchent pendant les grandes chaleurs, le mouvement continuel & l'ardeur du Soleil excitent la raréfaction dont il a été queftion dans l'article précédent, & il s'enfuit deux inconvénients, la fueur & la foif ; quelquefois même il en arrive un troifieme, qui eft l'effet des coups de foleil, qui font plus ou moins violens & dangereux, felon la partie qu'ils frappent.

J'ai déjà parlé de la fueur, & j'ai fait voir qu'elle doit être préjudiciable à la fanté, lorfqu'elle eft très-copieufe ; parce que cette évacuation fe fait aux dépens des humeurs. J'ajouterai ici que lorfqu'elle continue long-temps, & qu'elle fe répete fur-tout, elle appauvrit fingu-

liérement la maffe générale ; la partie la moins
fluide & la plus concreffible refte fans véhicule ,
& conféquemment dans une difpofition prochaine aux concrétions & aux ftafes ; ce qui, d'une
part, change la nature des humeurs, & de l'autre, en retarde la progreffion : deux caufes de
maladie très - graves. Or , les Gens de Guerre
fujets à faire beaucoup de marches dans toutes
les faifons, mais principalement pendant l'été ,
font dans le cas des fueurs copieufes & répétées ; ainfi ils doivent en être fouvent les victimes.

J'ai de même fait connoître les effets de la foif
fur les gens tourmentés par la chaleur. Les Soldats commettent plus d'imprudence à cet égard ,
que le refte des hommes : on doit veiller , comme
je l'ai dit , fur cet objet.

Quant aux coups de foleil , ils agiffent d'autant plus vivement que les parties font expofées
plus long - temps aux rayons brûlans ; & leurs
dangers font d'autant plus grands , qu'ils frappent un endroit plus effentiel à la vie , ou plus
délicat. Or , le Soldat qui a très-chaud fe décou-
vre facilement la tête , & en voulant éviter un
inconvénient , il tombe dans un autre infiniment
plus grand. D'un autre côté , fon vifage tourné
au foleil reçoit fouvent toute la vivacité du coup ;
enfin, s'il trouve la commodité de s'arrêter , il

se couche & s'endort de lassitude ou d'ivresse dans un lieu frais où il y a de l'ombre, mais le soleil vient bientôt le chercher, & alors il produit les accidens les plus terribles.

Comment éviter tant de dangers ? Lorsque les Troupes marchent pendant l'été, il est essentiel de les faire partir au lever du jour, & de diriger leur course de maniere qu'elle soit finie avant la grande ardeur du soleil. *Il faut prendre garde*, dit Végece, *que les Soldats partis trop tard ne gagnent des maladies par la chaleur du soleil & par la fatigue, & il faut leur faire commencer leur route à la pointe du jour* (a). Il seroit même avantageux dans les temps & dans les pays les plus chauds, de ne les faire marcher que pendant la nuit. L'Armée d'*Alexandre* traversant les déserts de la *Sogdiane*, eut moins à souffrir des marches de nuit (b); mais comme ces précautions ne sont pas toujours possibles, il faut prendre des mesures pour que la chaleur agisse moins vivement sur les corps. On y parviendra en faisant marcher le Soldat d'un pas égal, libre & lent; en lui faisant faire des haltes de temps à autre dans les lieux qui seront les plus propres à le mettre à l'abri du soleil ; &

______

(a) L. C. Lib. III, C. II.
(b) Quint-Curce, L. C. Lib. VII, Cap. V, Sect. L.

l'usage du capuchon indiqué à l'article premier de ce Chapitre, diminuera l'effet violent des rayons brûlans de cet astre. Lorsque le Soldat sera en sueur, on lui défendra de se déboutonner, on l'empêchera de boire de l'eau froide & de l'eau-de-vie, & on aura soin qu'il soit muni d'oxicrat ; ce qui sera d'autant plus facile, qu'il doit y avoir par Compagnie plusieurs bidons remplis d'eau, dans lesquels on peut mettre du vinaigre : en un mot, on ne négligera aucun des moyens prescrits dans l'article précédent. Voyez la page 100.

Pour maintenir le Soldat dans l'observation de ces regles, on ne le laissera jamais en arriere, qu'il ne soit suivi de quelque bas-Officier * ; & on éloignera les marchands de brandevin qui suivent les colonnes.

Une incommodité très-fréquente, & aussi désagréable que nuisible pendant les temps secs & pendant les grandes chaleurs, est celle que produit la *poussiere* qui s'éleve par la marche d'un nombre considérable d'hommes qui se suivent de très-près.

Cette poudre fine s'attache au gosier, aux poumons & aux yeux, & elle cause dans ces parties différentes des lésions plus ou moins graves. En

---

* Ce Réglement est dans les Ordonnances Militaires.

se collant au gosier, elle en desseche & irrite toute la surface ; de-là naissent la soif pressante & l'inflammation ou la douleur des amygdales : en passant dans la trachée artere, elle se mêle avec le suc bronchique, & forme avec lui un corps étranger qui, en séjournant dans les bronches, y cause de l'embarras, excite la toux, & peut enfin produire des accidens graves : en se portant aux yeux, elle les irrite, les picotte, y cause de la douleur & de l'inflammation, outre qu'elle gêne le Soldat dans sa marche.

Il seroit donc bien essentiel de trouver des expédiens pour empêcher la poussiere d'agir aussi vivement sur les Troupes *.

Tout le monde sçait qu'elle est moins considérable le matin, au point du jour, que dans les temps où le soleil est le plus ardent, parce que la rosée rend les chemins un peu moins secs. On sçait aussi que les routes frayées sont beaucoup plus poudreuses, que celles qui le sont peu, & que les lieux qu'on ne fréquente pas.

Ces deux considérations doivent d'abord occuper les Chefs ; mais lorsqu'on ne peut pas pro-

---

* Il faut éviter, dit *Végece*, que le Soleil, la poussiere & le vent, se portent aux yeux du Soldat. Ce précepte regarde autant la santé, que la prospérité des armes.

H

fiter de l'un ou de l'autre moyen , il s'en préfente plufieurs dont l'exécution , bien que moins
favorable , ne laiffe pas que d'épargner beaucoup
de peine aux Soldats.

Le premier eft celui du crêpe * fur le vifage ,
dont les Grecs firent ufage dans la retraite des
dix mille (*a*) , pour éviter les effets de la neige &
du givre. Cet expédient eft infiniment plus fim-
ple & plus utile que la mentonniere propofée
par *Mezerai* (*b*). Celle-ci ne préferve pas les yeux ,
& elle eft très-incommode.

Le fecond eft l'ufage du capuchon dont il eft
fait mention dans le premier article de ce Chapitre. Il empêcheroit que la pouffiere , volant de
droite & de gauche , s'arrêtât fur les différentes
parties dont il eft queftion ci-deffus.

Le troifieme moyen eft celui de tâcher d'é-
loigner les rangs les uns des autres , de maniere
que celui qui eft le premier ne porte pas la

---

* Il n'eft pas fait mention du mot crêpe , dans l'Ouvrage de *Xénophon* ; mais comme le Soldat n'auroit pu
fe conduire s'il s'étoit fervi d'une étoffe plus ferrée , il
eft à préfumer que le crêpe ou une matiere femblable ,
fut employée par les Grecs.

(*a*) L. C.

(*b*) Médecine des Armées.

pouſſiere à la tête de ceux qui ſont dans le rang qui le ſuit, & ainſi du reſte. Dans beaucoup de circonſtances, on peut meſurer la portée de la pouſſiere, & diſpoſer la marche en conſéquence ; mais comme cela eſt impraticable dans pluſieurs autres conjonctures, on peut du moins munir chaque Soldat d'une eſpece de *garde-pouſſiere* de cuir ou de fer-blanc, qui, adapté au col pardevant, dépaſſeroit le menton de pluſieurs lignes, & repouſſeroit une grande partie de la pouſſiere en enbas.

C'eſt aux Officiers généraux de juger quel eſt de ces expédients le meilleur & le plus facile ; pour moi, je regarde le premier (le crêpe) comme le plus généralement utile.

Au reſte, dans les temps de pouſſiere, il eſt très-avantageux que les Troupes faſſent pluſieurs pauſes, ſoit pour ſe nettoyer, ſoit pour reprendre haleine. Il faut auſſi conſeiller au Soldat de boire de l'oxicrat à pluſieurs repriſes, comme je l'ai dit ci-deſſus.

Le Fantaſſin & l'Homme de cheval ſont également incommodés par le froid pendant les marches ; l'un dans toute l'habitude du corps, l'autre aux jambes, aux pieds & à la tête ſeulement. Le premier, moins garni par ſes vêtemens, offre une plus grande ſurface à l'action du froid, que l'autre ; mais en revanche l'homme de cheval, quoiqu'ayant les jambes & les pieds bien garnis ; y souffre d'autant plus, qu'ils sont dans l'inaction, & qu'ils se gorgent naturellement par l'équitation. Cependant le Piéton perd toutes ses forces lorsque ses cuisses sont refroidies, & il a beaucoup de peine à les préserver du froid , tandis que celles de l'Homme de cheval sont recouvertes par le manteau qui les garantit.

Il faut obliger les Gens de cheval de marcher à pied, de tems à autre, pendant les grands froids ; & il seroit très-utile qu'il y eût toujours alors de l'Infanterie & de la Cavalerie en marche ensemble , comme , par exemple , dans le cas des Troupes formées en Légion ; dans le temps que l'Homme de cheval marcheroit à pied , le Fantassin pourroit profiter de sa monture.

Il est absolument nécessaire de donner des gillets à l'Infanterie ; sa marche doit être précipitée & toujours commencée après le lever du soleil , lorsqu'on a le choix du temps, finie avant la nuit. Chaque Soldat sera muni, comme le Cavalier , de bons gants ; & pour préserver du froid les genoux, qui sont la partie de la cuisse la plus sensible, il aura des guêtres qui monteront un peu avant sur la culotte , & qui seront bien boutonnées.

L'un & l'autre supporteront mieux cette intempérie, s'ils ne sont pas à jeun, & s'ils prennent les précautions indiquées à l'art. ci-deſſus, page 94 & 95; ſi à leur gîte précédent ils n'ont point abuſé de la chaleur du feu; ſi leurs vêtemens ſont en bon état & convenablement adaptés au corps.

Mais ces différens moyens ne ſuffiſent pas contre certaines injures du temps rigoureux, telles que la neige & le givre, qui, en frappant continuellement le viſage, bleſſent ſingulière-ment les yeux, ni contre les engelures des oreil-les & du nez, qui ſont très-fréquentes, lorſqu'il regne un vent froid & glacial; on n'a que trop d'exemples funeſtes de ces effets dans les mar-ches des Troupes. On voit dans *Xénophon* (a) que la neige a produit pluſieurs aveuglemens. Il demeura des Soldats dont les uns avoient perdu la vue à cauſe de la neige, &c. On trouve les mêmes choſes dans *Quint-Curce* (b), &c. Les habitans du Nord, tels que les Ruſſes, ſont ſujets à avoir les oreilles gelées, &c.

Pour préſerver les Troupes des accidens que produit ſur-tout la blancheur éblouiſſante de la neige, il ſeroit avantageux de faire uſage du crêpe noir. *Xénophon* (c) l'employa probablement dans la Retraite des dix mille, *contre le premier*

____

(a) L. C.
(b) L. C.
(c) L. C.

H iij

accident (la neige.) *Il étoit bon de porter quelque chose de noir devant les yeux.* Baerhaave confirme ce sentiment (*a*) , en disant que les yeux ne font point fatigués par la couleur noire, &c. Au reste , tout le monde sait que dans les ophtalmies, rien n'est plus propre à diminuer l'impression de la douleur causée par les rayons du jour , que l'application d'un morceau de taffetas noir sur les yeux.

Quant aux engelures des oreilles , l'usage des bonnets les prévient *. Le nez est moins facile à garantir ; cependant le capuchon doit être d'une grande ressource pour le préserver de la vive action du froid.

La derniere précaution , & la plus essentielle qu'il faut employer dans les marches pour éviter les effets pernicieux du grand froid , est d'empêcher les Soldats de s'arrêter dans leurs courses sans une nécessité urgente ; il est de même nuisible que les Troupes fassent des haltes longues ; car les liqueurs se congèlent facilement dans le repos , & le froid a d'autant plus de prise sur le corps , que leur action est plus vive après le

----

(*a*) Elem. Chemiæ, L. I, p. 191.

* Les Thraces avoient des bonnets, & maintenant les Russes en font usage , pour se préserver des engelures des oreilles.

mouvement. Les Anciens avoient le plus grand foin de faire marcher & mouvoir les Soldats arrêtés dans leurs routes pendant les grands froids, inftruits par l'expérience que c'eft le moyen le plus sûr pour éviter les accidens, & pour entretenir la chaleur du corps. Voyez *Xenophon* (*a*), *Quint·Curce* (*b*).

Le Fantaffin a rarement froid aux pieds tandis qu'il marche; le Cavalier, qui fait moins de mouvement, y eft plus fujet.

Les dangers particuliers de la marche des Fantaffins dépendent du port des armes & du bagage, des courfes longues & forcées, de l'humidité des vêtemens, de l'état des pieds, qui peuvent être mouillés, gelés ou bleffés.

Quoique les armes du Soldat foient légeres, elles ne laiffent pas que d'être un fardeau très-incommode, (je parle principalement du fufil, lorfqu'il eft porté long-temps de la même maniere & fur le même côté). Je crois qu'on pourroit fe relâcher fur l'article de l'uniformité de leur port dans les marches, d'autant plus qu'il eft très mal-fain de faire porter au Soldat l'havrefac autrement que fur le canon de fon fufil.

En effet, lorfqu'il l'ajufte de maniere que fa

____

(*a*) L. C.
(*b*) L. C.

courroye soit en bandouliere , ce cuir ferre fingulierement la poitrine, il en gêne le mouvement , & la respiration devient difficile : ce qui
peut produire des accidens très-fâcheux.

Il y a des circonstances où on fait bien d'allé-
ger le fardeau du bagage ; il seroit toujours très-
utile de le proportionner aux forces du Soldat ;
mais ce qui seroit encore mieux, ce seroit de
l'accoutumer par dégrés aux poids les plus pe-
sants ; il auroit moins de peine à les supporter,
quand il y seroit obligé.

Quoi qu'il en soit, il y a trop peu d'uniformité & de regle sur ce point. On voit souvent
les Soldats en route pendant la paix , mettre leur
bagage sur des voitures d'ordonnance ; dans des
cas plus difficiles on les voit porter de grands
fardeaux. Je regarde comme très-avantageux le
réglement par lequel on avoit ordonné un cheval
par Compagnie dans la derniere guerre. Je parlerai plus longuement des fardeaux dans le Chapitre suivant.

Les courses longues & pénibles affoiblissent le
Soldat en le fatiguant ; elles donnent lieu à un
grand nombre de maladies , parce qu'elles sont
toujours accompagnées de la plupart des inconvéniens dont il a été question ci-dessus.

Il est nécessaire dans les longues courses de
munir le Soldat de pain & d'eau-de-vie, de veil-

-ler sur sa conduite, sur son vêtement, sa chauffure, sa propreté ; en un mot de remplir tous les
objets détaillés précédemment. Les haltes sont
souvent utiles, en prenant toutes fois les précautions convenables. Une seconde toilette en route,
& sur-tout celle des pieds, éviteroit plusieurs
inconvéniens.

L'humidité pénetre le corps du Fantassin dans
les grandes pluies, qui continuent pendant un
certain temps, & il en résulte plusieurs accidens.

Lorsqu'une fois l'habit, la veste & la culotte
du Soldat sont percés par la pluie, non seulement ils gênent toute l'habitude du corps, en se
resserrant & en se collant à sa surface, mais ils
donnent encore lieu à la suppression ou à la diminution de la transpiration, par les causes décrites à l'article précédent, page 101 ; & en se
réfroidissant, rien n'est plus propre à causer des
rhumes, des fiévres catharrales, des péripneumonies, que les vêtemens mouillés. Si l'intempérie
est froide, ces maux sont très-fréquens ; si elle
est chaude, & que sur-tout on laisse les habits
se sécher sur le corps, comme cela arrive ordinairement au Fantassin, souvent la corruption se
met de la partie : ce qui donne aux maladies qui
surviennent un caractere de putridité.

Comme la pluie est souvent inévitable pour les
Troupes dont les marches sont commandées par

mille raifons qui ne peuvent les faire différer, il eft très-effentiel de vêtir le Fantaffin de maniere qu'il foit beaucoup plus à l'abri des accidens de l'humidité, qu'il ne l'eft par la nature de fon habillement actuel. C'eft ce qu'on obtiendroit facilement en lui fubftituant celui que j'ai propofé dans le premier article de ce Chapitre. Cependant je crois que ce moyen ne rempliroit pas encore l'objet, & je ferois d'avis avec *Pringle* (*a*) & *Alberti* (*b*) qu'on donnât aux Fantaffins des manteaux comme aux Cavaliers, pourvu toutes fois qu'ils fuffent affez légers, pour que leur poids n'incommodât pas. Je reprendrai cet article dans le quatrieme Chapitre.

Au refte, lorfque les vêtemens du Soldat font mouillés, il eft néceffaire de les lui faire fécher, foit au feu, foit à l'air libre, dès qu'il eft arrivé au gîte. Sans cette précaution, les effets de l'humidité fe continueront pendant plufieurs jours, & la maladie deviendra inévitable. C'eft pendant les temps de pluie ou d'orage qu'on doit faire obferver aux Troupes la difcipline la plus exacte dans les marches, parce que ceux des hommes qui font fatigués, ou qui fupportent le plus impatiemment les injures du temps, cherchent à

(*a*) L. C. P. I, Cap. III.
(*b*) De Militum valetudine tuendâ, Hal. Magd. 1729.

s'efquiver, & qu'ils fe livrent fouvent à plufieurs des excès plus pernicieux cent fois que les effets de la pluie.

J'ai déjà fait voir ailleurs (*a*) combien la chauffure du Fantaffin exige d'attention. Lorfque le cuir des fouliers eft mauvais, l'humidité & l'eau des chemins les pénétrent; s'ils font déchirés, ils bleffent les pieds; & dans les temps froids, ceux-ci fe gêlent facilement, lorfqu'on n'en prend pas foin.

Il eft donc indifpenfable de veiller fur ces trois points, parce que le premier (l'humidité) caufe des maladies, & entr'autres, des rhumes, des diarrhées & des douleurs d'entrailles; & que les deux autres mettent le Piéton hors d'état de faire fon fervice. Ainfi pour éviter l'humidité, jamais il ne marchera qu'il n'ait deux bonnes paires de fouliers d'un cuir bien épais & à l'é-preuve de l'eau. Pour empêcher les bleffures, il garnira chaque foulier d'une femelle, comme je l'ai recommandé (*b*), & il ne portera point de bas, felon le Confeil du Maréchal de *Saxe* (*c*), par deffous fes guêtres, ou du moins, s'il en porte, il faut qu'ils n'ayent point de pieds, parce

---

(*a*) Art. I, Chap. II, pag. 43 & 44.
(*b*) L. C.
(*c*) Mes Rêveries.

que le moindre pli écorche facilement la peau.
Enfin celle-ci est aisément préservée de l'humidité, des blessures & des engelures, par le soin
que le Soldat doit prendre de se graisser les pieds
avec du suif & du saindoux, qui, d'une part,
ramollit le cuir du soulier & l'empêche d'être
pénétré par l'humidité & par l'eau, tandis que
de l'autre, il bouche les pores de la peau qui
devient inaccessible au froid.

Les accidens particuliers des marches de
l'homme de cheval dépendent généralement de
l'équitation ; & ils se réduisent aux chûtes, aux
coups de pied des chevaux, aux hémorrhoïdes,
& aux hernies ou descentes.

Les anciens Serviteurs font rarement des chûtes, parce qu'ils sont ordinairement mieux en
selle, & qu'ils conduisent mieux leurs chevaux.
Rien n'est plus avantageux pour accoutumer les
nouveaux à se mieux tenir à cheval, que l'espece
de manege par lequel on les fait trotter à la longe,
sans étriers, afin de prendre la véritable assiette
du cheval. Les instructions pour le conduire ne
font pas moins utiles.

Les coups de pied de chevaux font moins fréquens dans les marches que dans les écuries, &
l'Homme de cheval à bottes fortes les évite,
même toujours dans le premier cas. Les précautions nécessaires pour empêcher que ces accidens

arrivent à ceux qui ne portent que des bottes molles ou des bottines, regardent les Officiers qui conduifent la Troupe.

Mais les hémorrhoïdes font familieres à tous les gens qui montent fouvent à cheval, en raifon de la chaleur, la preffion & la fecouffe alternative qu'ils éprouvent fur la felle. L'irritation des veines hémorrhoïdales & leur gonflement en font les effets ordinaires, & lorfque les courfes font longues & précipitées, il y furvient de l'inflammation. Il me femble qu'on pourroit éviter un grand nombre d'accidens en ce genre, fi l'on faifoit les felles des chevaux de maniere qu'elles aient un creux à l'endroit où porte l'anus.

Il y a beaucoup d'Officiers qui en ont de pareilles ; au refte, lorfqu'un Soldat a des hémorrhoïdes, il faut l'empêcher de fe mettre en rang dans les marches ; fans cette précaution, la maladie peut devenir très-grave. Les abcès & les fiftules à l'anus font les fuites de la négligence fur ce point.

Les hernies ne font pas moins communes que les hémorrhoïdes parmi les Gens de cheval. Le mouvement de preffion & la fecouffe continuelle des vifcéres du bas-ventre, rendent leurs efforts d'autant plus puiffans vers les aînes, que les anneaux préfentent moins de réfiftance. Ces ouvertures, quoique très-ferrées, & pour ainfi dire fermées par le péritoine, perdent infenfiblement leur reffort, & elles laiffent échapper la portion des vifcéres qui fe trouve contiguë; ce qui forme une hernie plus ou moins confidérable. Il y a quelques circonftances où la defcente furvient tout-à-coup par un effort violent : celle-ci eft très-dangereufe. Le trot ne contribue pas peu à la naiffance des hernies, & le Cavalier proprement dit, y eft encore plus fujet que les autres Gens de cheval, à caufe de fa cuiraffe qui fait une preffion affez forte fur la région *épigaftrique* *, & qui détermine encore davantage les vifcéres vers la région *hypogaftrique* **.

On peut éviter le grand nombre des defcentes, en donnant aux Gens de cheval des culottes dont les ceintures foient larges, portées & appuyées fur les anneaux & toujours bien ferrées. Je parlerai dans le Chapitre fuivant des moyens qu'on doit employer pour empêcher que l'homme, qui eft attaqué d'une defcente, foit hors d'état de fervir.

Outre les accidens ci-deffus, qui font les plus fréquens parmi les Gens de cheval, il en arrive encore quelques autres qui ne méritent pas moins d'attention. De ce nombre font principalement

---

* Partie fupérieure du bas-ventre.

** Partie inférieure du bas-ventre.

la tumeur & le gonflement des testicules , le froissement & la blessure des genoux , la douleur des reins ou des lombes & le froid des pieds.

Le trot du cheval fait souvent sauter l'homme sur la selle ; & soit qu'il y retombe , soit qu'il se froisse contre l'arçon , il court le risque de se blesser aux parties génitales. Le gonflement & l'inflammation des testicules sont les accidens les plus fréquens qui résultent de ces chocs. Je les ai vus souvent assez graves pour faire craindre pour les jours du malade. Ceux qui se tiennent le mieux à cheval sont moins exposés à ce malheur , mais ils n'en sont pas assez à l'abri pour les dispenser d'une regle générale qu'on devroit établir à cet égard ; celle de faire porter un suspensoir à chaque homme de cheval.

Le froissement & la blessure des genoux est moins à craindre dans les marches que dans les exercices où les chevaux sont très-serrés les uns sur les autres. Je ne connois d'autre moyen contre cet accident que les coussinets , ou l'adresse du Cavalier à placer ses cuisses de maniere qu'elles soient moins pressées. Voyez le Chapitre suivant à l'article *Exercice*.

Le mouvement continuel du cheval oblige le tronc à une flexion & une extension successives qui fatiguent beaucoup le corps, & qui produisent des maux de reins considérables. Le Cavalier y est encore plus sujet que les autres Gens de cheval, parce que le poids de la cuirasse rend la flexion plus grande, & que l'effort des muscles pour l'extension doit être conséquemment plus grand.

Les vieux Cavaliers se préservent des accidens où cette position les expose, en se serrant avec une ceinture qui soutient le tronc. Mais comme tous les Gens de cheval portent des ceinturons, on pourroit en rendre l'usage favorable à cet effet. Il ne s'agiroit que de leur donner deux ou trois pouces de plus de largeur.

Quant au froid des pieds, l'Homme de cheval à bottes molles l'évitera en se servant de l'expédient proposé pour le Fantassin : (celui de se graisser les pieds avec du saindoux. Le Cavalier proprement dit y joindra la précaution de garnir le fond de la botte avec de la paille, afin que ses pieds soient également enveloppés, & qu'ils ne jouent pas dans la botte.

L'Homme de pied, comme celui de cheval, arrivés au gîte, sont exposés à plusieurs dangers, eu égard à leurs vêtemens, à leur régime, aux travaux, au service, au repos, &c. Mais je réserve les détails sur ces différens objets pour les articles auxquels ils appartiennent. Il me suffira de faire observer ici qu'en général la disci-

pline

pline doit être très-févere dans les routes, & qu'on ne doit point perdre de vue un moment chaque Soldat, foit dans la marche, foit au gîte, fi l'on veut avoir une Troupe faine & complette.

ARTICLE V.

De la Difcipline.

LA difcipline eft fi néceffaire à maintenir parmi les Gens de guerre, qu'on peut avancer hardiment que toute Troupe où elle n'eft pas bien établie, eft un corps fans nerfs & incapable de rendre fervice à l'Etat, quel que foit le courage de chacun de ceux qui la compofent. Cette affertion eft confirmée par l'exemple de tous les temps & par l'opinion de tous les grands Capitaines. C'eft par la difcipline que les Grecs & les Romains ont confervé fi longtemps la fupériorité fur les autres peuples. *Il n'y a rien de fi néceffaire au Soldat que la difcipline*, dit *Montécuculli* dans fes Mémoires, *fans elle les Troupes font plus pernicicufes qu'utiles, plus formidables aux amis qu'aux ennemis.*

Mais l'acception du terme *difcipline* eft généralement trop reftrainte. On croit que l'obfervation des devoirs militaires remplit l'objet, &

l'on ne prend pas garde que les bonnes mœurs font une partie effentielle de cette difcipline. Sans mœurs, on expofe continuellement fa fanté, on néglige fes devoirs. C'eft donc fur les mœurs qu'on doit veiller principalement, lorfqu'on veut établir une bonne difcipline. Il n'en eft cependant pas du Soldat fur cet article , comme des autres hommes. En effet , la premiere chofe qui fe préfente comme contraire à la difcipline militaire & à la fanté de l'Homme de guerre, eft ce qui rappelle les autres Citoyens à la vertu., & ce qui les rend fains & utiles à l'Etat, (le mariage.) Un Soldat marié eft plus occupé de fa famille que de fon fervice. Il eft obligé de partager fa folde, déjà modique pour lui , entre fa femme & fes enfans; & en fuppofant que la femme gagne quelqu'argent , cet homme fouf-trait à l'ordinaire de fes camarades , en perd l'ef-prit & les habitudes. J'ai vu la plupart des Sol-dats mariés être de mauvais Serviteurs, ou pré-fenter l'image du malheur & de la mifere. En permettant d'ailleurs le mariage dans les Trou-pes , on met ceux qui s'y font engagés dans une forte de néceffité de devenir Vivandiers , & on leur fournit l'occafion d'être ou ivrognes, ou cra-puleux , & ce qui eft encore pis, celle d'attirer chez eux leurs camarades pour le devenir.

Je penfe donc qu'il devroit être abfolument

défendu aux Soldats de se marier sous quelque prétexte que ce fut , & qu'il seroit même nécessaire de ne point enroller les gens qui le sont , car bien qu'on puisse empêcher ceux-ci de faire joindre leurs femmes , on détruit au moins l'espoir du mariage , & on a des hommes trop occupés de leurs femmes , qui d'ailleurs en l'absence de leurs maris , ont la facilité de se déranger. Quand on voit l'objet en grand , il n'y a aucun de ces motifs qui ne soit déterminant.

Je sçais qu'il est des circonstances où l'Etat a besoin de Soldats , & qu'il est alors nécessaire de passer par dessus cette derniere considération. Je sçais de plus qu'on peut m'objecter qu'on a toujours besoin, mais sur-tout à la guerre, de femmes pour blanchir & raccommoder le linge, pour fournir des alimens , &c. Mais je puis répondre que si à la rigueur , on ne peut s'en passer, il n'est pas au moins indispensable que ces femmes soient mariées avec des Soldats. Il suffit en effet qu'on permette à un ou à plusieurs Vivandiers de suivre un Régiment , pour ne pas manquer de Vivandieres.

En vain m'opposera-t-on l'exemple des Etrangers. Je ne veux point juger de l'effet que produit sur eux un usage que je blâme pour les François ; peut-être y a-t-il des raisons qui le rendent plus dangereux pour ceux-ci, que pour ceux-là *.

Deux autres points non moins importans touchant la difcipline & les mœurs du Soldat, & qui intéreffent finguliérement la fanté, font le commerce illicite des femmes, & l'intempérance à laquelle il eft enclin.

Il ne feroit pas convenable, fur ces deux articles, d'ufer d'une auftérité très-grande envers l'Homme de guerre ; elle feroit même déplacée, parce que pour lui interdire l'ufage des plaifirs, il faudroit le tenir continuellement à la chaîne. Mais comme il abufe fouvent des chofes, même les plus utiles, on doit au moins févir contre

---

* Je viens d'apprendre que l'Impératrice, Reine de Hongrie, a depuis peu pourvu à la fubfiftance des enfans de fes Soldats ; ce qui prouve combien il eft dangereux de leur permettre le mariage. Car enfin, comme je l'ai déjà dit, outre les inconvéniens qui réfultent de ce lien , par rapport à la tenue, il eft pofitif que l'homme qui n'a que fa paye pour entretenir fa famille, court les rifques de la plus grande mifere & pour elle & pour lui. On reconnoît facilement dans tout ce que l'Impératrice fait pour le bonheur de fes Peuples, la bienfaifance & les vues profondes qui la guident ; mais dans le cas préfent, il me femble qu'il eft préférable de n'avoir pas à faire une loi qui empêche un abus, dont la caufe eft facile à détruire.

ceux qui éprouvent les effets de l'intempérance, parce qu'ils ne sont plus en état de faire leur service.

Au reste, le grand moyen, & celui sur lequel on doit le plus compter pour retenir les hommes dans le devoir, consiste à leur inspirer des principes, & à leur faire contracter l'habitude des pratiques religieuses. C'est dans cette vue qu'un Roi philosophe & guerrier, admiré des Nations, est si exact à faire observer rigoureusement les Offices religieux à ses Troupes. Il est certain que ce moyen est non-seulement utile pour la conservation du Soldat, mais qu'il est encore propre à lui inspirer du courage. Avec des principes & des mœurs on fait bien son devoir par-tout. » *Il faut tâcher*, dit *Leon*, Inst. XVIII, » *que tous les Soldats soient animés du même* » *esprit, qu'ils soient patients dans les travaux,* » *qu'ils supportent avec courage & résignation la* » *faim, la soif, le froid, le chaud, &c.; ils* » *doivent espérer que Dieu leur en tiendra* » *compte* «. On peut voir à quel point la Religion enflamme le courage des hommes dans la maniere dont les Turcs combattent. *Montécuculli* nous donne une haute idée de leur bravoure, & il fait assez entendre que, s'ils connoissoient aussi bien la Tactique militaire que les autres Nations, ils auroient beaucoup d'avantages fur plufieurs d'entr'elles.

Les Aumôniers des Régimens, qui doivent être principalement chargés de l'inftruction du Soldat, peuvent rendre de grands fervices à l'Etat, lorfqu'ils s'appliquent à bien remplir les fonctions de leur miniftère. J'en ai connu un qui favoit le nom & qui connoiffoit les habitudes de chaque Soldat de fon Régiment. Il fervoit de Pere, de Confident & de Juge à tous. Le refpect qu'on lui portoit rendoit fes leçons plus utiles que les punitions les plus féveres. Le Régiment fervoit à merveille, & on n'y entendoit jamais parler de difputes, ni de combats finguliers.

Qu'il feroit à défirer que chaque Régiment eut à fa fuite un Aumônier auffi zélé ! Mais le dirai-je, la plupart de ceux qui prennent cet état, y font le plus fouvent déterminés par un efprit d'indépendance, par le défir de voyager, ou par le déréglement de leurs mœurs ; de forte qu'ils caufent quelquefois plus de fcandale, qu'ils ne font de bien : on éviteroit ces inconvéniens, fi les Chefs des Corps avoient foin de ne prendre leurs Aumôniers que de la main des Evêques. Au refte, je dois avertir ici que dans plufieurs Régimens on fe paffe d'Aumôniers pendant la guerre, quoique le Roi entende qu'il y en ait.

Cet abus est très-grand & il mérite l'attention du Gouvernement.

Un autre moyen pour contenir les Soldats, consiste à mettre les jeunes & les nouveaux pour ainsi dire sous la tutelle des vieux & des plus sages, qui les instruiront par l'exemple & par les remontrances, ou qui, du moins, avertiront les Supérieurs, lorsque leurs soins seront superflus.

Cet article est plus important qu'on ne pense ; je n'ignore pas qu'on fait naître des nécessités physiques qui font pancher vers la tolérance des mœurs peu épurées. Mais il est positif que le déréglement de l'esprit, le défaut de principes, l'irréligion & l'oisiveté conduisent plus souvent à la débauche que le besoin physique.

Occupez le Soldat, vous le rendrez sage.

ARTICLE VI.

Des nouveaux Soldats.

ON est obligé de faire des levées continuelles pour réparer les pertes journalieres des Troupes : pourvu qu'un homme ait la taille fixée par les Ordonnances, qu'il ne soit pas d'un âge fort avancé, & qu'il soit exempt d'infirmités apparentes, non-seulement on l'admet au service, mais on cherche même à l'y attirer : c'est ce qu'on appelle recruter. Ceux qui sont chargés de cette besogne, enrôlent indistinctement ceux qu'ils peuvent gagner par argent ou par ruse, & ceux qui se présentent de bonne volonté.

Avant que de décider si cette maniere d'enrôler des Soldats est la plus convenable pour le bien de l'Etat, il faut d'abord examiner si c'est la plus saine, c'est-à-dire celle par laquelle on doit avoir les Soldats les plus sains ; ensuite s'il est démontré que cette méthode n'est pas la meilleure, il faut peser les raisons qui la font continuer, & voir s'il ne seroit pas possible d'en substituer une autre beaucoup plus avantageuse, sans rien déranger de l'ordre actuel. Après cela, j'indiquerai la maniere dont on doit conduire la santé des nouveaux Soldats.

Il est très-positif que comme c'est presque toujours la débauche qui détermine les jeunes gens à s'engager, & que la jeunesse de tous les états se trouve confondue dans les recrues ; qu'enfin on les choisit moins qu'on ne les force au service, les Troupes sont tous les ans complettées par un certain nombre d'hommes dont la santé est équivoque, qui sont exposés à succomber aux travaux militaires, qui sont de mauvais exemple, en un mot, aussi difficiles à former qu'à moxigener. Or, une méthode par laquelle on a le plus grand nombre de Soldats de cette espece, ne peut certainement pas être la meilleure pour le bien de l'Etat, ainsi il paroit démontré que l'enrôlement ordinaire est vicieux.

Il n'y a aucun Militaire qui en disconvienne; & dans tous les temps, les Etats les mieux policés ont regardé le mauvais choix des Soldats comme un obstacle au succès des armes. *Jamais Armée, dit Végece, dont les enrôlemens étoient défectueux, par le mauvais choix des Soldats, n'eut de succès heureux.*

Quelles sont donc les raisons qui engagent à suivre cette maniere de faire des recrues ? J'en vois deux principales ; l'usage ancien qui a commencé dans le temps où les hommes ont appartenu à leurs Capitaines , & l'espece d'avilissement dans lequel est tombé l'état de Soldat.

L'Etat, pour se debarrasser du soin de completter les Troupes & de les entretenir, avoit commis le Capitaine à cette fonction, de sorte que moyennant une certaine somme par homme, &c. & par d'autres arrangemens, il étoit chargé de tout. Cette coutume s'étant perpétuée, chaque Capitaine chercha à avoir des hommes à bon marché; & quoiqu'il entretint fort bien ceux qui lui appartenoient, leur choix devenoit souvent difficile ; & dans plusieurs circonstances, pour être complet à la revue de l'Inspecteur, on étoit obligé d'user de toutes fortes de ftratagêmes. On fent à merveille que cette maniere de faire des recrues dût ouvrir la porte à tous les libertins, aux vagabonds , &c. Cependant il y eut toujours quelques Officiers qui porterent la plus grande attention pour bien compofer leurs Compagnies, mais ce fut le plus petit nombre. Quand on a ôté les Compagnies aux Capitaines, on a laiffé fubfifter la même maniere de recruter , de forte que l'on ne forme pas des Soldats plus fains, & que le même inconvénient n'a fait que changer de main.

Cet ufage éloigne du fervice la plupart de ceux qui s'enrôleroient volontiers, & qui y feroient les plus propres ; 1°. parce que l'on eft dans la perfuafion qu'on n'avancera pas; 2°. parce que les congés font tardifs ; 3°. parce que l'exemple de ceux qui reviennent au pays après plufieurs années, n'encourage pas ceux qui ont de la propenfion pour la profeffion des armes ; 4°. enfin le mépris & l'efpece d'aviliffement de l'état fait que les gens du peuple & les payfans le craignent, & que les bourgeois fe croient déshonnerés d'y voir leurs enfans.

Ainfi l'ufage a perpétué la méthode; & la difficulté d'avoir des hommes de bonne volonté & propres au Service , oblige de recruter toutes fortes de gens.

Pour remédier à ces inconvéniens, je ne vois

que deux moyens. Celui de relever l'honneur de Soldat , & celui de changer la maniere de recruter.

C'eſt une injuſtice criante de mépriſer une condition qui , par elle-même , eſt auſſi noble qu'utile. Si l'amour de la Patrie, les actions d'éclat & le courage ſont ce qu'on doit eſtimer le plus dans un Homme de guerre, le Soldat mérite de la conſidération. Quiconque a fait la guerre ſait que nos ſimples Fantaſſins & autres Troupes de la troiſieme claſſe, ne le cédent en rien à nos Héros de l'antiquité ; il ne manque ſouvent à celui qui fait une belle action , qu'un nom plus connu & un grade plus diſtingué, pour être célébré dans l'Hiſtoire. Eſtimeroit - on moins le Soldat , parce qu'il a plus de peine que les autres Militaires ? Il me ſemble qu'il devroit en réſulter un effet contraire. Seroit-ce parce qu'il eſt tiré de la lie du peuple ? Mais ſes ſervices ſuffiſent pour qu'il ne ſoit plus confondu avec elle. Seroit-ce enfin parce qu'il éſt ſubordonné aux deux autres claſſes de Guerriers ? Qu'importe la ſubordination , puiſque le but de ſon ſervice eſt de maintenir l'ordre & la tranquillité publiques, de défendre la Patrie ?

Qu'on ceſſe donc de mépriſer le Soldat, qu'on le traite bien, qu'on avance ceux qui le méritent , qu'on accorde des diſtinctions , des privileges, des immunités à ceux qui se retirent chez eux après avoir servi long-temps & honorablement, on trouvera plus d'hommes qu'on n'en voudra, & on les choisira, comme faisoient les Romains dans les beaux jours de la République. *Plutarque* nous a conservé une réponse de l'Empereur *Galba* à ses Soldats, qui se flattoient de tirer de lui des présens, en cherchant à l'épouvanter par leurs murmures. *J'ai coutume de choisir des Soldats, & non de les acheter.* En suivant le plan que je viens d'indiquer, peut-être n'auroit-on pas besoin de payer des engagemens.

On vient d'accorder aux Soldats quelques distinctions propres à les encourager. Si le mérite est toujours préféré dans la distribution des graces accordées, on pourra former de bons Soldats ; mais il est à craindre que l'ancienneté du service ne prévale trop, & peut-être encore que la récompense ne soit un peu prompte *. Pour inspirer du courage aux hommes, il faut flatter leur amour-propre ; pour les faire servir la Patrie

---

* Quelques Militaires très-instruits prétendent qu'une récompense en tems de paix, au bout de 8 ans, est un peu précoce ; & que d'ailleurs, il n'y a pas une juste proportion entre les récompenses accordées aux Officiers & aux Soldats, soit pendant leur Service, soit dans leur retraite.

avec zéle, il faut qu'ils se croient Citoyens. Or, la considération pour le Soldat est le moyen le plus puissant qu'on puisse employer pour remplir ces deux objets. Sans elle, la Milice tombe, dit *Montécuculli.*

Le second moyen paroît plus efficace encore que le premier, parce qu'il réunit aux avantages de celui-ci la certitude d'une composition la plus robuste & la plus propre aux travaux de la guerre. Il consiste à tirer les recrues des Milices nationales ou des Régimens Provinciaux, comme je l'ai indiqué dans la premiere Partie du *Code de Médecine Militaire.*

Plusieurs Officiers regardent la chose comme très-difficile. Cependant les hommes qui composent les Milices sont d'une trempe bien différente de celle de la plupart des recrues. Ils sont presque tous pris dans la classe la plus propre à soutenir les travaux de la guerre; & comme on pourroit même choisir parmi eux ceux qui seroient en même-temps les plus robustes, les plus courageux & les mieux disciplinés, on n'auroit plus à craindre que les Troupes fussent mal recrutées. Je dois ajouter à ces raisons que tout Soldat qui a, ou qui doit avoir un jour une propriété, défend mieux sa Patrie qu'un vagabond ; que tout homme qui est dans ce cas, doit nécessairement revenir sur ses foyers, & qu'il ne s'expofe pas, par fa lâcheté, à rougir devant fes compatriotes, qui ne pourroient manquer d'en être inftruits.

On me dira fans doute que cette méthode ôte aux jeunes gens, qui ne font pas dans le cas de la milice, les moyens d'entrer au fervice; mais je crois qu'il ne feroit pas difficile de concilier avec les recrues nationales, l'acception de plufieurs jeunes gens bien fains & bien conftitués pour le Service.

Quoi qu'il en foit de la facilité ou de la difficulté de mon projet, on ne peut du moins difconvenir qu'il feroit le plus propre à donner des Soldats fains & robuftes.

Au refte, en fuivant la méthode des enrôlemens ordinaires, il faudroit du moins établir un dépôt pour chaque Régiment, afin de pouvoir former les nouveaux Sujets à la difcipline & au régime militaire. Ce moyen que j'ai loué en parlant de l'établiffement des Gardes-Françoifes, non-feulement eft utile pour brifer la jeuneffe à la profeffion des armes, mais il fert encore à décharger des parens miférables d'une quantité d'enfans, à la nourriture & à l'entretien defquels ils ne peuvent fuffire. Il y a long-temps qu'un Général de la plus haute réputation a propofé des Académies militaires, où l'on inftruifît les orphelins, les bâtards, les pauvres & les mendians aux exercices militaires. Voyez les Mémoires de *Montécuculli.*

Je reviens aux dangers auxquels la santé du nouveau Soldat est exposée.

En regardant les engagemens ordinaires comme nuisibles, parce que les jeunes gens de toutes les conditions se trouvent confondus, quoiqu'il y ait entr'eux une disproportion considérable, par rapport à la constitution, aux mœurs & aux habitudes ; je ne prétends pas faire croire que ceux du bas étage soient exempts de payer le tribut à leur nouvel état ; les plus robustes, tirés même des Regimens Provinciaux n'ont pas ce privilege. Tout changement subit dans l'usage des six choses non naturelles, expose plus ou moins la santé. Il est cependant vrai que tel malheureux qui a de la peine à vivre chez lui, doit se trouver parfaitement bien de l'état de Soldat.

Les maux auxquels les recrues sont sujettes dépendent du changement de nourriture, des exercices, du service, du changement de climat, & de l'éloignement des Dieux pénates.

C'est principalement sur les jeunes gens de famille, qui sont délicats ou énervés par la débauche, que le changement de nourriture a une action plus marquée. Accoutumés à manger du pain léger & de pure farine, ils ont du dégoût pour celui de munition, qui d'ailleurs pese sur

l'eftomac, & leur caufe ordinairement des indigeftions, la diarrhée & même la dyffenterie : l'u-
fage de l'eau ne leur eft pas moins contraire. Si
l'on joint à ces deux caufes une pofition défavan-
tageufe, foit par rapport à l'air, foit par rapport
aux travaux, les maux qu'ils éprouvent du côté
de la nourriture deviennent encore plus graves.

Les gens du peuple & les payfans ne font pas
mieux alimentés chez eux, qu'à l'ordinaire du
Soldat; ils font conféquemment moins incommodés du changement; cependant le pain de munition, qui eft d'une efpece particuliere & unique,
leur caufe auffi des dévoiemens, & d'autres maux
quelquefois auffi dangereux que ceux dont les
jeunes gens de famille font attaqués, parce qu'ils
font le plus fouvent accompagnés de l'ennui que
fait naître la contrariété qu'ils éprouvent en s'exerçant à la difcipline militaire.

On pourroit éviter le plus grand nombre des
effets pernicieux du changement de nourriture,
dans l'une & l'autre efpece de conftitution, en les
y accoutumant peu à peu, fur-tout au pain, de
forte que d'abord on fît manger aux nouveaux Soldats partie égale de pain blanc & de celui de munition, & que dans les commencemens on donnât
un peu de vin aux jeunes gens délicats après les
repas, un peu d'eau-de-vie aux autres. Ces deux
liqueurs contribueroient à la coction des alimens,

en

en donnant aux premieres voies plus de forces pour les digérer. Je rapporterai ici, au sujet de l'habitude qu'il faut faire contracter insensible- ment, les préceptes que donna *Cyrus* (a) à ses Soldats, avant de marcher à l'ennemi qu'il vain- quit à *Thymbrée*, parce qu'il seroit impossible qu'on en suivît de meilleurs......... » Il faut donc » faire une provision suffisante de pain......... Il » faut aussi que chacun porte une certaine quan- » tité de vin, afin qu'il en ait assez, jusqu'à ce » qu'il soit accoutumé à boire de l'eau ; & de » fait, nous avons un grand chemin à faire sans » trouver de vin, & il faudroit en porter beau- » coup pour n'en point manquer. Il faut donc » prendre garde que nous ne tombions malades » tout-à-coup par le changement de boisson ; » & voici le remede que j'y voudrois apporter. » A l'entrée du repas, il faudra nous accoutu- » mer à boire de l'eau : cela semblera moins » étrange à nos estomacs, parce que la plupart » des choses qui se mangent & se cuisent, se » font avec l'eau ; pourvu qu'à la fin on nous » donne un peu de vin, nous ne nous en trou- » verons pas plus mal. Ensuite il faudra peu à » peu se retrancher de celui-là même, jusqu'à » que nous ayons appris à n'en boire plus du

______

(a) Cyropédie, Liv. VI, N. VI.

K

» tout; *car toute sorte de changement se rend*
» *plus supportable en se faisant peu à peu* «.

Il faudroit aussi modérer l'exercice & le service du nouveau Soldat, pour le conduire plus sûrement aux travaux pénibles, en l'y accoutumant par dégrés. Un violent exercice excede facilement un corps délicat & mal-sain, tel que celui d'un jeune homme de famille nouvellement enrôlé par esprit de libertinage. Les Paysans & les Artisans faits au travail dur & continuel, sont moins énervés, que fatigués & dégoûtés de celui qu'on leur fait répéter d'autant plus souvent, que leur tournure est plus difficile à changer.

Il résulte de ce dégoût un chagrin violent qui dégénere en maladie du pays, dont ils sont souvent les victimes.

A cette derniere cause, il s'en joint fréquemment une autre qui attaque essentiellement le physique, comme celle-là le moral, (le changement d'air.) *Vanswieten*, dans son petit Traité des maladies des Armées, dit que lorsque le Paysan a perdu la vue de son clocher & de ses parens, il commence à prendre du chagrin, & à être conséquemment disposé à la maladie; mais si réellement l'éloignement du pays est considérable, cette mauvaise disposition se change en maladie, parce que le changement d'air influe singuliérement sur les corps ; ainsi il résulte de ces deux effets un dépérissement total de la machine, qui, après avoir langui quelque tems, s'éteint tout à-fait.

Il est donc essentiel de ne pas tourmenter le nouveau Soldat ; il seroit encore plus avantageux de le mettre avec des camarades de son pays ; ce qui feroit facile dans l'exécution du projet des recrues prises dans les Milices nationales.

Quant aux effets du changement de l'air, il est presque impossible de les éviter ; cependant je suis convaincu que les bons traitemens, une nourriture saine & l'espoir d'un retour prochain, préviendroient beaucoup de maladies du pays.

Les longues routes que les Soldats de recrues font souvent obligés de faire pour joindre leurs Régimens, leur sont très-préjudiciables, parce qu'ils se débauchent mutuellement pendant ce temps, & que, jusqu'à leur arrivée, c'est une ivresse perpétuelle suivie de toute espece de dé-réglement.

On pourroit empêcher ce désordre, en leur donnant un ou plusieurs Conducteurs sages qui eussent assez d'autorité pour les contenir. Mais malheureusement le plus grand nombre des Re-cruteurs est aussi débauché que ceux qui s'enga-gent ; & la méthode qu'on est obligé de suivre dans la forme actuelle des engagemens, porte nécessairement à l'intempérance.

Quand les recrues font arrivées, il est prudent de s'assurer de leur santé. C'est l'affaire des Chirurgiens des Régimens. Les vieux Soldats doivent être chargés du reste. Ainsi on leur confiera le soin des jeunes gens, & il leur sera prescrit de les accoutumer, comme il est dit ci-dessus, au régime militaire.

Rien n'est plus mal entendu que de faire joindre des enfans, sur-tout à l'armée, comme je l'ai vu plusieurs fois. Ils ne servent à rien, & ils périssent presque tous.

ARTICLE VII.

Instruction pour les Recruteurs.

Quoique j'aie assez fait connoître que la méthode actuelle des enrôlemens est contraire au bien de l'Etat, en ce qu'elle ne donne pas les Soldats les plus sains & les plus robustes ; je ne me flatte pas d'opérer une réforme ; ainsi j'ai cru devoir joindre ici quelques conseils qui peuvent du moins diminuer les inconvéniens, & instruire davantage les Recruteurs. Ils se connoissent en effet à la taille & aux agrémens ou désagrémens extérieurs très-apparens, mais ils sont souvent trompés sur les points les plus essentiels, (sur la force & sur la santé.)

Tout Recruteur doit être instruit de ce qui suit :

1° L'âge le plus propre pour entrer au Service, est depuis dix-huit jusqu'à vingt-cinq ans : avant dix-huit ans, le corps n'a pas assez de force pour supporter tous les travaux inséparables de la profession de Soldat. (On doit cependant faire une exception pour les gens de campagne, qui, à seize ans, sont souvent plus robustes que ceux des villes à vingt.) Après vingt-cinq ans, le corps se plie plus difficilement à la discipline militaire.

2°. La taille la plus avantageuse est généralement celle qui est depuis cinq pieds deux pouces, jusqu'à cinq pieds six pouces : ceux qui sont au-dessous de cette mesure, n'ont ni la force, ni l'énergie nécessaires à un Guerrier subalterne qui doit porter des fardeaux, & combattre souvent d'estoc & de taille : ceux qui sont au-dessus, sont rarement bien constitués ou bien proportionnés. (Il y a toujours des exceptions à la regle *.)

---

* Parmi les Anciens, quelques-uns ont voulu que le Soldat fût grand ; c'étoit le système de *Pyrrhus.* D'autres les choisissoient à la force, comme *César* ; & cette force

3°. L'Homme deftiné au cheval doit être plus grand, que celui qui l'eft à l'Infanterie, parce qu'il eft plus difficile à un petit homme de monter librement & proprement fur un cheval haut, qu'il ne l'eft à un homme d'une taille moyenne & élevée. Un petit homme combat plus difficilement à cheval qu'à pied.

4°. Toutes les parties du corps doivent être foumifes à un examen fcrupuleux ; car on peut juger de la force & de la fanté d'un homme par la configuration de fes membres, & par leur proportion avec le refte du corps.

La poitrine ferrée eft un figne de foibleffe & de mauvaife fanté. Le vifage pâle & les yeux éteints annoncent le mauvais état du corps. La

---

de corps & de courage fe juge de la proportion de la taille & de la bonne mine. *Mackiavel*, de l'Art de la Guerre, à la Haye, 1743, Liv. I.

On fait à quoi il faut s'en tenir fur le jugement de l'Auteur ; mais on ne peut difconvenir que dans les phrafes fuivantes il ne donne d'exellens avis fur le choix des hommes propres à la Guerre :

« Les yeux vifs & gais, le col nerveux, la poitrine
» large, les bras avec de gros mufcles, les doigts longs,
» peu de ventre, les côtes rondes, les jambes & les pieds
» fecs ; toutes ces parties ainfi difpofées, marquent
» d'ordinaire une homme agile & fort, qui font les
» deux plus belles qualités que puiffe avoir un Soldat ».

démarche gênée eſt un vice contraire au Service ; il en eſt de même des jambes arquées.

Celles qui ſont engorgées du bas dénotent une diſpoſition à la maladie, il faut pourtant obſerver que cet accident eſt quelque fois paſſager, & ſeulement l'effet de la fatigue.

La difficulté de reſpirer, la toux habituelle, les ulcéres, les coutures écrouelleuſes, la mutilation des parties nobles, les hernies, les obſtructions, dont on peut s'aſſurer par ſoi-même, par le rapport des autres, & par la viſite qu'on fait faire par des Connoiſſeurs, ſont autant de vices qui rendent un homme incapable de ſervir.

Tout le monde voit facilement qu'un homme eſt borgne, boîteux ou boſſu, & le Recruteur ne ſera pas trompé ſur ces vices de conſtitution ; mais il pourra l'être ſur la vue baſſe & ſur la ſurdité. Un punais, un homme dont les yeux ſont larmoyans & fiſtuleux, à qui il manquera quelques doigts des pieds ou des mains, dont la maigreur ſera extrême, ou qui aura le ventre très-élevé, ne ſera point propre au Service.

5°. Le teint fleuri, les yeux vifs, les épaules larges, le dos muſculeux, les jambes & les bras nerveux, le poignet gros, le bras long, la belle chevelure, les lévres vermeilles, une belle denture, le col d'une hauteur moyenne, ſans être trop gras, les hanches bien effacées, l'haleine douce,

K iv

le port aifé , le ventre peu élevé , font les meilleures difpofitions.

Les payfans & les manœuvres font les hommes les plus propres à la profeffion de Soldat.
Les jeunes gens de famille & les fils de bourgeois qui s'engagent , font fufpects , quant aux
mœurs & à la fanté. Les gens mariés font le plus
fouvent de mauvais Serviteurs.

7°. Il y a beaucoup de jeunes gens qui, ayant
des maux vénériens, des dartres , des ulcéres ,
s'engagent dans l'efpérance de fe faire guérir étant
au Service. Il eft très-effentiel de s'en rapporter à
un Chirurgien expert fur ces objets, afin qu'il
foit bien conftaté fi les maux font curables ou
incurables. Car fouvent il arrive qu'on eft obligé de renvoyer ces fortes de Soldats , après avoir
fait beaucoup de dépenfes envain pour leur rendre la fanté.

8°. Il y en a d'autres qui font épileptiques , &
qui s'engagent dans la ferme perfuafion qu'on les
renverra promptement. J'en ai connu un qui
avoit ainfi dupé neuf Capitaines. Il eft bon de
fçavoir que ceux qui font attaqués de cette maladie, ont le teint blafard , les yeux pâles & languiffans, la parole briève , les mouvemens prompts
& fouvent involontaires , une efpece de trem-
blement , & qu'ils font prefque tous ou chauves
ou décharnés.

Les Recruteurs négligent presque toujours les différens moyens dont je viens de parler, soit parce qu'ils les ignorent, soit parce qu'ils sont plutôt obligés de courir aux hommes, qu'ils ne font dans le cas de les choisir. Il n'y a aucune forte de subtilité qu'on n'employe pour les enrôlemens ; & certes on n'a pas le temps de faire une inspection bien sûre, quand on est dans la nécessité de mettre la ruse en usage pour faire signer un engagement.

Il est d'ailleurs bien naturel de penser qu'un Soldat enrôlé presque malgré lui, fera difficile à former, qu'il prendra du chagrin ou défertera.

On peut consulter *Végece* (a) fur la maniere dont on faifoit les enrôlemens chez les Romains : on y verra qu'on étoit très-attentif à choifir des Officiers diftingués pour faire les recrues, ce qui devoit assurément en procurer de meilleures que celles qui sont faites par de fimples Soldats dont les connoissances ne sont point assez étendues, & dont les principes ne sont pas assez sûrs, pour obferver dans cette opération la conduite la plus avantageufe.

Ce ne fut qu'à l'époque de la décadence de l'Empire, que les Romains se négligerent fur les enrôlemens : ce qui ne contribua pas peu à hâter leur chûte.

____

(a) L. C. L. I, Ch. IV.

Voici ce que dit, sur les enrôlemens, le Capitaine Allemand cité ci-deſſus (a) : » On ne doit
» pas enrôler des hommes de la lie du peuple
» ni au hazard ; mais il faut les choiſir entre les
» meilleurs, ſains, hardis, robuſtes, à la fleur
» de l'age, endurcis aux travaux de la campa-
» gne, ou à des arts pénibles ; qu'ils ne ſoient
» ni fainéans, ni efféminés, ni débauchés «.

(a) Mém. de Montecuculli.

CHAPITRE III.

Des Troupes pendant la Paix.

LE temps de paix est naturellement celui où l'on a le plus de ressources & le plus de facilité pour la conservation de la santé des Gens de guerre. Le choix en peut être d'autant meilleur que le nombre est moins considérable, & que les pertes sont infiniment moins grandes ; le fond des Troupes doit être d'autant plus sain, qu'on a pu, & que même on a dû à la fin de la guerre réformer les plus mauvais sujets, les plus mal-sains & les plus foibles.

D'un autre côté, les travaux militaires deviennent infiniment moins pénibles, & les Agens qui détruisent la santé sont en général beaucoup plus rares, & plus faciles à éviter ou à corriger.

Cependant les Troupes ne sont pas à l'abri de plusieurs dangers, même pendant la paix, & la maladie fait quelquefois de grands ravages parmi elles, parce que le nombre d'hommes réunis ensemble, la maniere dont on les dirige, les peines inséparables de la profession, l'intempérance, font autant de caufes qui entretiennent le germe des infirmités.

Pour donner une idée des caufes qui s'oppofent à la confervation de leur fanté, je vais décrire le genre de vie & les travaux de paix, en faifant obferver ce qui en eft nuifible, & les moyens d'y obvier. Ce Chapitre fervira à faire connoî-tre en quoi confifte la différence de la vie de guerre avec celle-ci. J'y traiterai du logement des Troupes, du Service, de l'Exercice, des Routes, des Congés, des Hôpitaux, des Chirur-giens, des Invalides & des Eaux minérales.

ARTICLE I.

Du logement des Troupes.

LES Troupes font diftribuées dans le Royaume de différentes manieres, qu'on peut cependant réduire à deux, la Garnifon & le Quartier.

Il y a deux fortes de Garnifons, celle des Villes de guerre, & celle des Villes non-fermées. Les premieres font fur les frontieres du Royaume, & plus ou moins remplies de Troupes ; les autres font au centre, & elles ne font pas conftamment occupées par les Gens de guerre.

On met dans les unes & les autres de l'Infanterie & de la Cavalerie ; le Quartier est uniquement destiné à celle-ci.

Dans ces différens endroits, les Troupes sont logées ou dans des casernes, ou dans les maisons des particuliers.

Toutes les Places de guerre ont des casernes ; quelques-unes de celles qui ne sont pas fermées en ont aussi, & il y a des Quartiers où l'on en a établies depuis quelque temps.

Je vais considérer le logement des Gens de guerre sous ces deux points, les casernes & les maisons des particuliers. Quoique cette variété paroisse peu importante, elle influe cependant beaucoup sur la santé.

SECTION PREMIERE.

Des Casernes.

POUR se former une idée des casernes, il faut concevoir un ou plusieurs corps de bâtimens vastes & divisés en plusieurs étages, contenant chacun plus ou moins de chambres assez grandes pour qu'on puisse y placer un certain nombre de lits.

J'ai vu des casernes qui contenoient jusqu'à huit bataillons. Chaque Compagnie occupe plus ou moins de chambres, qu'on nomme *Chambrées*, dans lesquelles les Soldats vivent en commun. Chaque lit est composé d'un bois dont la

dimenſion eſt fixée, d'une paillaſſe, d'un mate-
las, d'un traverſin, d'une couverture de laine,
& tous les mois on renouvelle les draps. Il eſt
réglé que chaque lit ſera occupé par deux hommes qui ſe nomment *Camarades*, & il eſt rare
qu'on déroge à cette Ordonnance. C'eſt dans cette
chambre où il y a une cheminée, que ſe font
l'ordinaire & le ménage, n'y ayant aucun lieu
particulier réſervé à cet effet.

Il eſt facile de juger, après cette deſcription,
que le concours d'un nombre conſidérable d'hommes réunis dans un même lieu, & pour ainſi
dire, étroitement reſſerrés, peut donner lieu à pluſieurs cauſes de maladies, lorſqu'on ne prend
pas toutes les précautions convenables pour la
ſalubrité, la bonne tenue & la diſcipline.

Ainſi la ſituation & la conſtruction des caſernes, la maniere de vivre du Soldat, & ſur-tout
les effets de l'air, exigent toute l'attention des
Supérieurs.

Lorſque les caſernes ſont mal ſituées & mal
conſtruites, relativement à la ſalubrité, il ne
reſte d'autres reſſources que celles de corriger
l'air & d'imaginer quelques moyens qui ſuppléent
au défaut qui les rend mal-ſaines. Avant d'indiquer la maniere dont on peut remplir ces objets,
je vais décrire celle dont on doit placer & bâtir
les caſernes.

Il eſt eſſentiel qu'elles ſoient ſituées ſur un terrein ſec, un peu élevé, expoſé à un air libre, & dans le voiſinage d'une riviere.

Il faut que les chambres ſoient hautes & ſpacieuſes, percées de pluſieurs croiſées larges, & pour le mieux, aux deux côtés oppoſés, afin de pouvoir plus facilement renouveller l'air. Il eſt mal-ſain de conſtruire des logemens pour les hommes au rez-de-chauſſée, où il y a toujours plus ou moins d'humidité. Dans les caſernes les mieux entendues, le rez-de-chauſſée eſt toujours deſtiné pour les chevaux. Il ſeroit très-avantageux de bâtir les caſernes de maniere qu'il y eût deux corps-de-logis parallèles ſéparés par un eſpace un peu large, & ne tenant enſemble à leurs extrêmités, que par un mur ou par une grille, comme ſont les caſernes de *Metz*, qu'on appelle le quartier ou les caſernes de *Coaſlin*. On auroit l'édifice le plus convenable & le plus ſain, parce que l'air viendroit de tous les côtés, & que les vents pourroient agir de maniere que les vapeurs nuiſibles qui s'élévent aux environs des bâtimens, fuſſent toujours entraînées.

Les latrines doivent être conſtruites aux extrêmités des caſernes, & leurs égoûts diſpoſés de maniere que les ordures ne ſéjournent pas, mais qu'elles ſoient au contraire entraînées facilement & promptement au loin.

Mais la plûpart des casernes n'ont ni l'avantage de la position, ni celui de la construction que je viens de décrire ; il est donc important de prendre des soins pour corriger leur insalubrité.

Lorsqu'elles sont situées sur un terrein humide, on peut diminuer ou détruire l'humidité, en faisant des fossés aux environs en forme de saignées ; mais il faut qu'ils soient à un certaine distance, afin que les exhalaisons ne refluent pas vers le bâtiment. Il est à propos que ces fossés soient en pente, & dirigés vers une eau courante.

Les casernes des villes fortifiées sont la plupart situées près du rempart, & conséquemment masquées de ce côté, non seulement par un terrein élevé, mais encore par des arbres : ce qui augmente singuliérement l'humidité. Souvent elles ne sont pas mieux exposées de l'autre côté, parce que les maisons voisines en sont trop près. C'est dans ce cas que les égoûts sont de la plus grande utilité, & qu'on doit corriger souvent l'air par des fumigations faites avec le vinaigre & les baies de genievre. Il ne faut pas non plus négliger alors de profiter de tous les rayons du soleil, d'ouvrir souvent les croisées, de faire sécher les draps, les matelats, les hardes, &c. Mais il est encore plus nécessaire de bien examiner le côté d'où le vent souffle, & de faire en-

sorte

forte qu'il parvienne dans l'intérieur des bâtimens.

Au reste, dans quelque position que soient
les casernes, on doit avoir la précaution de faire
enlever chaque jour les immondices qui sont
amassées près du bâtiment. Rien n'est plus important que de veiller à la propreté des chambres; il faut qu'elles soient tous les jours net-
toyées & balayées. On ne doit pas souffrir que
les Soldats fassent & laissent aucune ordure dans
les pots, sur-tout pendant l'été. Pour éviter l'inconvénient des vapeurs de l'urine, on pourroit
faire régner au-dehors du bâtiment un tuyau de
cuivre ou de plomb, qui, ayant communication
avec chaque chambre, ou plutôt avec le palier,
conduiroit l'urine dans les latrines. L'odeur ne
pénétreroit, ni sur le palier, ni dans les chambres,
si à l'ouverture du conduit qui y répondroit, on
apposoit une soupape ou un bouchon.

Dans tous les cas & dans tous les temps on
fera ouvrir les croisées pendant quelques heures
du jour, afin de renouveller l'air. On le puri-
fiera soir & matin avec les fumigations ci-dessus.
On laissera les lits découverts pendant le jour,
c'est-à-dire, qu'on renversera la couverture &
les draps aux pieds des lits. On remuera & on
retournera souvent les matelats, afin d'en chas-
ser l'air renfermé & impur.

L

Pour éviter la putréfaction des viandes, on les exposera à l'air libre, hors des fenêtres, pendant les temps chauds & humides.

On séparera les galeux & ceux qui ont de la vermine, pour éviter la contagion.

On ne gardera pas plus de vingt-quatre heures les malades dans les chambrées, à moins qu'ils n'aient que des indispositions légeres & non- communicatives. Quand on les garde, il faut qu'ils couchent seuls.

Il n'est pas moins important de préserver les Soldats du froid & de la chaleur du temps, qui les incommodent dans les chambrées ; la premiere intempérie cause peu de maladies, parce qu'en général le froid n'est pas assez vif dans nos contrées, pour produire de grands accidens, à moins qu'on ne soit exposé à l'air. D'ailleurs on donne aux Troupes du bois pour le chauffage & pour l'ordinaire ; de sorte qu'on doit moins craindre que les Soldats soient saisis du froid dans leurs chambrées, qu'on ne doit prendre garde à la maniere dont ils s'y chauffent, & les avertir de l'effet nuisible du passage subit du chaud au froid, dans le cas où ils font trop de feu.

J'ai déjà fait voir dans l'article 2 du Chapitre précédent, quelle est l'espece de feu qui n'est point nuisible. Tant que les Soldats n'en font qu'à la cheminée avec du bois, on ne doit point en redouter une trop grande chaleur ; car ils n'ont pas un chauffage bien considérable. Mais quand ils font du feu au poële , ils peuvent s'en trouver mal ; à moins qu'on ne prenne des précautions. Je ferai voir dans le Chapitre suivant , quels sont les effets du feu de poële , & la maniere de les éviter.

Quant à la seconde intempérie , elle a souvent des suites dangereuses , parce que le grand nombre de soldats qui habitent la même piece , & le feu de l'ordinaire , augmentent singuliérement la chaleur pendant le jour , & que la nuit les Soldats couchés deux à deux , s'étouffent mutuellement. Il en résulte que pressés de boire , ou de se rafraîchir , ils gagnent des maladies.

Si les Chambrées étoient percées de deux croisées diamétralement opposées , on pourroit fermer celle qui est au Soleil , & ouvrir l'autre ; mais on ne trouve guère de Casernes construites de cette maniere. L'unique ressource est de boucher les fenêtres avec une couverture , pendant que le Soleil y donne , & de laisser la porte ouverte. Mais ce secours est très-médiocre. Ainsi l'on devroit au moins tâcher de dédoubler alors les Chambrées , & faire l'ordinaire dans un lieu séparé.

Le dédoublement des Chambrées est souvent très-difficile , parce que les emplacemens ne le permettent pas ; d'ailleurs c'est précisément pendant l'Eté que l'on pourroit le moins y penser, parce qu'alors les Régimens sont complets, n'y ayant personne en congé. Cependant comme il y a beaucoup de Garnisons dont les Casernes ne sont jamais remplies, on doit profiter de la circonstance, pour éviter les incommodités du Soldat.

Pour ce qui regarde l'ordinaire, il est certain que rien ne seroit plus avantageux, soit pour préserver le Soldat de la chaleur du feu pendant l'Eté, soit pour rendre sa nourriture meilleure, soit enfin pour diminuer la malpropreté des Chambrées, que de suivre, comme je l'ai déjà dit dans l'Article ci dessus cité, l'exemple du Régiment des Gardes, où il y a un Cuisinier & des Aides de cuisine dans chaque Compagnie. Rien n'est plus facile assurément que de prendre une Chambre pour faire la cuisine, & pour faire manger les Soldats.

Au reste, on doit empêcher que les Soldats laissent leurs fenêtres ouvertes pendant la nuit, & veiller jusqu'à un certain point à ce qu'ils ne restent pas découverts dans leurs lits, car les corps qui ont sué pendant la chaleur du jour, sont encore dans la même disposition pendant la nuit, & le serein vient arrêter la transpiration, ce qui cause des maladies inflammatoires.

On tireroit un grand avantage des grandes cours fermées au centre des Casernes, parce qu'on pourroit alors permettre aux Soldats de se promener au frais après la retraite ; il est dur & malsain de se mettre au lit dans le moment où ils ont coutume de le faire pendant l'Eté.

Il me reste à parler maintenant d'un objet intéressant pour la santé, la lumiere avec laquelle la Chambrée est éclairée. L'huile est sans contredit la moins chere, mais sa vapeur est nuisible, & on doit l'interdire. Il faut avoir grand soin que les chandelles soient bien éteintes, car on a vu de grands malheurs arriver, pour avoir négligé cette précaution. Je serois d'avis, pour éviter toute espece de danger, qu'on fît usage des reverberes allumés avec une chandelle, la Chambrée en seroit mieux éclairée.

Je ne dois pas omettre ici que la fumée du tabac est très utile dans les Chambrées, pour corriger le mauvais air, ainsi on ne peut que louer l'usage où l'on est en France, de distribuer aux Soldats une certaine quantité de cette plante en carotte. L'odeur du fumier non-putréfié est aussi très-bonne contre l'impureté de l'air. Le Cavalier a cette ressource de plus.

Je parlerai de ces casemates dans le Chapitre suivant, à l'Article des Villes assiégées.

SECTION II.

Des Logemens particuliers.

On a vu plus haut que les Régimens qui sont en garnison dans les Villes où il n'y a point de Casernes , & la Cavalerie dans ses Quartiers , sont logés dans les maisons des Particuliers.

Selon la grandeur du lieu, celle des logemens, la commodité des Habitans ou la volonté des chefs du Corps, on met ensemble un , deux ou plusieurs Soldats dans la même maison. Le Cavalier est souvent logé seul ; on met ordinairement au moins deux Soldats ensemble.

Cette position des Troupes leur procure en général une plus grande aisance du côté de la vie animale , & elle les préserve davantage des injures du tems, que celle des Casernes , soit parce que le Bourgeois chez lequel le Soldat est logé , se prête à plusieurs de ses besoins, soit parce que celui-ci cherche à rendre son logement plus commode,

Mais si l'on met à côté de ces petits agrémens, tous les inconvéniens qui résultent de la disposition d'une Troupe, sur laquelle on ne peut pas veiller aussi sûrement que dans les Casernes, & qui peut perdre l'habitude d'une vie frugale & dure , on verra que les logemens particuliers font également nuisibles à la santé des Troupes, & à la discipline.

J'aurois tort de croire que je suis le premier qui ait apperçu cet inconvénient; on voit assez par la maniere dont la plûpar des Officiers ont soin de veiller sur leurs Soldats dans cette circonstance, qu'ils en connoissent les désavantages.

Ceux qui en font le plus convaincus, mettent le plus de Soldats qu'ils peuvent dans un même logement, ils font des Chambrées, & enfin ils rapprochent & resserrent leurs Compagnies, afin d'être à portée d'en observer la conduite.

Mais comme il est rare que les lieux où les Soldats font logés, ayent l'avantage d'être hauts, spacieux & aërés, comme le font les Chambrées des Casernes, il est essentiel de veiller de plus près à la salubrité des Chambrées établies dans les maisons des Particuliers.

Il n'est pas moins nécessaire de régler la nourriture du Soldat à l'instar de celle des Casernes; car on fent parfaitement que si on change sa maniere de vivre pendant un tems assez considérable, il courra les risques de tomber malade, lorsqu'il reviendra à son ancien régime.

Il faut en un mot lui faire observer autant qu'il fera possible, le même service, la même regle, la même difcipline, & l'exercer de la même maniere que dans les Places de Guerre.

Le Fantaffin eft généralement conduit fur ces différens points d'une maniere plus uniforme que l'homme de cheval, qui dans les Quartiers eft le plus fouvent ifolé, & pour ainfi dire livré à lui-même, quant au régime, à l'exercice & à la difcipline. Auffi celui-ci a-t-il beaucoup de peine à fe remettre à la vie des Garnifons & des Cafernes; ce qui le rend fujet à plufieurs maladies, lorfque ce changement a lieu.

Je vois avec plaifir qu'on a déjà fenti cet in-convénient, puifque maintenant on ne met plus, comme autrefois, une feule Compagnie, dans un ou plufieurs villages, & qu'il eft ordonné qu'il y ait au moins un Efcadron dans le même lieu.

Pour rendre cette ordonnance encore plus fa-lutaire, il faudroit auffi que les gens de cheval fuffent logés plufieurs enfemble, & qu'ils vécuf-fent en Chambrées. Ce moyen n'eft pas tou-jours pratiquable, par rapport aux chevaux, qui fouvent font logés féparément, & par la difficulté de trouver de grandes écuries. Mais comme il ne manque pas en France de Quartiers où l'on peut réunir tous les avantages néceffaires à cet égard, comme à celui de la falubrité, il me semble qu'on devroit avoir toujours l'attention de préférer ceux-ci.

Je ferai voir dans les Articles suivans le reste des inconvéniens de la Vie, du Quartier & des Garnisons du plat-pays.

ARTICLE II.

De l'Exercice.

Tous les Peuples belliqueux ont regardé l'exercice comme le moyen le plus propre pour former de bonnes Troupes, & ils n'ont jamais attendu qu'ils fussent au moment d'entreprendre la Guerre, pour le mettre en pratique.

C'est principalement à l'exercice journalier que les Grecs & les Romains durent leur supériorité sur les autres Nations, leurs conquêtes rapides & leurs succès constans.

Le grand *Cyrus*, élevé comme tous les Perses de son temps, aux travaux de Mars, s'occupa à exercer les Médes & les Peuples voisins de son parti, avant d'en venir aux mains avec les Rois d'Assyrie & de Lybie, &c.

Agesilaus, Roi des Spartes, dans son expédition contre *Tissapherne*, Satrape de Perse, fit autant de Soldats de ses Alliés, en les exerçant, &c.

Il est donc démontré que l'exercice contribue singuliérement au bonheur des armes ; mais comme il endurcit le corps, & qu'il le rend plus propre à soutenir les travaux & les fatigues de la guerre, il ne contribue pas moins à entretenir la santé dans les Troupes.

On peut inférer de-là combien le vulgaire a tort de se récrier contre les Ordonnances qui prescrivent les exercices fréquens pendant la paix ; puisque c'est au contraire pendant ce calme qu'il faut préparer le Soldat à la guerre, en instruisant & en fortifiant celui qui est nouvellement enrôlé, & en entretenant l'ancien dans l'habitude des travaux. » Le plus ancien Soldat, » dit *Végece*, peut passer pour nouveau, s'il a » discontinué long-temps l'usage des combats «. L'Empereur *Leon*, Inst. Mil. VII, recommande expressément d'employer tous les momens de loisir à des exercices, pour tenir les Troupes en haleine, & les empêcher de se corrompre par l'oisiveté. » Car la fainéantise & la paresse, » ajoute-t-il, énervent après un certain temps » les plus robustes, qui ne peuvent plus » soutenir le travail, & ne s'y livrent qu'à » regret ; leur courage s'affoibit de même, ils » craignent les périls, & les fuient comme la » fatigue «. On voit que les Romains, pour mettre ces préceptes en exécution, avoient établis à *Rome* & à *Constantinople* le *Cirque* & *l'Ippodrome* *, où l'on exerçoit continuellement les Troupes pendant la paix, tantôt en leur apprenant à marcher le pas militaire, à courir ou à sauter ; tantôt en les instruisant à la lutte, &c. On voit enfin qu'on les chargeoit souvent de fardeaux considérables, avec lesquels on leur faisoit entreprendre des courses pénibles & longues, dans tout l'appareil de la guerre ; qu'on les accoutumoit à passer par les endroits les plus difficiles ; qu'on les faisoit monter de droite & de gauche, sur un cheval de bois ; en un mot, qu'on les faisoit nager, &c. Après cela, nos François pourroient-ils se plaindre ? Ils ne sont point inférieurs aux anciens par la valeur, voudroient-ils l'être par la force ?

Je n'ignore pas qu'on peut quelquefois abuser du principe établi ; mais quel est le bien général qui n'ait pas quelques inconvéniens ?

Je sçais aussi qu'on peut se tromper sur le genre d'exercice, comme sur le temps & sur la maniere de le faire observer : ce qui, loin de le rendre favorable à la santé, en fait au contraire une cause de maladie. C'est pour ces raisons,

---

* En cela ils avoient pris les Grecs pour modeles. Le *Dromos* à *Sparte* & le *Stadium* à *Athènes*, étoient consacrés aux mêmes usages.

que j'entrerai ici dans quelques détails qui m'ont paru très-intéressans.

Nous devons certainement prendre les Anciens pour modeles, quant à l'exercice en général : quand même le bien du service ne l'exigeroit pas, il est constant que la constitution & l'état de santé de nos Soldats en seroient des motifs pressans. Mais quoique la méthode autrefois en usage soit à plusieurs égards très-utile à nos Troupes, elles ne peuvent, ni ne doivent la suivre servilement, parce que la différence de nos armes, & la maniere dont se fait la guerre aujourd'hui, exigent qu'on change ou modifie plusieurs des préceptes anciens. Je vais proposer ceux que je crois nous convenir.

J'observerai d'abord que le pas militaire est extrêmement nécessaire, parce qu'il fait marcher les Troupes ensemble, & que dans tous les cas il accoutume celui qui est le moins agile à suivre celui qui l'est le plus, & conséquemment à être moins fatigué, lorsque les circonstances l'obligent de marcher un pas précipité. D'un autre côté, tout homme qui sçait mesurer sa marche, a un avantage réel sur celui qui n'en a pas l'habitude, comme on peut le voir par l'expérience de deux Voyageurs, dont l'un marche également & d'un pas allongé, l'autre sans méthode. Le premier laissera l'autre infiniment loin de lui, ou s'il en

eſt ſuivi de près , il le fatiguera conſidérable-
ment. La force dans ce cas ne ſert à rien.

On ne ſçauroit donc trop recommander aux
Chefs des Corps d'exercer leurs Troupes au pas
militaire; mais les Ordonnances du Roi le preſcrivent & en fixent même les meſures ; elles ſont
ſuivies , & l'on n'auroit rien à déſirer ſi tous les
genres d'exercices étoient auſſi exactement ob-
ſervés.

La courſe & le ſaut ne ſont pas moins eſſen-
tiels que le pas militaire , ſoit pour le bonheur
des armes, ſoit pour la ſanté des Troupes ; cependant il me ſemble qu'ils ſont plus généralement négligés , ſans doute parce qu'on les croit
moins utiles. Mais j'en appelle aux bons Militaires, qui conviendront tous avec moi qu'il
ſeroit trop heureux dans mille circonſtances de
la guerre , ſoit qu'on pourſuive l'ennemi , ſoit
qu'on en ſoit pourſuivi, que nos Soldats euſſent
une grande habitude de la courſe & du ſaut des
foſſés. J'en appelle aux Médecins, qui conviendront auſſi que cette habitude eſt utile à la ſanté,
en ce que les mouvemens violens ſont toujours
d'autant plus dangereux, que le corps y eſt moins
fait.

Mais il ne ſuffit pas que le Soldat ſache marcher le pas militaire , courir & ſauter des foſſés ;
il faut auſſi qu'en faiſant ces différens exercices,

fon maintien, fon accoutrement & fes attitudes répondent aux vûes qu'on fe propofe en l'inftruifant aux manœuvres. Or, après avoir examiné avec la plus grande attention les différentes poftures qu'on fait garder à l'homme fous les armes, j'ai vu que la plûpart étoient nuifibles, non-feulement à la fanté, mais encore aux progrès des forces & de l'agilité qu'on prétend augmenter.

En effet, fi on examine un Soldat ifolé fous les armes, on verra un homme dans une pofition contrainte & contre nature; pofition qui ne peut jamais être confervée vis-à-vis de l'ennemi, qui le feroit trébucher à chaque inftant, s'il marchoit fur un terrein inégal; qui gêne toutes les fonctions du corps, & qui eft conféquemment nuifible, lorfqu'elle dure long-tems.

Confidérez le même homme marchant feul; il n'a ni la grace qui convient, ni l'attitude la plus ferme. En pliant le tronc & en tournant la tête, il perd du côté de la grace; en tendant le jarret *, & en fe tenant pour ainfi dire en équilibre, il perd du côté de la force, & de la fermeté : on fait que rien ne fatigue tant que l'à

---

* Cette méthode n'a pas été généralement fuivie, parce que dans plufieurs Régimens on en a fenti l'inconvénient.

tenſion continuelle du jarret. Lorſqu'un homme
deſcend, il redreſſe naturellement le tronc; lorſqu'il monte il ſe plie; lorſqu'il marche ſur un
terrein égal, il ſe tient droit ſans roideur; s'il eſt
ſur un terrein inégal, il doit y porter les yeux,
pour ne pas trébucher. Voilà les poſtures de la
grace, de l'utilité & de la ſanté; les Anciens
n'en connurent point d'autres.

Mais les inconvéniens dont je viens de parler
ſont médiocres, en comparaiſon de ceux qui ré-
ſultent de la marche des Soldats réunis en une
Troupe. Ils y ſont tellement ſerrés les uns contre
les autres, qu'on peut comparer le rang à un
mur qui eſt à tout moment ſur le point d'être
rompu; car il eſt impoſſible que le Soldat conſerve ſon équilibre dans cette poſition; & ſi par
exemple, il s'en trouve un, qui par un événe-
ment quelconque, ſorte du centre, ceux qui en
ſont le plus près, ſont expoſés ou à tomber ou à
trébucher, & le choc ſe communique de proche
en proche, juſqu'aux aîles. D'un autre côté, le
corps dans cette attitude gênée, exécute très-
difficilement ſes mouvemens; la reſpiration, entr'autres fonctions, eſt dans une anxiété plus
ou moins grande; & ſi l'on ſe repréſente le
Soldat guindé, comme il l'eſt trop ſouvent aujourd'hui, par ſon habit, ſes guêtres, ſon col

& son ceinturon, on verra qu'il ne peut être au
plus qu'une machine passive, sans force, sans
énergie, uniquement agréable au coup-d'œil par
la régularité & la conformité.

On pourroit, à ce que je pense, tenir un
juste milieu : que la Troupe marche d'un pas
égal, & qu'elle y soit beaucoup exercée, rien de
mieux ; mais que chaque Soldat soit dans une
attitude naturelle, & qu'il ne soit pas trop serré.
Qu'on l'oblige de se tenir droit, mais sans roideur & sans affectation ; qu'on le fasse courir ou
marcher le pas le plus précipité, en observant de la
régularité, pourvu qu'on ne lui ôte pas l'aisance
nécessaire pour ses mouvemens ; qu'on prenne le
soin de ne le point guinder dans ses vêtemens,
on aura trouvé le juste milieu.

On a établi une méthode très-utile, pour
redresser les hommes, & pour les habituer à
se tenir droits ; c'est de les mettre à la muraille ;
rien n'est plus propre au développement des
parties, & conséquemment à entretenir la santé,
que cette sorte d'exercice ; je crois même,
comme je l'ai dit dans le *Code de Médecine militaire*, que la force du corps en devient plus
grande ; mais on doit voir, à ce que je pense
aussi, qu'il est autant nuisible aux vieux Soldats, qu'avantageux aux jeunes, d'être mis à
la

la muraille *. Cette réflexion n'a pas besoin de commentaire.

Les fardeaux auxquels les Romains habituoient les Soldats, & le fréquent maniement des armes, devoient, à ce qu'il me semble, en faire des hommes très-forts & très-nerveux, & rendre infiniment moins nuisibles les circonstances où ils étoient obligés de porter tout avec eux. L'habitude est, selon l'ancien axiôme, une seconde nature.

Il paroît que notre Soldat est moins chargé que le Romain ne l'étoit : on voit en effet que celui-ci, indépendamment de ses armes, qui étoient plus pesantes que les nôtres, portoit souvent environ quarante-cinq de nos livres en vivres ; & quoiqu'il ne soit point fait mention dans *Végece*, de l'équipage du Soldat, il falloit bien qu'il le portât aussi, du moins dans plusieurs cas, comme dans les marches forcées, &c. pendant la Guerre : or, notre Soldat ne porte jamais un poids de quarante-cinq livres, sans compter

---

* Il faut cependant observer par rapport aux Paysans voûtés, & presque pliés en deux, qui s'enrôlent, qu'il faut les redresser lentement, & par gradations ; sans cela on courroit le risque de leur briser quelques vaisseaux dans la poitrine.

M

ſes armes. Ce qui fait voir qu'on pourroit l'accoutumer ⁂ degrés à des fardeaux peſants, ſans altérer ſa ſanté, & ſans rien diminuer de ſon agilité. Au reſte, il ſeroit très eſſentiel de mettre beaucoup d'uniformité dans le poids des havreſacs, & de ne permettre à chaque homme qu'un certain bagage dont il ne peut ſe paſſer. Les Ordonnances preſcrivent le nombre de chemiſes & d'autres uſtenſiles que le Soldat doit avoir; mais ſi ce Réglement eſt obſervé, il faut auſſi empêcher qu'il n'y ait rien de plus; ou lorſqu'on y ajoute, il eſt néceſſaire que ce ſoit par un motif qui mette tout le monde au même niveau.

On voit que les Anciens attachoient beaucoup d'importance à deux ſortes d'exercices, que nous négligeons; ſçavoir, celui de la nage, & celui des travaux publics. Il y avoit près de Rome * un baſſin fait exprès pour accoutumer les jeunes Soldats à nager; ces magnifiques canaux qu'ils conſtruiſoient dans les pays que leurs Armées traverſoient, la facilité & la promptitude avec leſquelles ils ſe fortifioient dans leurs camps, prouvent aſſez qu'ils occupoient leurs Soldats aux travaux de la Terre.

C'eſt mal entendre nos intérêts, que de ne

---

* Le Tibre, auprès du Champ de Mars.

pas imiter ces deux fortes d'exercices. Combien ne périt-il pas de Soldats au paſſage des rivieres & des fleuves, qui s'en feroient très-bien reti-tés, s'ils avoient ſçu nager ?

Quant à l'autre exercice, il faut convenir que nos Troupes connoiſſent à peine le travail de la terre, ce qui eſt très-préjudiciable, ſoit dans les Armées, ſoit dans le Royaume. A la Guerre, parce qu'on a ſouvent beſoin de pionniers, pour élever des redoutes, pour faire des retranchemens, combler des foſſés, &c. Or, nos Soldats, qui n'ont point l'habitude de ce travail, le font mal & trop lentement ; ils en font d'ailleurs ſouvent incommodés. Dans le Royaume, parce que le Soldat ſachant à peine remuer la Terre, & l'ayant négligée pendant pluſieurs années de Service, devient, à l'expiration de ſon congé, un très-mauvais cultivateur.

Mais ce qu'on peut trouver de plus particulier à l'égard de ce travail, c'eſt que tandis que nous le permettons, & que même nous l'ordonnons quelquefois à nos Troupes dans les Colonies, pour défricher les terres, on ne ſuit pas la même maxime dans notre continent. Il paroît cependant qu'elle nous regarde encore de plus près. On ſçait d'ailleurs que les travaux de fortifications coûtent un argent immenſe au Roi, par le grand nombre de journées de mains-d'œuvre qu'il eſt dans le cas de payer * : or il est constant qu'on pourroit épargner la plus grande partie de ces frais, en employant les Troupes, & que celles-ci s'en trouveroient mieux, soit par l'aisance que leur procureroit un léger supplément de paye, soit par l'exercice auquel elles s'accoutumeroient. Les Troupes sont faites pour travailler en tous tems au bien de l'Etat; elles y contribueroient par ce moyen. L'Empereur *Probus* disoit à ce sujet, *que le Soldat ne doit pas manger gratuitement la ration que l'Etat lui donne* **.

Je sçais qu'on regarde communément les travaux publics comme une occupation qui est au-dessous de l'état d'un Homme de Guerre; mais il n'y a aucun genre de travail qui ne soit honorable, quand il a pour motifs le Service du Roi & le bien de la Patrie.

Je sçais aussi qu'on prétend que ces travaux font perdre la bonne grace au Soldat : j'ai peine

---

* Depuis peu on a senti la nécessité de faire travailler les Soldats à la terre, & on en a employé aux fortifications de plusieurs Villes, mais entr'autres de Landau, de Brest & de Toulon, dont on avoit augmenté la Garnison à cet effet.

** Les Empereurs, *Auguste*, *Trajan* & *Adrien*, tenoient sur pied pendant la paix, au-delà de cent mille hommes, qu'ils employoient à des travaux continuels.

à le croire ; ils le fortifient , en l'habituant aux fatigues ; ils lui donneroient de l'aifance ; voilà les moyens puiffans pour la confervation de la fanté , & pour le bien public.

Jufqu'ici j'ai parlé plus particuliérement du Fantaffin : cependant comme on exerce auffi les Gens de cheval à plufieurs manœuvres de celui-là , mes réflexions ne font pas inutiles pour ceux-ci.

L'utilité des exercices de la Cavalerie n'eft pas moins démontrée que la néceffité de ceux de l'Infanterie. Les Anciens y avoient également attention , comme on peut le voir par l'ufage de leur cheval de bois , que nous avons fans doute pris pour modele dans nos manéges de Cavalerie. Peut-être eft il parmi nous employé à remplir un plus grand nombre d'objets , qu'il ne l'étòit autrefois ; car il paroît que le but de fa première inftitution étoit uniquement de faire monter & defcendre de cheval le Cavalier armé , avec la plus grande célérité , & fans diftinction de côté. Les Anciens avoient auffi le foin d'inftruire leurs Cavaliers à manier leurs chevaux avec adreffe ; ce qui paroît conftaté par les qualités que les Romains exigeoient du *Décurion* , efpece de Capitaine de Cavalerie , qui devoit favoir manier & dompter les chevaux , & former les Cavaliers à cet exercice.

Ainſi, tous les manéges établis depuis la Paix, pour l'équitation des différentes Troupes de Cavalerie, ne doivent point ſurprendre l'Homme de Guerre, à moins qu'il ne regarde les anciens Maîtres, qu'on a pris pour modeles, comme des gens qui ne s'y connoiſſoient pas, ce que perſonne, à ce que je penſe, ne dira.

La ſanté du Cavalier, loin d'être altérée par cet exercice, n'en devient que plus robuſte. Il eſt vrai qu'il eſt important de modérer celui du vieux Cavalier, qui n'a plus beſoin d'être formé comme les jeunes gens.

La manœuvre eſt quelquefois préjudiciable, ſoit par ſon genre, ſoit par ſa durée, comme je le dirai ci-après : il me ſuffira de faire obſerver ici qu'il eſt moins important d'exercer ſouvent le Cavalier, parce que le panſement journalier des chevaux, l'occupe une grande partie du jour, & que ce genre de travail le tient toujours en haleine.

Les plus grands inconvéniens & les plus communs pour l'Infanterie, comme pour la Cavalerie, dépendent plutôt de l'irrégularité avec laquelle on procéde pour exercer les Troupes, ſoit par rapport à la ſaiſon, ſoit par rapport à la durée des exercices, & de l'eſpece de manœuvres, que du ſervice en lui-même.

Rien ne ſeroit plus avantageux pour la ſanté

de l'Homme de Guerre, que de l'exercer dans tous les tems, dans toutes fortes de pofitions, & de toutes les manieres, pourvu que l'on ne perdît jamais de vue que l'exercice doit avoir pour principal objet, la force, l'agilité & la célérité, néceffaires à la Guerre, & qu'on fît céder l'agrément du coup-d'œil à cette néceffité. Mais malheureufement, le tems où les Troupes font le plus exercées, la durée des manœuvres & leur genre, ne s'accordent pas toujours avec ces principes, comme on va le voir.

Le tems, pendant lequel les Régimens font le plus exercés, (*l'Eté*) eft celui qui eft le moins favorable à cet effet; non que l'Homme de Guerre ne puiffe pas, ou ne doive pas fupporter les travaux pendant cette faifon, comme pendant les autres; mais parce que n'étant pas accoutumé à un exercice fuivi, l'inaction précédente & fubféquente des Troupes rend celui qu'elles font pendant la chaleur de l'Eté, infiniment plus incommode & plus nuifible. Il eft bien vrai qu'on peut choifir des heures où l'action du Soleil eft moins vive, & qu'on les choifit en effet; mais cette précaution ne remédie qu'à un feul inconvénient.

Il feroit donc très-utile de faire obferver aux Troupes le même exercice dans toutes les faifons & dans tous les tems, c'eft le moyen d'éviter

M iv

qu'elles en soient incommodées , & celui de les endurcir aux travaux.

Je sçais qu'il est plus facile d'exercer l'ensemble pendant l'Eté , parce que les Régimens sont complets alors en Soldats & en Officiers , & que les Chefs ont rejoint ; mais cette raison n'exclud pas l'exercice uniforme dans toutes les saisons.

Je sçais aussi que plusieurs Régimens observent à-peu-près cette uniformité ; ainsi mon conseil ne tombe que sur la nécessité d'en faire une loi, puisqu'il est certain qu'on donnera toujours lieu à un grand nombre d'accidens , lorsqu'on ne mettra pas de la continuité dans l'exercice , tout changement soudain étant nuisible à la santé. Ainsi les fréquentes évolutions de l'Eté feront d'autant plus nuisibles, que l'inaction précédente aura été plus grande , & il faudra toujours être plus circonspect sur le choix des heures du jour , & sur l'intempérie de l'air , lorsque le Soldat n'aura pas l'habitude de braver les injures des saisons , & qu'il ne sera pas endurci aux fatigues. Nous voyons journellement l'exercice , mais celui de l'Eté sur-tout , suivi de plusieurs maladies , & entr'autres de pleurésie , de fluxions de poitrine , & de crachemens de sang.

La durée des exercices n'est pas moins nuisible que le défaut de continuité , lorsqu'on n'observe pas un juste milieu. La Troupe qui est trop fatiguée, loin de se faire aux travaux, finit par tomber dans le dépérissement ; celle qui est trop peu exercée, ne se forme pas assez au métier des armes. En général, il est avantageux que tout Soldat ait peu de loisir dans la journée, ainsi le Service, l'exercice, les occupations auxquelles la discipline intérieure les astreint, doivent remplir à-peu-près tous leurs momens.

Au reste, je ne prétends pas qu'il soit nécessaire de faire chaque jour le même exercice, mais il faut du moins que chaque Soldat soit alternativement employé aux différentes sortes de Services, aux marches & aux manœuvres. Mais comme il seroit trop dur de ne pas accorder aux Troupes quelques momens de loisir, on peut choisir dans l'intervalle des exercices & des occupations ordinaires, quelques heures, pendant lesquelles il sera libre au Soldat de se délasser ou de vaquer à ses affaires, pourvu toutefois qu'il soit rendu à son logement pour le moment où il y est nécessaire. D'ailleurs, il doit toujours y avoir un jour de repos dans la semaine, du moins pour les manœuvres, & l'on prend à cet effet volontiers le Dimanche ou les Fêtes, parce qu'on suppose qu'ils peuvent être employés à la pratique des Offices religieux.

Je passe maintenant au point le plus essentiel, le genre de manœuvres. J'ai fait voir ci-dessus

qu'on néglige trop la course , le saut des fossés ,
le port des fardeaux , & les travaux de la terre ,
quoique ce soit par-là que le Soldat acquiert la
vigueur, la force & l'adresse, qui lui sont nécessaires. On substitue à leur place le maniement
des armes & les évolutions.

L'un & l'autre exercice sont sans contredit
très avantageux ; mais il faut convenir qu'il est
difficile de se représenter le bien qui peut en
résulter pour former le Soldat comme il convient pour la Guerre, en considérant la maniere
dont ils se font.

En effet, je l'ai fait voir sous les armes dans
une posture gênée ; je l'ai montré en équilibre &
vacillant dans sa marche ; prodigieusement serré
dans le rang ; guindé par son habit, son col ,
ses culottes, son ceinturon & ses guêtres. Je demande maintenant ce qu'on peut exiger en force &
en vigueur d'un homme qu'on exerce dans cette
position ; ajoutez-y le poids de son équipage , &
voyez ce qu'il est en état d'exécuter ; voyez si en
faisant les diverses évolutions, il ne sera pas
excédé de fatigue , & s'il ne sera pas exposé à
beaucoup d'accidens : la gêne où se trouveront
les muscles, rendra les mouvemens difficiles; la
vélocité du cours des liqueurs, & leur raréfaction
augmentée par la marche & par la chaleur, pro-
duiront des lésions d'autant plus dangereuses

dans l'économie animale, que les vaisseaux de la surface, pour ainsi dire étranglés, feront refluer les fluides vers le centre, où ils s'engorgeront.

Si la raison condamne cette maniere de faire manœuvrer les Troupes, l'expérience ne parle pas moins contr'elle. Combien ne voit-on pas de Soldats attaqués de crachement de sang, pendant & après les manœuvres ? Croira-t-on que c'est le grand mouvement qui produit cet accident ? Non, sans doute. Le même homme qui l'éprouve alors, auroit fait trois fois plus de chemin, trois fois plus d'exercice, dans le même degré de l'atmosphère, sans ressentir la moindre indisposition, s'il n'avoit pas été gêné & pressé de toute part.

Il faut donc faire ensorte que le Soldat manœuvrant, marche dans l'attitude la plus ferme ; que tous ses vêtemens soient aisés, mais sur-tout que le col & les guêtres ne soient pas serrés ; que les rangs soient moins gênés, & l'on n'aura presque rien à craindre des évolutions.

Au reste, il faut avoir attention que le Soldat, au retour de l'exercice, fasse sécher ses vêtemens, & on doit l'empêcher de boire de l'eau froide, &c. Voyez l'Article de l'Air, page 100.

Les manœuvres de l'Homme de cheval n'ont

pas, à beaucoup près, les mêmes inconvéniens que celles de l'Infanterie ; cependant elles n'en font pas exemptes : les chûtes, la preffion des genoux, les defcentes, & le faux *gaftritis*, ou inflammation des mufcles, qui recouvrent la partie où fe trouvent le petit lobe du foye & l'eftomac, font les accidens les plus ordinaires des exercices de la Cavalerie.

Pour éviter les chûtes, il eft très-utile de ne faire manœuvrer que les hommes qui favent bien mener leurs chevaux, & de ne point choifir des peloufes, mais au contraire des terres labourables.

Pour diminuer les effets de la preffion des genoux, j'ai indiqué les couffinets * : contre les hernies ou defcentes, il faut prémunir le Cavalier d'un fufpenfoir, voyez l'Article IV du Chapitre précédent, pag. 127, & le faux gaftritis ne fera point à craindre, lorfque les cuiraffes feront bien attachées.

Il réfulte de tout ce que j'ai dit à l'occafion des exercices, que les Anciens étoient fupérieurs

---

* Un ancien Capitaine de Cavalerie m'a expliqué la maniere dont les Cavaliers placent leurs cuiffes & leurs jambes dans les rangs. Elles ne font pas fujettes au froiffement, parce que chacun a une jambe en devant de celle de fon voifin, & une en arriere.

à nous en ce genre. Que leur méthode formoit des Soldats sains & robustes ; tandis que la nôtre est sujette à beaucoup d'inconvéniens ; d'où je résume que nous devrions nous rapprocher davantage de celle-là , & joindre sur-tout à nos exercices le port des fardeaux , & le travail de la terre.

J'ajouterai que nous tirerions un plus grand parti de nos Troupes, & qu'elles seroient plus saines , si toutes les manœuvres se faisoient à l'instar de celles de la Guerre. Les campemens de Paix seroient très-avantageux , si on en écartoit le luxe énorme qu'on y porte, & la commodité qu'on leur procure.

ARTICLE III.

Du Service.

CHAQUE espece de Troupes a son genre de Service qui varie selon leurs positions & selon les circonstances. Ainsi, le Service du Fantassin differe à plusieurs égards de celui de l'Homme de cheval ; le Service de Guerre de celui de Paix ; celui des Places fermées , de celui des Villes ouvertes & des Quartiers , &c.

Comme cet Ouvrage ne comporte pas le détail

de toutes ces différences, il me suffira de faire ici les observations qui sont relatives à la santé.

Pour cet effet, je distingue seulement deux especes de Services, sçavoir, la tenue des Troupes, & la garde : deux positions pour le Service, sçavoir, les Places de Guerre, & le plat pays. A mesure je traiterai les unes & les autres ; je ferai connoître leurs dangers, la maniere de les éviter, & ce qui regarde le Fantassin & l'Homme de cheval.

J'entends par la tenue des Troupes, non-seulement les occupations réglées du Soldat, soit pour son logement, soit pour son ordinaire, mais encore le soin particulier qu'il doit prendre de son équipage & de ses armes. Ainsi, par exemple, chacun à tour de rôle est chargé d'entretenir la propreté dans la Chambrée, de faire l'ordinaire, d'aller au pain, au bois, au fourrage, à la viande, à l'eau, &c. & il est très-important que ces Articles soient remplis à point nommé, puisque la salubrité des lieux, & la nourriture des Soldats en dépendent. Mais comme on veille de très-près à l'exécution des loix prescrites à cet égard, & que tout le monde y est également intéressé, il est rare qu'elles ne soient pas exactement suivies ; & le Soldat dans ces travaux ne court aucun risque particulier.

Il n'en est pas de même du défaut de soin pour son équipage & pour ses armes. Celui qui néglige d'entretenir ses vêtemens & sa chaussure en bon état, est exposé aux maladies ; celui dont l'équipage & les armes sont en mauvais ordre, est ordinairement crapuleux & vicieux. Il est donc très-essentiel d'occuper le Soldat à ces diffé-rens objets, & d'examiner très-attentivement si le linge est complet & bien entretenu, s'il en change assez souvent, pour qu'il soit à l'abri de la corruption & de la vermine ; si ses habits ne sont ni troués ni déchirés ; s'il a des souliers & des bas en bon état, & en suffisante quantité ; si ses armes sont luisantes, &c. C'est par-là qu'on distingue le bon Militaire du mauvais, & que la santé se conserve ou s'altére. Il ne faut qu'ob-server tous les hommes qui composent une Trou-pe, pour se convaincre de ces vérités. On verra que les Soldats mal tenus sont moins sains, que ceux qui suivent exactement les loix du Service ; on verra les hôpitaux pleins de ceux-là, & la ma-ladie rare parmi les autres.

Les soins du Cavalier s'étendent plus loin que ceux du Fantassin, parce qu'il est encore chargé du pansement & de l'équipage de son cheval. Ce travail de surplus, loin d'être nuisible à la santé, rend l'Homme de cheval plus assidu, en lui donnant moins de loisir. C'est peut-être là une des raisons qui font qu'en général il est plus robuste & plus sain que le Fantassin.

Il faut cependant remarquer que l'habitude fréquente de panser des chevaux, cause plusieurs accidens, dont les hommes les plus adroits peuvent seuls se garantir. C'est pourquoi il est très-important de bien exercer les Troupes de Cavalerie. Au reste, moins on dispensera les hommes du soin journalier du cheval, moins on aura de gens débauchés. Souvent on permet à un Cavalier de payer son camarade pour panser son cheval : cette pratique est très-dangereuse, soit parce qu'elle fait perdre l'habitude du travail, soit parce qu'elle fournit des occasions de dissipation, à celui qui se décharge pour de l'argent du soin qu'il devroit avoir.

La garde est le Service par lequel les Gens de Guerre rassemblés dans un lieu quelconque, sont chaque jour obligés de veiller dans différens postes qui leurs sont indiqués, soit pour maintenir le bon ordre, soit pour entretenir la sécurité, soit pour interdire au Public l'accès de certains lieux qui ne doivent point être vus ou occupés, &c.

Chaque Régiment fournit à cet effet un certain nombre d'hommes, pris dans chaque Compagnie ou division ; de sorte que le tour du Soldat pour ce service est plus ou moins fréquent, selon la quantité d'hommes raſſemblés , & ſelon celle des poſtes à garder.

Relativement à la ſanté , ce ſervice préſente pluſieurs objets à conſidérer ; ſçavoir , 1°. les travaux qu'il entraîne ; 2°. les poſitions ; 3°. la ſaiſon & l'intempérie ; 4°. le régime des Soldats ; 5°. enfin la fréquence.

La Garde peut devenir nuiſible à la ſanté , par les travaux qui y ſont attachés , lorſque l'importance du poſte exige qu'on veille jour & nuit ſans interruption , ſans qu'on puiſſe ſe mettre à l'abri des injures du tems ; lorſque la répartition du Service n'eſt pas égale ; lorſqu'enfin le nombre de ceux qui compoſent la Garde , n'eſt pas ſuffiſant pour remplir les poſtes , de maniere qu'il y ait un temps de repos ſuffiſant pour chacun. Ces inconvéniens ſont rares pendant la paix , & ils ne ſeroient même pas ſuivis de grands accidens , ſi d'autres cauſes ne s'y joignoient.

Mais les poſitions deviennent ſouvent préjudiciables pour la Garde la moins pénible. Un poſte mal-ſain , tel que celui qui eſt voiſin d'un marais ou d'un égout ; une faction dans un hôpital , où il regne une épidémie , un Corps-de-garde humide , & autres choſes ſemblables , donnent lieu à diverſes maladies.

Il ſeroit auſſi injuſte que cruel , de ne pas

N

travailler à préserver les Troupes de ces dangers, lorsqu'il est facile d'y réussir : or, dans tous les lieux occupés par nos Troupes, pendant la paix, on est dans le cas d'employer les moyens nécessaires pour diminuer l'insalubrité, & l'on peut même changer les positions des postes, sans aucun préjudice pour le Service. Il faut donc avoir égard à cet objet, qui me paroît un peu négligé.

Lorsqu'un Corps-de-garde est situé près d'un marais, on doit faire ensorte que les croisées & la porte ne donnent pas de ce côté; & il faut y faire des fumigations fréquentes. L'homme qui doit être en faction sur le bord du marais, en sera peu incommodé, s'il est relevé souvent, s'il est bien vêtu & bien chaussé, s'il se donne du mouvement, & s'il a pris soin de boire & de manger, avant d'y aller.

Ce même poste situé sur un sol humide, perdra son insalubrité, si on exhausse le terrein, & si on fait des saignées dans les environs. Lorsque ces moyens sont impraticables, il faut au moins que le feu & les fumigations y suppléent.

Lorsqu'il est près d'un égout, il faut avoir soin de vuider souvent les immondices, & de corriger le mauvais air, par les fumigations ci-dessus. La Sentinelle doit être alors relevée souvent, mais principalement pendant la nuit.

Il en est de même de celles qui sont dans l'hôpital.

En général, les Corps-de-garde sont très-malsains par leur situation, étant presque tous serrés & bas ; par leur position, étant sous des voûtes inaccessibles à l'air & au soleil, près des remparts, &c. On devroit avoir plus d'égard à la salubrité quand on les construit, & il me semble qu'on peut très-bien allier cette considération avec celle de la nécessité.

La rigueur de la saison & l'intempérie de l'air regardent principalement les factions. Pendant la plus grande chaleur, il faut relever souvent les Sentinelles : lorsqu'elles manquent de guérite, ce qui est très-rare, il faut qu'elles soient munies du capuchon dont j'ai parlé à l'Article I du Chapitre précédent, pour se préserver des coups de soleil.

Le gilet & la capotte sont les ressources qu'on employe contre la pluye, le vent & le froid. Mais elles feroient insuffisantes, si on laissoit long-temps le même homme en faction. Le meilleur expédient contre le froid, est, comme je l'ai déjà dit, le mouvement continuel & précipité.

Les dangers dont je viens de parler, augmentent sensiblement par le défaut de régime : un Soldat ivre est en faction, pendant la nuit, dans un tems rigoureux ; il s'endort , & il risque de périr subitement par l'effet du froid , ou du moins d'en revenir avec une fluxion de poitrine , &c. Il est donc essentiel d'user de la plus grande sévérité envers ceux qui se prennent de vin & d'eau-de-vie, pendant qu'ils sont de garde. L'Officier qui commande , doit , pour empêcher la maladie ou la mort du Soldat , & pour d'autres causes qui regardent le bien du Service , défendre expressément de mettre un Soldat ivre en faction.

La fréquence des Gardes nuit à la santé , parce qu'à la longue , elle fatigue beaucoup les Soldats , & qu'elle les expose à tous les maux auxquels les factions donnent lieu ; il n'en est pas de ce Service , comme de l'exercice ; le grand nombre de veilles altere toujours plus ou moins la santé. Il faut donc , autant qu'il est possible , proportionner le nombre des Gardes à l'effectif des hommes.

Je crois que dans ce cas il ne faut point obliger chaque Compagnie de fournir un contingent égal, comme cela est d'usage, mais qu'on devroit au contraire diviser le total des Troupes en pelotons égaux ; parce qu'il arrive souvent qu'il y a des Compagnies beaucoup moins fortes que les autres.

L'Homme de cheval monte très-peu des gardes, & souvent il en est quitte pour une parade, après laquelle il retourne à son Quartier. Il seroit peut-être avantageux de l'accoutumer à ce genre de Service, dont il n'est pas dispensé pendant la Guerre.

Quant aux Places de Guerre & de plat pays, par rapport au Service, j'observerai d'abord que la tenue y est également nécessaire, mais qu'elle est plus difficile dans le plat pays, en ce que les hommes étant moins rassemblés, on peut moins veiller sur eux.

Les Villes de Guerre sont en général moins saines que les autres, parce qu'elles sont entourées de remparts, qui rendent l'accès de l'air libre beaucoup moins facile. Les fossés sont souvent remplis d'eau fangeuse ou dormante, qui dans certains temps remplit l'atmosphère d'impuretés. Les Corps-de-garde, plus multipliés dans les fortifications, sont plus mal-sains ; le grand nombre de Sentinelles, posées sur le bord des fossés, est plus exposé aux maladies ; & la fréquence des Gardes est beaucoup plus grande, parce qu'il y a beaucoup plus de postes à garder.

C'est sur-tout dans les Villes de Guerre qu'il est important de mettre en usage les précautions indiquées ci-dessus : & l'on doit même faire sortir souvent les Troupes de leur enceinte, afin de prendre l'air. C'est ce que l'Ordonnance enjoint, à l'Article de la Promenade.

N iij

Le Service eft beaucoup moins dur dans les Places non fermées ; il fe réduit à quelques Gardes, pour maintenir l'ordre & la difcipline ; de forte que le Soldat eft peu fatigué, ou pour mieux dire, qu'il eft trop repofé, & que fi on n'y fupplée pas par l'exercice fréquent, il tombe dans une inertie dangereufe.

La difperfion des Compagnies de Cavalerie, de Dragons & d'Huffards, dans les Villages, rendoit autrefois le Quartier d'hyver très-nuifible à la fanté, parce que l'on n'affembloit les Régimens que pendant un mois de l'année dans un chef-lieu, où l'on établiffoit un Service régulier & un exercice prefque continuel, tandis que pendant les autres onze mois on laiffoit les Troupes dans l'inaction. Le Gouvernement a changé cette méthode, comme je l'ai déjà dit, & l'Homme de cheval eft maintenant toujours en haleine, ce qui lui eft très-avantageux. Il eft pourtant vrai qu'on eft encore trop indulgent fur le Service du Quartier.

<hr>

ARTICLE IV.

Des Routes.

ON peut dire, en toute vérité, que le Gouvernement François entend mieux que les autres la répartition & les mouvemens des Troupes , d'un lieu en un autre , pendant la Paix.

L'Homme de Guerre étant fait par état, pour ne s'attacher à rien, qu'au Service de la Patrie , ne doit contracter aucune habitude qui puisse le détourner de ce but : or , il est certain que si on le laissoit séjourner longtemps dans le même lieu, il seroit trop exposé à y former des liaisons , qui le mettroient souvent dans le cas des regrets ; & ce danger est propre à diminuer le zèle qu'il a pour le Service.

C'est une regle constante en France , que les Troupes ne restent guères plus de deux ans dans le même endroit : on les porte souvent d'une extrêmité du Royaume à l'autre ; ce qui peut servir encore à leur donner l'habitude des marches , & sur-tout celle des différens climats.

Quoique l'étendue de l'Etat ne soit pas très-considérable , il y a cependant une variété très-grande dans la température de ses Provinces. Celle de l'*Alsace* , par exemple, & celle du *Languedoc* , sont diamétralement opposées. Dans la première Province le froid est assez rigoureux , pendant l'Hyver ; & la chaleur de l'Eté n'y est pas excessive. Dans l'autre au contraire, il y a peu de froid, & beaucoup de chaleur. La différence des mœurs & celle du régime, n'y sont pas moins marquées ; mais ces deux objets sont moins importans que les précédens, pour le Soldat, dont la vie eft à-peu-près uniforme par-tout.

Il réfulte du moins des changemens de Garnifon & de Quartiers, par rapport à la température, que les Troupes s'inftruifent des moyens qu'il faut employer contre les différentes intempéries de l'air, & qu'elles ont moins de peine à s'en préferver à la Guerre.

Les Routes coûtent beaucoup au Roi, non-feulement à caufe des réparations, que l'équipage & l'armure du Soldat exigent, lorfqu'il eft arrivé à fa deftination, mais encore par la maniere dont il faut alors nourrir les Troupes. Cependant cette dépenfe ne peut pas entrer en compenfation avec les avantages qui réfultent du tranfport fréquent des Troupes.

Comme j'ai parlé, dans le Chapitre précédent, de leurs marches, je n'ajouterai ici fur ce point qu'une réflexion qui concerne les Officiers, dont les foins & la conduite influent finguliérement fur la difcipline, & je leur ferai obferver qu'ils ne doivent pas s'écarter de leurs Compagnies dans les routes, comme fouvent ils le font : une route de Paix doit être l'image d'une marche de Guerre.

Après la marche, ce font la nourriture & le logement qui méritent le plus de confidération dans les routes.

Il faut qu'on ait préfumé que le Soldat n'auroit pas dans fes routes la commodité de faire fon ordinaire auffi promptement que dans fa Garnifon & fon Quartier ; ou qu'on ait regardé la difficulté de le pourvoir de fes vivres ordinaires, comme infurmontable ; ou qu'enfin on ait cru qu'un homme qui voyage doit être mieux & différemment nourri, que lorfqu'il eft réfident dans un lieu ftable, puifqu'on a établi un genre de nourriture pour les routes de Paix, qui ne reffemble en rien à celui qui eft ordinaire aux Troupes.

L'étape eft l'établiffement formé en conféquence : les Soldats vont y recevoir leurs alimens & leurs boiffons. On leur diftribue en rations le pain, la viande, le vin, la bierre ou le cidre. Mais ce pain n'eft pas celui de munition ; cette viande eft plus confidérable que celle qui eft employée à l'ordinaire ; ce vin, cette bierre ou le cidre, ne font point la boiffon habituelle du Soldat.

Ainfi il paroit conftant que l'Homme de Guerre eft dérangé de fon régime par cette fourniture ; mais ce n'eft pas là le feul inconvénient : on donne une certaine portion de l'étape, ou même la ration entiere en argent à celui qui le demande. Tel Soldat qui préfere de boire, fe fait payer une partie ou le tout. Telle Chambrée qui veut épargner, retranche plufieurs rations qu'elle prend en argent. Ainfi, non-feulement le Soldat eft différemment nourri que de coutume, mais encore il l'eft fouvent ou trop bien, ou trop peu, & l'occafion du déréglement eft facile.

Il me femble donc, que puifque la fanté du Soldat eft en danger par la maniere dont il eft nourri dans fes routes, on devroit abolir l'étape, & laiffer fubfifter le même genre de fourniture, qui eft habituellement employé pour l'ordinaire.

En effet, s'il eft prouvé que le Soldat peut avoir les mêmes commodités pour fe nourrir fans le fecours de l'étape ; qu'il peut avoir partout fes vivres ordinaires , & que ceux-ci lui fuffifent ; il fera bien plus avantageux , tant pour les intérêts du Roi, que pour la fanté des Gens de Guerre, de changer la méthode actuelle.

Or , comme pendant la Guerre les Troupes font obligées de faire leur ordinaire en arrivant au camp, quoiqu'elles n'y trouvent rien ; & que cependant elles y font bien nourries ; comme on peut, dans les routes, leur donner une certaine provifion de pain & de viande, à l'inftar de ce qu'on fait à la Guerre ; comme enfin ces routes ne fatiguent pas plus le Soldat, que les exercices qu'il fait dans fes Garnifons ; il eft certain qu'il peut & qu'il doit être bien nourri , fans la ref-fource des étapes.

J'ajouterai même qu'on inftruit les Troupes de la maniere dont elles feront obligées de vivre en campagne , en fuivant le plan que je viens de propofer.

Il y a deux manieres de loger les Troupes dans les routes. Celle de les mettre dans des Ca-fernes , & celle de les faire féjourner dans les maifons des Particuliers.

La premiere , quoique plus incommode , eft la plus utile , tant pour le bien du Service, que pour la fanté ; car il eft bien plus difficile de veiller fur la conduite des Soldats épars , que fur celle d'une Troupe raffemblée.

Mais une confidération , qui regarde autant le Citoyen que le Soldat , fçavoir , la communication trop fréquente & trop facile de l'un avec l'autre , doit encore faire préférer les Cafer-nes aux logemens particuliers. En effet, le Soldat logé chez le Bourgeois , fe livre impunément à fon intempérance , les filles & les femmes du Peuple y répondent , & les maux vénériens en deviennent plus fréquens.

C'eft pour cette raifon que je penfe qu'il feroit infiniment plus avantageux de faire tou-jours voyager les Troupes avec tout l'appareil de la Guerre , & de les faire camper près des Villes où elles ne trouveroient pas de Casernes.

Il n'est pas nécessaire d'expliquer ici les raisons qui doivent engager à maintenir une discipline sévere , à veiller sur l'ordinaire, & à empêcher que le Soldat passe la nuit au cabaret.

Il a besoin de repos & de forces pour sa route ; la débauche & une mauvaise nourriture le mettroient hors d'état de la continuer.

Le dernier article intéressant est celui des écloppés : on doit les faire panser chaque jour, & les transporter de la maniere la plus commode , afin d'éviter que des maux souvent légers , ne deviennent graves faute de bons soins.

Voyez , sur le reste , l'Article des Marches , Chapitre II.

ARTICLE V.

Observations sur quelques usages militaires , concernant la santé.

Cet Article est le précis des réflexions que j'ai faites sur plusieurs objets intéressants , tels que les congés des Soldats , les invalides, les hôpitaux militaires, & les eaux minérales. Ils méritent dans cet Ouvrage une place distinguée , puisque l'abus des uns & des autres tourne au détriment de la fanté du Militaire, & à celui de l'Etat. Je les traiterai dans autant de Sections.

SECTION I.

Des Congés des Soldats.

Il y a deux efpeces de congés, l'un qui eft limité, l'autre qui eft abfolu ; des tems marqués pour l'un & l'autre, & des pofitions qui en changent l'ordre ; celles de la Paix & de la Guerre. Je ne parlerai ici que des congés de Paix.

Il eft de regle que l'on donne au commencement de l'arrière - faifon à un certain nombre d'hommes par Compagnie, des congés pour le pays, lefquels expirent ordinairement au mois d'Avril fuivant. C'eft ce que j'appelle congés limités. Ceux-ci, de même que les abfolus, qui font le terme du Service, s'accordent après la revue de l'Infpecteur.

Les premiers offrent d'abord à confidérer relativement à la fanté des Gens de Guerre, ce qui en réfulte, tant pour les Soldats qui reftent à leurs Corps, que pour ceux qui s'abfentent.

Le nombre des Compagnies diminué par les congés, rendra le Service plus fréquent & plus difficile ; les Chambrées moins refferrées dans la saison la plus rigoureuse, souffriront davantage, tant du côté du froid, que du côté de l'aisance. J'ai prouvé ailleurs que c'est plutôt pendant l'Hyver, que pendant l'Eté qu'il faut doubler les Chambrées ; l'usage y est contraire : mais quant à l'aisance, il est positif que dans tous les cas où l'on vit en commun, le grand nombre rend la vie plus aisée, *& vice versâ*. Il est donc au moins nécessaire, en supposant que les congés ordinaires ne soient pas abolis, que l'on ait attention de diminuer le Service, en raison de la diminution du nombre des Soldats, & que l'on double les Chambrées pendant le tems des congés.

Ceux qui vont au pays, courent encore plus de risques, que ceux qui restent. 1°. Parce qu'ils perdent l'habitude du régime militaire ; 2°. parce qu'ils sont livrés à leurs propres mouvemens ; qui les entraînent souvent à la dissolution ; 3°. parce qu'ils cessent d'être exercés ; 4°. parce qu'à leur retour ils sont très-exposés aux maladies qui dépendent du changement de régime & d'exercice. Ils désignent communément le retour à leur premier état, en disant qu'ils vont reprendre le collier de misere. Ce qui annonce un dégoût marqué, & conséquemment le danger de la maladie. 5°. Parce qu'ils rapportent de leur pays un certain argent, ou qu'ils trouvent en arrivant celui de leur décompte, qui leur offre l'occasion de la débauche.

Pour éviter tous ces inconvéniens, je me persuade qu'il n'y a que les cas où l'air natal devient nécessaire à la santé, & ceux des affaires pressantes, qui devroient déterminer à accorder des congés : d'ailleurs, il est positif qu'il y a un grand nombre de Soldats, qui bien que n'ayant ni feu, ni lieu, en demandent dans l'unique intention de se souftraire à la discipline. Ceux-là passent le temps de leur congé, comme des vagabonds, errans de Ville en Ville ; ils reviennent avec l'esprit de désordre, avec plus d'une espece de maux, & ils communiquent souvent à leurs camarades les mêmes impressions qu'ils ont reçües. Je sçais qu'on allégue, en faveur des congés, la nécessité des recrues ; mais est-il nécessaire d'employer les Soldats à ce métier ? Combien n'y a-t-il pas de moyens plus efficaces, & plus utiles, pour recruter les Troupes. Voyez l'Article des nouveaux Soldats, dans le Chapitre précédent.

Quant aux congés absolus, le bien du Service exige qu'on en pese les motifs ; il n'est presqu'aucuns de ceux-ci, qui n'intéressent la santé.

On donne des congés absolus à de jeunes gens qui, s'étant engagés par libertinage, se remplacent ou par un autre homme , ou par l'argent néceſſaire pour en faire un. On en donne , après un certain tems de Service ; on en donne à ceux qui ont des infirmités.

De ces trois motifs de congés , le premier me paroît très-utile à la bonne compoſition des Troupes ; car , comme je l'ai déjà dit , rien n'eſt plus contraire au bien du Service , que de completter tous les ans les Troupes d'un certain nombre de jeunes libertins , auſſi difficiles à diſcipliner , qu'à rendre propres aux travaux militaires.

Le ſecond mérite quelques conſidérations. Le tems du Service de nos Soldats me paroît trop limité. Quelquefois au bout de ſept ans un Soldat obtient ſon congé abſolu , comme ayant atteint le terme de ſon engagement. Il en réſulte donc que dans le moment où il eſt le plus propre à bien ſervir , on l'en diſpenſe. Il en réſulte que pendant une longue paix , il eſt poſſible que tous les Soldats qui ont fait la Guerre précédente , ſoient retirés , & qu'enfin au commencement de la ſuivante , il ne reſte plus aucun de ceux qui avoient fait l'autre.

Les Romains ſans doute , attentifs à ces inconvéniens , avoient fixé un tems beaucoup plus long , pour le Service du Soldat ; on trouve dans leurs Ordonnances , qu'il étoit de vingt ans ; & qu'on n'étoit admis à la vétérance , qu'après
ſeize

feize révolus. Par ce moyen ils avoient de meilleurs Soldats, & le plus grand nombre étoit
toujours aguerri.

Si l'on trouve que le terme prefcrit par les
Romains, eft trop long *, il faut du moins
avoir foin que les vieux Soldats reftent le plus
long-temps qu'il eft poffible. Plufieurs Chefs de
Corps fe comportent de cette maniere, & il
paroît que les marques de diftinction accordées
depuis peu aux Anciens, contribueront à les
retenir au Service **. Cependant ces motifs,
quoique très-puiffans, ne peuvent pas être auffi
forts, qu'une regle pour le tems du Service; &
je crois qu'en ne donnant aucuns congés à ceux
qui font engagés depuis la Paix, avant qu'ils
ayent fait au moins deux campagnes, on éviteroit d'avoir trop de nouveaux Soldats au commencement de la Guerre; ce qui eft auffi nuifible pour la profpérité des armes, que pour la
fanté des Gens de Guerre ***.

---

* Cependant les engagemens des Allemands font le
plus fouvent pour la vie.

** Pourvu toutefois qu'elles foient méritées par un
bon Service.

*** Un Colonel de Cavalerie, du genre de ceux
qui ont fervi dans tous les grades avec une diftinction
marquée, m'a fuggéré un expédient qui feroit égale-

O

Les infirmités font fréquentes dans les Troupes, parce que leurs travaux de Guerre, leurs
bleffures, & d'autres accidens y donnent lieu.
Elles font fouvent d'une nature à ne plus permettre de fervir ; mais il y en a beaucoup auffi
qui ne font pas fuffifantes pour faire renvoyer les
Soldats. Les vieux font fur-tout fujets à des
rhumatifmes, & à quelques douleurs dans les
cicatrices de leurs anciennes bleffures. Comme
il eft avantageux de les garder long-temps, il eft
effentiel de leur accorder quelques graces, en
raifon de leurs infirmités, & de différer leurs
congés.

Il n'en eft pas de même de plufieurs nouveaux,
qui, fous prétexte d'incommodité, demandent
d'être renvoyés. Quoique cette forte de Soldats,
qui font ennuyés du Service, foient de mauvais

---

ment utile pour retenir le Soldat plus long-temps au
Service, & pour l'empêcher de fe livrer au déréglement. Un homme, dit-il, au bout de fept ans de Service, n'en a au plus fervi réellement que cinq, parce
qu'il en a paffé deux au pays. Pourquoi n'établiroit-on
pas une regle qui obligeroit chaque Soldat à fervir en
fus de fes fept années, le temps qu'il a paffé en congés ?

Un libertin a eu trois ou quatre maladies vénériennes
pendant fept années : pourquoi ne lui feroit-on pas
paffer de plus au Service, le temps qui a été employé
pour le guérir ?

Militaires ; comme on peut parvenir à les rendre meilleurs , il ne faut leur accorder leurs congés , que dans le cas où il est positivement démontré qu'ils sont hors d'état de continuer leur métier. C'est alors que le concours des Gens de l'Art , pour la visite , devient très-nécessaire. Il en est une autre espece qui, pour raison de descentes , (& cette maladie est fréquente dans les Troupes) demandent leurs congés. Cette sorte d'accident ne rend pas toujours un homme incapable de servir ; le Roi donne des bandages , qui souvent sont en état de retenir la descente , sans gêner les mouvemens ; il ne s'agit alors que d'instruire le Soldat sur la maniere de les porter.

Section II.

Des Invalides.

Les Romains distribuoient des Terres à leurs Soldats , au bout de vingt ans de Service. Cette sorte de récompense étoit plus utile que toutes celles qu'on a imaginées depuis , parce qu'elles donnoient une propriété avantageuse , & qu'elles fournissoient les moyens d'élever les enfans des anciens Guerriers * ; mais elles ne pouvoient

---

* Cette coutume a encore lieu dans plusieurs vastes Empires. Les Terres , possédées par les Soldats *Mogols* ,

être données qu'au détriment de quelques Citoyens , & d'ailleurs elles ne pouvoient convenir
qu'à ceux qui n'avoient point d'infirmités.

Le plus bel établissement qui ait été fait en
faveur des anciens Militaires , est celui des Invalides. Tout s'y ressent de la grandeur & de la
magnificence du grand Monarque , qui en est le
Fondateur. L'infirme , le mutilé , le décrépit , y
trouvent un asyle sûr pour le soulagement de
leurs maux , & contre le besoin. Mais le nombre de nos Invalides est bien grand , & on ne
peut dissimuler que beaucoup de ceux qui ont
cet état , ne sont rien moins qu'Invalides , &
qu'ils pourroient servir encore long-temps. La
raison de cette espece d'abus est , que souvent
on ne prend pas toutes les précautions nécessaires pour donner les Invalides aux Soldats.

L'endroit par lequel cet Article tient à la
santé des Gens de Guerre , est cependant très-
intéressant. En accordant légérement la retraite
aux Anciens , on prive les Corps de leur plus
ferme appui , la jeunesse de Mentors & de bons

---

s'appellent *Jaghirs* ; & celles que l'Empereur Ottoman
distribue, se nomment *Timars* ; mais le Gouvernement
de ces Empires differe trop de celui qui est établi en
Europe , pour qu'on puisse faire une juste application
de leur maniere de récompenser les Gens de Guerre.

exemples : delà naiſſent mille inconvéniens,
dont j'ai déjà parlé dans la Section précédente.

Le Miniſtere a prévu la plûpart de ces inconvéniens, en accordant plus ou moins de paye, ſur le
pied d'Invalides, à ceux qui auroient ſervi plus ou
moins long-tems. Il employe à pluſieurs genres de
Services, ceux qui ſont encore en état d'aller. Rien
de mieux que ces précautions. Mes remarques ne
regardent que ceux, qui, ſous le prétexte d'infirmités, ſont envoyés avant le temps fixé par
l'Ordonnance, à l'Hôtel Royal des Invalides.
Pluſieurs Soldats ſont dans ce cas. Il faudroit que
l'examen de ces prétendus infirmes fût très-
légal, & on en a le moyen, en y employant les
Médecins & Chirurgiens des Hôpitaux, conjointement avec les Chirurgiens des Régimens.

Section III.

Des Hôpitaux, & des Chirurgiens de Régimens.

Je n'ai pas deſſein d'entrer ici dans le détail
de l'adminiſtration des Hôpitaux ; j'en ai parlé
amplement dans le ſecond Volume du Code de
Médecine militaire, & j'en parlerai dans un
Ouvrage *ex profeſſo* qui va paroître. L'objet de
cette Section eſt d'inſtruire les Officiers de pluſieurs cas, où l'intérêt du Roi & la ſanté du
Soldat s'oppoſent à ce qu'on envoye les Malades.

à l'Hôpital. Enfuite de donner à ces mêmes Officiers un plan de conduite pour la vifite des Hôpitaux, par lequel ils puiffent remplir avec plus de connoiffance & moins de dangers, une fonction très-importante pour le bien des Soldats.

Quoique j'aye pofé pour regle générale, qu'il ne faut point laiffer de Malades dans les Chambrées ; il eft évident que je n'y ai point compris une grande quantité de maux qui ne font point contagieux, & qui ne gênent point les Chambrées. Tels font les accès de fievre éphémere, les indigeftions, les ulceres, quelques maux vénériens, & autres en ce genre. Comme les journées d'Hôpitaux font très-difpendieufes, il eft clair que la plûpart de ces maux qui exigent un traitement très-long, coûteront infiniment moins, lorfque le Chirurgien du Corps en prendra foin. En fecond lieu, l'air de l'Hôpital étant néceffairement plus ou moins infalubre, il pourra fe faire, & cela arrive communément, qu'une maladie très-légere, devienne par les circonftances, très-dangereufe.

Enfin, ce Malade, qui n'eft point obligé de refter au lit par la nature de fon incommodité, rend toujours quelques fervices à la Chambrée, & dès le moment qu'il eft en état de faire fon Service, on eft fûr qu'il le reprend ; ce qui ne

peut avoir lieu pour ceux qu'on a envóyés à l'Hôpital, parce que l'on ne les renvoye que très-
tard, à raison des convalefcences longues dans les
lieux mal-fains.

Au refte, il eft clair que l'intention du
Gouvernement eft conforme à ce que je viens
de dire. On peut voir, par les Ordonnances, que
le Roi paffe en compte les Mémoires pour les
traitemens des Soldats à leur Quartier.

C'eft dans la Cavalerie fur-tout que l'ufage
de foigner les Malades dans leurs Chambrées,
eft le plus général. Il s'étend au-delà des indif-
pofitions : il eft vrai que les Gens de cheval,
même en Garnifon, font encore plus néceffaires
à leur Troupe que le Fantaffin ; parce qu'ils font
chargés de plufieurs foins journaliers qui font
abfolument indifpenfables ; d'un autre côté, les
Hôpitaux militaires ou autres, font rares dans
les Quartiers de Cavalerie ; ce qui fait que le
traitement des Malades dans leur Chambrée,
devient plus fouvent néceffaire. C'eft par cette
raifon que j'avois regardé la réforme des Chirurgiens de Cavalerie, pendant la Paix, comme un
très-grand abus. J'ai été affez heureux pour voir
mes réflexions approuvées par leur rétabliffement.
Mais il refte à remplir à leur égard, trois points
effentiels, & fans lefquels le Militaire ne fera

jamais confié qu'au hazard, ou à des mains peu habiles.

Il faut que les Chirurgiens des Régimens ayent un état fixe qui les retienne au Service. Il faut que leurs fonctions soient déterminées ; & ce qui est encore plus nécessaire, il faut que leur choix dépende des Gens de l'Art, qui sont à la tête de la Médecine militaire.

On pressent aisément les motifs de ces réflexions ; je les ai détaillés dans le second Volume du Code de Médecine Militaire, Chapitre III.

Ce n'est pas cependant, comme je l'ai dit au même endroit, que la plûpart de ceux qui sont en Place, ne soient ou ne deviennent habiles. Mais enfin, c'est toujours par l'effet du hazard qu'ils deviennent tels qu'ils doivent être ; puisque leur choix dépend des Officiers, qui ne peuvent s'y connoître. J'ai vu plusieurs Chirurgiens-Majors de Régimens être pris dans la classe des Soldats, qui avoient servi de Garçons aux Anciens qui avoient quitté. N'est-il pas à présumer qu'un tel choix est mauvais ? Quels risques ne court-on pas en confiant la fleur de la jeunesse & de la noblesse Françoise, à des gens qui n'ont pour eux que l'opinion de ceux qui ne sont pas en état de les apprécier ?

Mais je reviens aux Officiers des Corps, relativement aux Hôpitaux.

L'Ordonnance fixe le nombre d'Officiers & de bas-Officiers, qui doivent faire la visite de l'Hôpital, chaque jour. Leurs fonctions se bornent à voir la pesée de la viande, & à écouter les plaintes des Malades. La premiere est ordinairement celle du bas-Officier, l'autre celle de l'Officier.

Rien de mieux assurément que ces précautions; mais si la derniere peut avoir quelqu'utilité, ce n'est que dans le cas où l'Officier bien instruit de l'Ordonnance des Hôpitaux, & des bornes de son Office, répond à l'intention du Gouvernement. Or, le plus souvent c'est un jeune Lieutenant qui est chargé de cette visite; il ignore quelquefois les regles, il s'en fie trop aux plaintes du Soldat, presque toujours mécontent, même quand il est le mieux traité; delà naissent mille altercations, & jamais le but n'est rempli.

On devroit toujours nommer un ancien Officier pour la visite de l'Hôpital; ses connoissances & sa prudence le mettroient à l'abri des fautes que les autres commettent. Il n'a que la voix de la représentation. D'autres Chefs, commis pour veiller au bon ordre, ont un intérêt particulier

à ce qu'il regne toujours, ils corrigent les abus,
quand on les leur démontre.

Voilà pour ce qui concerne la regle. La santé
de l'Officier est plus ou moins exposée, lorsqu'il
fait la visite de l'Hôpital. Il y a sur-tout certains
cas d'épidémies qui la rendent très-dangereuse.
Il faut qu'un Officier qui fait ce Service, ait soin
de ne rien manger avant sa visite; il fera bien
de ne rien toucher de ce qui appartient aux
Malades, de porter avec lui quelqu'odeur spiritueuse, de respirer le moins qu'il est possible par
la bouche, & en sortant de l'Hôpital, d'avaler
quelques gouttes d'eau spiritueuse.

SECTION IV.

Des Eaux minérales.

LE Gouvernement accorde aux Gens de
Guerre le secours de quelques Eaux minérales de
France, telles que celles de Bourbonne & celles
de St. Amand. J'ai vu, en temps de Guerre,
celles d'Aix-la-Chapelle, destinées à nos Troupes, qui étoient en Allemagne. On ne sauroit
trop louer cette espece d'établissement, qui est
très-nécessaire à un grand nombre de Soldats
infirmes, soit à l'occasion de leurs anciennes blessures, soit pour les douleurs de rhumatismes.

Cependant il seroit à désirer que les Eaux

minérales fuſſent plus multipliées qu'elles ne le ſont, parce qu'on pourroit rétablir la ſanté de beaucoup de Soldats, qui à la ſuite des maladies aiguës, qu'ils ont eſſuyées, ſont ſouvent attaqués des chroniques auxquelles les Eaux deſtinées aux Troupes, ne ſont pas toujours favorables.

Celles de Bourbonne & de St. Amand ſont, à ce que je crois, les ſeules où l'on envoye les Sol-dats. On les prend en bain, en douches; on les fait boire, & on employe leurs boues.

Ces différentes manieres d'employer ces deux eſpeces d'Eaux minérales, très-utiles, ne s'éten-dent pas à toutes les maladies chroniques; il en eſt même auxquelles elles ne conviennent pas. Ainſi l'on pourroit, à ce que je penſe, établir tous les ans, à peu de frais, un dépôt où ſe ren-droient ceux des Soldats qui auroient beſoin de chaque eſpece d'Eaux minérales, & les y faire conduire par quelques Officiers *.

---

* Je ne dois point oublier ici les réflexions d'un Mé-decin très-inſtruit & très-expérimenté, qui eſt à la ſuite du Régiment Dauphin Infanterie, ſous le titre de Chi-rurgien-Major (c'eſt ainſi qu'ils devroient tous être) il prétend, que ſans envoyer aux Eaux minérales les Sol-dats qui en ont beſoin, on pourroit en avoir d'arti-ficielles, qui ſeroient plus faciles à procurer aux Mala-des, & moins diſpendieuſes pour l'Etat. Je ſuis entiére-ment de ſon avis : il a propoſé à un Homme de l'Art,

Mais il faudroit préalablement que l'on conſtatât bien exactement le beſoin de prendre ces Eaux : & c'eſt ce qui ſe fait rarement d'une maniere avantageuſe pour le rétabliſſement de la ſanté des Soldats, & pour le bien du Service.

En effet, on néglige un peu trop la connoiſſance des qualités des Eaux minérales; ce qui fait que ſouvent on y envoye des gens qui n'en retirent aucun fruit; d'un autre côté, on ne fait pas toujours un examen ſévere de l'état des Malades qui en ont beſoin, ce qui fait qu'on y envoye des gens qui auroient pu s'en paſſer.

Tous les Médecins & Chirurgiens militaires en chef devroient avoir une connoiſſance particuliere de la nature, des qualités & de la vertu des Eaux minérales de France.

---

en Place, de fournir les moyens convenables à cet effet; mais il n'a pas été entendu. Une commiſſion d'Inſpecteur, mettroit, à ce que je penſe, en exécution les objets d'utilité qu'on lui préſenteroit. Un ſeul homme, chargé d'une beſogne, auſſi conſidérable que celle de la tenue des Hôpitaux, avec tout le zèle poſſible, ne peut, qu'errer à chaque pas qu'il fait.

CHAPITRE IV.

Des Armées.

JE dois considérer maintenant les différentes positions de Guerre, afin d'en montrer les dangers, & d'indiquer les moyens de préserver les Troupes du fléau le plus meurtrier & le plus ordinaire, *la maladie.*

Il est à présumer que la Guerre auroit infiniment moins de victimes, si l'on avoit soin d'y préparer les Soldats pendant la Paix, comme le faisoient les Anciens, & comme je l'ai conseillé dans les Chapitres précédens. Mais malheureusement nos Troupes y portent des dispositions propres à multiplier le nombre des maladies, celui de leurs causes y étant très-considérable.

J'aurois donc tort de calculer d'après ce qui doit être ; & pour rendre le tableau aussi utile que sensible, il faut qu'il soit tiré d'après nature, c'est-à-dire, d'après l'état actuel de nos Troupes.

On peut diviser l'année de Guerre en quatre parties, dont la premiere désigne le temps qui précéde immédiatement l'ouverture de la campagne ; la seconde, celui pendant lequel l'Armée eft campée ou baraquée ; la troifieme , celui des cantonnemens qui précédent le Quartier d'Hyver, & la quatrieme , celui du Quartier. Ces quatre temps ont chacun leurs faifons ; & les Troupes font occupées dans chacun des divers genres de travaux, diverfement fituées , & conféquemment expofées à plufieurs efpeces de dangers.

Pour mettre de l'ordre dans mon expofé, je commencerai par la defcription de l'état des Troupes , au moment où on les porte vers le théâtre de la Guerre , & je les fuivrai dans toutes leurs pofitions , pendant les différens temps de l'année.

ARTICLE I.

Des Troupes au commencement de la Guerre.

ON peut juger de la difpofition de nos Troupes & de leur fanté , à l'entrée de la premiere campagne , par tout ce qui a été dit dans le Chapitre précédent. Les circonftances de ce moment y ajoutent plufieurs chofes à confidérer.

Lorfque la Guerre eft déclarée , on augmente chaque Régiment d'un nombre affez confidérable de Soldats & d'Officiers.

On porte les Troupes vers les frontieres du théâtre de la Guerre , & l'on a coutume de les resserrer dans les différens postes qui se rencontrent aux environs.

C'est alors que la maladie commence. Les nouveaux Soldats & Officiers payent la plûpart, le tribut au genre de vie qu'ils ont embrassé. Plusieurs éloignés de leur pays, qu'ils n'avoient jamais quitté, tombent dans la langueur ; quelques-uns éprouvent à l'approche du danger, une révolution singuliere, qui les dispose à la maladie. Tous sont exposés à l'action des causes dont il a été fait mention à l'Art. III du Ch. II, lesquelles ont une intensité d'autant plus grande, que le nombre des hommes & des animaux est plus grand & plus resserré. Aussi voit on périr beaucoup de Soldats dans les six premiers mois, qui précédent la premiere campagne ; malheur auquel contribuent également les marches longues, que plusieurs Régimens sont obligés de faire, pour arriver au rendez-vous, & la débauche à laquelle donne lieu la rencontre de tant d'hommes du même état.

Le premier inconvénient, celui de payer le tribut au nouveau genre de vie, dérive de la nature des engagemens : il est certain que si l'on doit préférer la méthode désignée dans le Chapitre précédent, de tirer les Recrues dans les Milices nationales, c'est sur-tout dans le cas où l'on est obligé d'augmenter les Régimens pour

faire la Guerre. On fent parfaitement la différence de ces Soldats avec cette multitude d'hommes de toute efpece, enrôlés à la hâte, fouvent
par force, prefque toujours par libertinage.
Quant aux nouveaux Officiers, je ne trouve de
reflource que du côté des Ecoles à l'inftar de celle
qui fait la gloire de notre augufte Maître *, &
du côté d'un choix plus marqué des jeunes gens
robuftes. Il me femble qu'on pourroit, fans inconvéniens, fe paffer d'une augmentation confidérable d'Officiers au commencement de la
Guerre, vu le nombre de ceux qui font confervés
en temps de Paix. Quoique nous ne devions
point prévoir les vues du Gouvernement à cet
égard, on peut du moins hazarder qu'elles pa-
roiffent tendre à ce but. A la derniere Paix, on
conferva beaucoup moins d'Officiers qu'à celle-
ci, & la compofition de nos Troupes eft telle
qu'on peut rendre les Régimens plus forts,
fans avoir befoin d'une grande augmentation
d'Officiers.

On parviendra à écarter les caufes des maladies, qui dépendent de l'air & des pofitions, en
refferrant moins les Troupes dans les Places de
Guerre & dans les Villes fermées. Qu'importe
que les Troupes foient cafernées, cantonnées

* L'Ecole militaire, à Paris; le Collége de la Fléche,

ou campées, dans le moment où elles vont faire la Guerre, si la discipline est bien observée, si l'exercice ne leur manque pas.

C'est sur-tout pour les Régimens qui ont fait de longues routes pour arriver au rendez-vous, que l'exercice est convenable ; laissez dans l'inaction un homme qui a été précédemment dans un mouvement violent, & long-temps continué, vous le verrez bientôt tomber malade. C'est l'exemple que nous donnent les Troupes qu'on laisse en repos après de grands travaux. Il seroit à desirer que l'on portât une grande attention sur ce point, trop souvent négligé.

On gagneroit donc à mettre peu de Troupes dans le même lieu, ou à les faire camper * ; 1°. Quant au mauvais air qu'on éviteroit, pourvu toutefois qu'on les exerçât ; 2°. quant au libertinage, dont l'exemple & l'occasion seroient moins fréquens ; 3°. quant à l'image de la Guerre, qu'on présenteroit plus promptement au Soldat ; 4°. quant à l'habitude des travaux de la campagne, qu'il prendroit plutôt.

Mais on n'est pas toujours dans le cas de disposer des lieux qu'on destine aux Troupes. Il y a mille considérations qui obligent de les resserrer, & d'ailleurs bientôt après le départ de ces Trou-

---

* Je suppose que la saison permette de camper.

P

pes, elles doivent se trouver dans l'embarras,
qu'on voudroit éviter.

J'accorde qu'il est des raisons pour resserrer les
Troupes sur les frontieres du Théâtre de la
Guerre, & je me borne à conseiller de suivre
alors les précautions que j'ai détaillées à l'Article
de *l'Air & des Positions*, au Chap. précédent.
Mais quant au second membre de l'objection, je
prétends qu'il est préférable d'accoutumer le Soldat, par gradations, aux positions que la Guerre
lui offrira. Ainsi, le séjour des Villages, sans
aucune gêne, sera d'abord utile ; ensuite on
pourra mettre une brigade dans le même
lieu, &c.

C'est dans ce moment où l'on n'attend que la
saison ou les circonstances favorables pour entrer
en campagne, que nos plus fameux Généraux de
l'antiquité, tels que *Pompée & César*, faisoient la
revue de leurs Troupes, qu'ils examinoient à
quel point elles étoient propres aux travaux de la
campagne, & qu'ils ne dédaignoient point de se
joindre à elles, pour se préparer aux combats.

ARTICLE II.

Des premiers mouvemens de l'Armée, à l'ouverture de la Campagne.

L'ORDRE du mouvement des Troupes, à l'entrée de la campagne, varie en raison des circonstances & des lieux ; presque toujours elles cantonnent pendant quelques semaines, quelquefois elles campent en totalité ou en partie. Cet Article ne traite que des marches & du cantonnement.

Les premieres marches de l'Armée ne se font pas facilement, sans quelques désordres qui intéressent la santé du Soldat.

Elles commencent plutôt ou plus tard pendant le Printemps, quelquefois à l'entrée de la saison suivante.

L'Armée est toujours divisée en plusieurs colonnes, dont la plûpart passent au milieu des Villes & des Villages ; le Soldat est tenté de s'arrêter, soit pour se reposer, soit pour boire, soit pour marauder. Le nombre des écloppés ne laisse pas de se multiplier ; les logemens des cantonnemens, d'autant plus mal - sains, qu'ils sont habités par une plus grande quantité d'hommes, sont une cause directe ou indirecte de maladies.

Les Soldats ainsi resserrés, se débandent ; les uns vont passer la nuit dans un verger ; les autres la paſſent à la taverne. Le plus grand nombre ſe loge dans une grange, une écurie, un grenier, une petite chambre. La chaleur, ou la pluye, ou la boue, ou la pouſſiere, ont incommodé la marche. Le nouveau travail de campagne, qui oblige d'aller au bois, à la paille, à l'eau, au pain, à la viande, au fourrage, &c. effraye pluſieurs Soldats, qui, déjà haraſſés, préférent de ne rien prendre, & vont ſe cacher pour ſe ſouſtraire à ces différens exercices.

Voilà les premiers malheurs de la premiere opération de Guerre. Il eſt preſqu'impoſſible de les éviter tous, & par conſéquent on voit, dès les premiers pas, ſuccomber pluſieurs Soldats. Combien d'autres cauſes agiſſent dans la ſuite, pour augmenter le nombre des victimes !

Je vais tracer le plan de conduite par lequel on peut éviter le plus grand nombre des maux : il eſt facile à ſuivre. Il ne s'agit que de perſuader les Officiers, qu'il dépend entiérement d'eux.

1°. Il ne faut pas ſouffrir que le Soldat s'écarte de la colonne, ſans une néceſſité réelle, & lorſqu'il s'eſt écarté, on doit veiller ſur lui ; car ſans cette attention, il ſera difficile de contenir les maraudeurs, les pareſſeux & les ivrognes *. Je

---

* Quand on ne tient pas là-deſſus la bride aux Troupes, elles ſe livrent à l'attrait du butin, &c. d'où il arrive que vos propres Soldats deviennent vos plus grands ennemis. Léon, Inſt. Milit. IX.

.fçais que l'ordre général des marches eſt d'em-pêcher les Soldats de s'éloigner de leurs Troupes. Mais jamais il ne peut être ſuivi trop exactement dans les premiers mouvemens des Armées.

2°. On doit éviter, autant qu'il eſt poſſible, de faire paſſer les Colonnes dans les Villes & dans les Villages, ou même dans leurs environs, tant parce que l'ordre de la marche eſt plus dif-ficile à garder dans ce paſſage, que parce que l'occaſion invite le Soldat à la maraude, au dé-réglement, & à pluſieurs imprudences nui-ſibles à ſa ſanté, ſans qu'on puiſſe facilement l'en empêcher *.

3°. Les marches doivent commencer de très-grand matin, parce qu'elles ſont très-lentes & très-incommodes. On remplit pluſieurs objets utiles, en les faiſant partir à la pointe du jour. D'abord on leur fait éviter la plus grande partie de l'ardeur du ſoleil, & de la pouſſiere, ſi c'eſt pendant l'Eté qu'elles marchent, comme cela eſt d'ordinaire. En ſecond lieu, elles arrivent plutôt à leur deſtination; ce qui leur donne le temps de faire leur ordinaire, & d'aller au bois, au pain, &c. En un mot, on a plus de moyens pour réparer, nettoyer, ſécher les vêtemens, &c.

---

* Chaque Préfet ſe tiendra à portée de veiller ſur ſa Troupe, tant qu'elle paſſera près du lieu où elle pour-roit faire du dégât. *ibid.*

4°. Il faut empêcher que les Soldats s'enivrent avec de l'eau-de-vie , & qu'ils boivent de l'eau qu'ils rencontrent sur leur chemin. La soif les convie à l'une & l'autre imprudence ; mais avec l'oxicrat ils peuvent l'étancher sans inconvénient; & j'ai fait voir dans le Chap. I I , Art. I V, qu'il est facile de faire porter une certaine quantité de cette liqueur à chaque Soldat en marche. Il arrive quelquefois que , faute de précaution à cet égard , & faute de discipline , le Soldat altéré boit la premiere eau qui se présente , même celle des ornieres ; & que le grand nombre de Marchands de brandevin qui suivent les Colonnes, fournissent une occasion d'ivresse. Combien de maux suivent de près ces excès !

5°. Quand les Troupes sont arrivées à leur cantonnement , les Officiers & les bas-Officiers doivent avoir soin de ne pas perdre de vue leurs Soldats. La premiere regle à observer alors , consiste à empêcher qu'ils courent sur le champ , aux puits , au brandevin , ou à la taverne ; ce qui est d'autant plus facile , que chacun doit être occupé à quelque fonction.

6°. Que la pluye ou la sueur ayent plus ou moins mouillé les habits , il faut toujours les faire sécher , ou au feu , ou au Soleil , ou à l'air libre.

7°. Il est nécessaire d'empêcher que qui que

ce foit fe couche en arrivant , mais principalement fur l'herbe fraîche. En diftribuant à chacun
fa befogne , & en veillant à ce qu'il la faffe , on
évite ces inconvéniens.

8°. Il eft très-effentiel d'entretenir la propreté
du Soldat dans ces premiers momens ; car la
vermine & la pourriture font d'autant plus à
craindre , que dans les Armées on a moins de
facilité pour le blanchiffage du linge. On dit que
les Matelots n'ont jamais de vermine , parce
qu'ils portent des chemifes bleues. Eft-ce à la
teinture bleue qu'il faut attribuer cet avantage ?
Je le croirois affez : l'inde & l'indigo , qui font
employés indifféremment à cette couleur , doivent avoir des propriétés particulieres pour empêcher la corruption & la vermine. En effet , ces
matieres colorantes , tirées de la plante qu'on
nomme *anil* , font des fécules réfineufes anti-
feptiques & toniques , également propres à détruire la vermine , à rallentir la fueur , & à empêcher les mauvais effets de celle-ci. Je voudrois
donc qu'on donnât à chaque Soldat , pendant la
Guerre , deux chemifes bleues. Par ce moyen ,
on éviteroit encore la fréquence du blanchiffage,
la dépenfe qu'il entraîne , & on diminueroit le
poids de l'équipage.

Plufieurs Officiers qui ont fait la Guerre en
Canada , fous M. *de Montcalm ,* ont fuivi cette

méthode avec succès. Je le tiens d'eux. On a
proposé en conséquence de faire porter au Soldat
un gilet de drap bleu, sur la peau, pour le garantir des maladies inflammatoires de poitrine,
auxquelles il est sujet par la fréquente suppression
de la transpiration. Je crois ce moyen utile dans
quelques circonstances ; mais il faut convenir
que la chaleur de l'Eté n'admet guères la possibilité de l'usage de ce gilet, qui, joint au vêtement
& à l'équipage du Soldat, deviendroit très-incommode.

9°. Il est important que la paille qui sert au
Soldat, pour le coucher, soit bien séche ; ce qui
est moins difficile au cantonnement, que dans les
camps, parce que celle que l'on fait fournir est
dans les granges. Lorsqu'on séjourne, on doit la
faire remuer & botteler chaque jour, après lui
avoir fait prendre l'air.

10°. On ne doit point souffrir qu'un Soldat se
couche habillé & serré, sans nécessité. S'il n'a-
voit ni jarretieres, ni col, il éviteroit dans tous
les temps, les inconvéniens principaux qui naissent du sommeil, auquel il se livre, lorsqu'il
est obligé de se coucher, sans se déshabiller.

11°. Quoique le grand nombre d'hommes
réunis dans le même lieu, empêche que le froid
agisse avec beaucoup de violence, on sçait qu'il est
nécessaire de se couvrir quand on se couche,

parce que la température change pendant la nuit, & que vers le matin sur-tout, elle est ordinairement plus fraîche. Il seroit utile de donner une couverture pour deux Soldats, comme le pratiquent les Allemands * ; car il est bien difficile que leurs habits leur suffisent pour les couvrir de maniere qu'ils soient à l'abri du froid. Ce n'est pas, comme je l'ai dit ailleurs, & comme on le verra ci-après, que dans beaucoup d'autres circonstances les Gens de Guerre ne soient pas dans le cas de braver des incommodités plus grandes que celle dont il est ici question. Aussi ne proposai-je pas uniquement la couverture pour celle-ci. Elle a plusieurs avantages qui me paroissent la rendre nécessaire dans les Armées. J'ai préféré, dans le Code de Médecine militaire, la couverture de peau bien passée & doublée de poils, comme plus propre contre l'humidité de la terre, & celle de la paille.

12°. On évite l'impureté de l'air des chambres où les Soldats se couchent, en ouvrant les fenêtres pendant le jour, en y brûlant du vinaigre, & en y entretenant la propreté.

13°. L'heure de la retraite arrivée, on em-

---

* Les manteaux pour les Fantassins, proposées par *Pringle* & *Alberti*, rendroient les couvertures inutiles.

pêche la débauche, en examinant si chacun est rendu à son logis, par le moyen de l'appel.

14°. Lorsqu'un Soldat est écloppé, il faut le mettre hors de rang, & le faire panser. Si l'on n'a pas de voiture, on conduit à l'Hôpital ambulant, ceux qui ne pourroient suivre, sans augmenter leurs blessures.

15°. Je dois avertir ici qu'il faut avoir sur-tout une attention scrupuleuse, de ne point envoyer à l'Hôpital beaucoup de Soldats, qui dans les premiers momens se disent malades. J'en ai vu l'abus. Un tas de paresseux & de mauvais sujets, sont ravis de trouver un prétexte pour s'absenter; les uns en sont les victimes, & les autres sont perdus pour la campagne, parce qu'ils courent de lieux en lieux, de maniere qu'on ne les revoit plus qu'au Quartier d'Hyver. Les Commandans des Corps doivent faire visiter exactement les Malades par les Chirurgiens-Majors, avant de permettre qu'on les envoye à l'Hôpital.

On me taxera peut-être de donner dans des excès de précautions. Mais je suis obligé de dire que, comme on se relâche bientôt sur les différentes regles que l'on devroit toujours suivre, il est sur-tout important de les observer avec exactitude dans les premiers mouvemens; sans cela l'armée au bout de quinze jours est déjà prodigieufement affoiblie. *L'Armée diminue continuel-lement, comme la neige au foleil.* MONTECUCULLI.

Je fçais que pendant la campagne les Soldats font expofés à beaucoup plus de maux que dans les premiers cantonnemens ; & l'on pourra m'ob-jeéter qu'en cherchant à rendre leurs pofitions moins défagréables dans ces premiers mouve-mens, je ne leur donne pas l'habitude de celles qui feront plus périlleufes dans la fuite : mais je fuis rafluré par l'expérience qui m'a appris que les précautions indiquées ci-deffus, jointes à celles qu'on prend dans les autres circonftances, préfervent les gens de guerre de beaucoup d'ac-cidens. Que malgré cela il y ait toujours dans les armées un grand nombre de maladies, cela n'eft pas furprenant. On voit aifément qu'elles font l'effet inévitable des viciffitudes de tous genres, auxquelles les troupes font expofées. Mais enfin il eft certain qu'en fuivant les préceptes que j'ai établis, on perdra infiniment moins d'hommes.

ARTICLE III.

Des Camps.

LES armées campées doivent être confidérées de plufieurs manieres, eu égard à la fanté ; fça-voir, felon la falubrité ou l'infalubrité de la po-

fition du camp, felon la maniere dont les Militaires y vivent & dont ils s'y gouvernent , &
felon le fervice auquel ils y font affujettis. Ainfi
je diviferai cet article en trois fections, dont
l'une traitera de la pofition des camps, la feconde de la vie des camps, & la troifieme du
fervice.

SECTION PREMIERE.

De la pofition des Camps.

PEU de gens ignorent ce que c'eft qu'un camp.
Le Militaire feul en connoît le détail & les inconvéniens. On conçoit facilement que le choix
du lieu étant fubordonné au temps & aux circonftances, les pofitions des camps ne font pas
toujours avantageufes pour la fanté. Il n'eft d'ailleurs que trop certain que , celles qui font les
plus favorables au fort des armes , font prefque
toujours les plus nuifibles au corps. Heureux le
Général qui peut réunir dans fon camp la falubrité & la fécurité.

La nature du fol, fon élévation ou fa pente,
fes inégalités, le voifinage des bois , des marais ,
des villes ou des villages , l'air qui fouffle dans le
camp , la difficulté plus ou moins grande de s'y
procurer les chofes néceffaires à la vie, la proximité d'un champ de bataille , des hôpitaux, de
la boucherie & de la voierie, la dévaftation des

campagnes, &c. font autant de chofes à confidérer pour la falubrité d'un camp.

Un terrein humide eft d'autant plus dangereux, que les exhalaifons fouterreines & celles
de l'athmofphere y exercent en même temps une
action continuelle fur les corps, fans qu'on puiffe
aifément s'en garantir. Cette humidité agit principalement pendant la nuit ; de-là naiffent les
catharres, les rhumatifmes, les péripneumonies
& autres maladies qui dépendent de la fuppref-
fion de la tranfpiration. Lorfque la chaleur eft
confidérable, & que le camp refte toujours dans
la même pofition, les maladies putrides fe dé-
clarent promptement.

Il eft bien vrai qu'il eft rare qu'une armée
entiere foit campée fur un terrein humide, fur-
tout lorfque le nombre des troupes eft confidérable ; mais auffi par la même raifon eft-il rare
qu'il n'y ait pas toujours dans chaque camp quelques régimens expofés à cet inconvénient.

Le premier moyen & celui qui eft le plus
prompt pour diminuer les effets de cette pofition nuifible, confifte à faire, autour du camp,
des faignées, par lefquelles l'eau puiffe être portée dans les endroits les plus éloignés ; ce qui
aura facilement lieu, fi on les dirige vers le terrein le plus déclive.

Le fecond moyen confifte à faire, autour de

chaque tente, des rigoles profondes, qui, en communiquant avec les autres, forment des confluens qui se rendent aux fossés ou saignées ci-dessus. Ces deux expédiens sont praticables dans tous les cas, même lorsque l'armée ne doit séjourner qu'une nuit dans un lieu humide; il ne s'agit que d'envoyer au campement un nombre d'hommes suffisant, pour faire les saignées. La promptitude avec laquelle les Romains faisoient leurs retranchemens, qui étoient beaucoup plus considérables que ne le font les fossés que je conseille, est une preuve suffisante que ceux-ci sont toujours praticables. Quant aux rigoles autour des tentes, elles sont encore plus faciles, parce que chaque chambrée peut y travailler *.

Il n'en est pas de même de quelques autres moyens, qui ne sont cependant pas à négliger; sçavoir, celui d'allumer du feu à l'endroit où les tentes doivent être posées, & ensuite de battre le terrein, celui de former des sentiers pour le passage des Soldats.

C'est dans ces circonstances que la couverture de peau, dont j'ai parlé dans l'article ci-dessus, seroit de la plus grande utilité *.

---

* Cet usage est ordinairement suivi.

** Le Sieur Sarrasin, dans la Lettre citée à l'Art. III du Chap. II ; annonce qu'il a imaginé une couverture,

Au reste, ces précautions ne doivent être prises que dans les cas où l'on ne peut pas faire changer la position, & elles ne regardent presque jamais qu'une partie de l'armée.

Je crois que l'on néglige trop les soins nécessaires à cet égard. Aussi voit-on une grande
quantité de maladies à chaque nouveau campement, & il est certain que l'humidité y contribue le plus *. Je ferai voir bientôt que, dans
les terreins même les plus secs, il faut, pour
éviter l'effet des exhalaisons de la terre, employer beaucoup d'autres moyens.

Le camp le mieux situé est celui qui l'est sur
un terrein sec, un peu élevé, & où l'accès de
l'air est libre de toute part ; celui qui est dans
un fond, ou à mi-côte, ne reçoit l'air que de
trois côtés au plus, & il a d'ailleurs le désa-
vantage d'être prodigieusement incommodé par
les eaux de pluie qui découlent du sommet des
montagnes. Quand l'armée doit séjourner long-

---

tissue de lin & de crin, du poids de deux chemises, qui
pourroit servir en même-temps de manteau : reste à sçavoir si elle rempliroit toutes les vues.

* Quand on voudra séjourner quelque temps dans un
camp, vous choisirez un lieu qui ne soit ni humide, ni
marécageux ; ces sortes d'endroits étant mal-sains, causent par leurs exhalaisons, des maladies qui ruinent
une Armée. Léon Inst.

temps dans cette position déclive, il est nécessaire de travailler au sommet des montagnes, à faire un bassin qui recueille les eaux, & de creuser des fossés qui les portent de-là sur les côtés du camp.

Il est ordinaire d'appuyer de droite & de gauche le camp sur des bois ou sur des villages, & presque toujours il en a à sa proximité sur les derrieres. Cette position peut être mal-saine, quant à la totalité de l'armée, ou seulement pour la portion des troupes qui est dans le voisinage. On en corrige l'insalubrité, 1°. en élaguant suffisamment la partie du bois qui porte un ombrage nuisible, & qui empêche l'air d'agir de toute part ; 2°. en observant beaucoup d'ordre & de discipline, afin que le Soldat n'abuse pas d'un voisinage périlleux pour ses mœurs & pour sa santé *. Je crois qu'on doit poster des vedettes à toutes les avenues qui vont au lieu habité, tant pour la sûreté du citoyen, que pour le bien du service. Je ferai même remarquer ici, en passant, que l'on permet trop légerement à beaucoup d'Officiers de toute espece de se loger dans le voisinage. Il s'en faut de beaucoup qu'ils y

---

* Celius Sejanus, Général Romain, campoit toujours loin des Villes & des Villages, afin que les Soldats ne communiquassent point avec les Habitans.

soient

foient mieux pour leur fanté ; mais cet inconvénient eft beaucoup moindre que celui d'y laiffer établir les Vivandiers.

Si la ville & le village voifins ont des denrées, il fera mieux d'ordonner qu'elles foient expofées hors des murs, ou du moins qu'on ne laiffe entrer que ceux qui en auront la permiffion.

Je reviens maintenant à la néceffité d'ouvrir à l'air un accès libre de toute part. J'ai prouvé, dans le Chapitre II, Article III, *de l'air & des pofitions*, que le mauvais air eft chaffé par le moyen des vents. Rien n'eft donc plus effentiel que de donner au camp une pofition où leur effet ne foit pas empêché. Mais comme ils peuvent venir d'un lieu infecté, il eft abfolument néceffaire, non-feulement d'examiner le voifinage, afin de fçavoir s'il n'y a point de caufes qui puiffent infecter l'air, mais encore d'éloigner tout ce qui peut y contribuer.

On doit, par exemple, avoir l'attention de ne pas établir un camp près d'un champ de bataille, où les cadavres ont refté long-tems fans être inhumés ; fur celui où ils ne le font quelquefois qu'à deux pouces dans la terre, & furtout lorfqu'ils le font depuis peu de tems. Je fçais qu'il eft des circonftances où on ne peut fe difpenfer de camper dans un lieu auffi mal-fain, ou dans fon voifinage ; c'eft alors qu'il faut du moins difpofer le

Q

camp de maniere que le vent souffle du côté opposé à l'endroit où regne le mauvais air ; &
dans le cas où cet expédient ne peut pas être mis
en usage , il faut purifier l'air par l'explosion de
la poudre , par les feux allumés avec les bois
aromatiques ; enfin il faut observer le régime du
Soldat , afin que l'intempérance ne donne pas au
mauvais air une action meurtriere sur le corps.
On doit aussi éloigner du camp la boucherie ,
l'hôpital & la voirie , qui certainement y por-
teroient l'infection , & produiroient beaucoup
de maladies.

Le voisinage des marais & des étangs est dangereux par l'impureté qu'ils communiquent à
l'air , sur-tout pendant les grandes chaleurs; parce
que le soleil attire une grande quantité de vapeurs qui retombent sur le camp pendant la nuit ,
même dans le tems le plus serein. Ces vapeurs
sont propres à développer les miasmes putrides
répandus dans l'athmosphère. Je ferai voir , dans
la Section suivante , les moyens de s'en garantir.

Un camp est toujours mal-sain , même dans
la position la meilleure quant au sol , quand toutes les choses nécessaires à la vie en sont éloignées.
Mais de tous les besoins, celui de l'eau & celui
du bois sont les plus pressans & les plus fréquens.
Quand l'armée n'en est pas à portée , le travail
excessif des Soldats , pour les aller chercher , est

une caufe de maladies. Si l'eau manquoit feulement pendant deux fois vingt-quatre heures,
l'armée périroit prefqu'entiérement ; il y en a
plufieurs exemples dans l'hiftoire. Si on ne trouve
que de la mauvaife eau, bientôt la maladie fait
des ravages *.

L'impoffibilité de faire cuire les alimens fans
bois, en rend le défaut ou l'éloignement fatal
à une armée ; il en eft de même à proportion
des autres chofes utiles. Tous les Généraux qui
ont écrit fur l'art de la guerre, ont recommandé
de fituer les camps près de l'eau, du bois, & des
chofes néceffaires à la vie animale.

Mais, je dois obferver ici, que la plûpart des
provifions pourroient être apportées au camp, fans
obliger le Soldat de les aller chercher. On lui
fournit une occafion de fe débander & de fe
débaucher, ou, on lui donne une befogne trop
pénible, quand on le met dans le cas d'aller lui-
même au loin chercher tout ce dont il a befoin.

Nous avons vu plufieurs fois les Payfans des
Villages circonvoifins apporter au camp les légumes ; pourquoi dans les cas poffibles, n'y por-

---

* Je parlerai, dans la Section fuivante, de la maniere de fe procurer facilement & promptement de la
bonne eau.

teroient-ils pas auſſi le bois & l'eau ? Du moins paroît-il ſenſible qu'on devroit les y forcer, dans les cas où ces deux proviſions ſont trop éloignées, pour que le Soldat puiſſe facilemenr en rapporter la quantité néceſſaire pour le camp. Quant aux légumes, il faut avoir ſoin, lorſqu'on y mene les Soldats, de leur donner quelques anciens pour guides, & pour leur indiquer ceux qui ne ſont point nuiſibles. Sans cette précaution, ſouvent les nouveaux rapporteroient des plantes vénéneu-ſes, ou du moins des herbes inutiles à l'ordinaire.

La dévaſtation de la campagne eſt moins un obſtacle à la poſition avantageuſe d'un camp, qu'à la facilité d'y ſéjourner commodément : c'eſt un moyen dont l'ennemi ſe ſert ſouvent pour empêcher la ſubſiſtance d'une armée qui le pour-ſuit. Quoique les grains ſoient coupés, & que la récolte ſoit enlevée, ſi l'on peut encore les trouver dans les Villes & dans les Villages, le danger ſera peu conſidérable ; mais ſi l'ennemi a mis le feu à tout, s'il a emmené les habitans, les beſ-tiaux, les charriots & les chevaux, non-ſeule-ment il y aura du riſque pour la ſubſiſtance, mais le Soldat harraſſé par le travail, & ſurchargé par les fardeaux, ſera dans le cas de ſuccomber. C'eſt par ce côté principalement que la poſition d'un camp dans un lieu dévaſté eſt nuiſible à la ſanté.

Il en eſt un autre qui eſt preſqu'autant à craindre, c'eſt que l'air eſt toujours impur dans un
pays dévaſté & abandonné, en ce que les animaux que l'ennemi n'a pu emmener, ou ont été
tués, ou ſont morts de famine, & qu'ils reſtent
dans les champs & dans les chemins, où ils portent la corruption.

Quand une Armée doit traverſer un pays in-
habité, ou dévaſté, outre qu'on doit la pourvoir
de tout ce qui eſt néceſſaire à la vie, il faut auſſi
la faire devancer par des gens de bonne volonté, & par des payſans, pour inhumer les
animaux morts, & enfouir toutes les ſubſtan-
ces corrompues.

SECTION II.

De la vie du Camp.

C'EST dans le camp que l'Officier particulier
partage plus particuliérement avec le Soldat les
dangers auxquels la ſanté eſt expoſée. L'un &
l'autre n'ont que la toile de leurs tentes, pour ſe
garantir des injures de l'air, dont l'impureté agit
d'ailleurs également ſur chacun. Les beſoins de
la vie manquent plus ſouvent à l'Officier, qu'au
Soldat, parce que la ſubſiſtance de celui-ci eſt
aſſurée, tandis que l'autre ne peut compter que
ſur celle qu'il trouvera. D'autre part, ſi l'Officier

eſt en général mieux campé que le Soldat , il a ſouvent plus de peine pour ſe procurer les commodités néceſſaires , parce que le nombre des Soldats dont chaque Chambrée eſt compoſée , abrege & facilite leurs travaux.

Les différens objets qui intéreſſent la ſanté des Gens de Guerre , dans la vie du camp , ſont le campement * , la vie animale , la diſtribution & l'arrangement des Troupes , le ſéjour de l'Armée , & ſa diſcipline.

Le campement eſt un des plus pénibles travaux de la Guerre dans la plûpart des circonſtances : pour s'en former une idée , il ne faut que ſe repréſenter une Armée qui a marché pendant tout le jour , ſoit par un temps pluvieux , ſoit à l'ardeur du ſoleil , arrivant vers la nuit au lieu deſtiné pour ſon camp. Le Soldat , mouillé & tranſi , ou accablé de ſueur , toujours fatigué , eſt obligé de tendre ſa canoniere dans l'épaiſſeur des ténebres , d'établir ſon bagage & ſes armes , de travailler à creuſer ſa cuiſine , d'aller au bois , à la paille , au fourrage , à l'eau , &c. & indépendamment de ces travaux , il faut qu'il ſe prépare au Service. Qu'on juge , après cela , de l'embar-

---

* J'entends par campement le moment où les Troupes arrivées au lieu qui leur eſt deſtiné , y établiſſent leurs tentes.

ras, du tumulte, mais principalement des dangers de cette manœuvre pour la santé.

Il est bien vrai qu'elle n'est pas toujours accompagnée de tous les incidens dont je viens de parler ; mais il y en a plusieurs qui en sont inséparables, & qui suffisent pour en démontrer les risques. En effet, il n'y a jamais de changement de camp, qui ne soit suivi de plus ou moins de maladies, selon le temps, la marche, &c. surtout dans la premiere campagne.

C'est assurément dans ce cas qu'on s'appercevroit facilement des bons effets des conseils que j'ai donnés dans les trois précédens Chapitres, sur le vêtement, les positions, les marches, l'exercice, & le choix des Soldats.

Mais les précautions dont je vais parler, seront d'autant plus nécessaires, que l'on doit moins compter sur la vigueur de la constitution des Troupes.

La premiere chose qui se présente à observer sur le premier travail des Troupes (leur établissement dans le camp) c'est que dans ces jours de calamités où toutes les injures de la saison & du temps se réunissent à une marche longue & pénible, qui ne finit qu'à la nuit ; il faut prévoir, autant qu'il est possible, les besoins du Soldat. C'est là sans doute le cas de faire amener au camp l'eau, le bois, les légumes, le fourrage, &c. &

lorfqu'il s'y préfente quelques obftacles, il faut du moins s'arranger de maniere que le Corps qui eft parti pour marquer le camp, foit affez nombreux, pour y préparer la plûpart des chofes néceffaires, & diminuer la peine des Troupes. Ainfi, les Soldats de ce Corps peuvent tendre d'avance plufieurs canonieres, pour mettre une grande partie des Troupes à couvert en arrivant; il faut qu'ils cherchent les lieux où l'on trouve, les provifions, & qu'ils en apportent le plus qu'ils peuvent; ils doivent préparer les cuifines, & même commencer l'ordinaire des Chambrées. Ce qui eft d'autant plus facile, que prefque toujours il y a un homme par Chambrée, qui va au campement; au refte, cette derniere manœuvre a prefque toujours lieu.

La vie animale du camp differe peu de celle de la Paix: cependant elle eft moins réglée, parce qu'elle eft fubordonnée aux circonftances; elle eft plus fréquemment mauvaife, parce que les moyens de fournir de bons alimens, font plus difficiles, que le pain & la viande font plus fujets à fe gâter, que l'on ne trouve pas toujours des eaux faines, enfin que la difette fe met quelquefois de la partie.

Il regne un ordre admirable dans nos Armées, fur la diftribution des vivres; mais il faut qu'elle foit fecondée par les circonftances. Si malheureufement la maladie & la mortalité fe mettent dans les beftiaux, il faut ou qu’on fourniffe de la mauvaife viande, ou qu’on en donne très-peu, ou enfin qu’on en prive le Soldat. Ce qui fait que néceffairement la nourriture eft mal-faine, ou qu’elle eft diminuée ; deux inconvéniens également à craindre.

Il eft très-effentiel de veiller à la fubfiftance des beftiaux, & d’en avoir toujours une quantité fuffifante à la fuite des Armées. On doit y attacher quelques gens inftruits qui puiffent diftinguer leur état fain de celui de maladie, afin d’empêcher qu’on tue ceux qui fourniroient une mauvaife viande. L’art vétérinaire eft aujourd’hui tellement protégé par le Gouvernement, qu’il fera facile de mettre ce confeil à profit, dans la premiere Guerre que nous aurons à foutenir.

On fe plaint encore plus rarement du pain que de la viande, parce que les Munitionnaires fervent parfaitement bien. Dans la derniere Guerre où nos Troupes ont eu prefque toutes les efpeces de calamités à fouffrir, le Soldat n’a jamais manqué de pain, & qui plus eft, ce pain a toujours été auffi bon & auffi bien préparé, qu’il auroit pu l’être dans les temps les plus tranquilles. Cette conduite de la part des Chefs de cette entreprife, fait leur apologie, & leur a mérité les graces du Roi & l’eftime générale. Plut à

Dieu que tous les autres Entrepreneurs euſſent
autant mérité !

On a vu, au Chap. II, Art. II, quelle eſt la
nature du pain de munition. Il en eſt une autre
eſpece, ſouvent néceſſaire à la Guerre, qu'on
appelle *biſcuit* *, & que l'on conſerve pour les
occaſions urgentes, comme celles où l'Armée a
de longues courſes à faire, & qu'elle ne doit pas
être à même de profiter du ſecours des fours.
Ce pain eſt plus léger, plus nourriſſant & moins
corruptible que l'autre. Voici à peu près la maniere dont on le prépare.

On prend la farine la plus pure ; on en fait
avec du levain & de l'eau une pâte, comme celle
du pain ordinaire, & on la fait cuire deux fois
autant que celui-ci : c'eſt ce qui le réduit en un
moindre volume, parce que toute l'humidité en
eſt enlevée ; c'eſt par la même raiſon qu'il eſt
totalement converti en croûte ; & on ne le nomme
biſcuit, que parce que la ſyllabe *bis* ſignifie *deux
fois*.

Quoique ce pain ſoit moins lourd, & plus
nourriſſant que l'autre, il a pluſieurs inconvéniens, qui doivent empêcher de lui donner la
préférence ſur le pain de munition ; 1°. parce
qu'il a moins de ſaveur ; 2°. parce qu'il eſt trop

---

* Chez les Anciens c'étoit du pain de mil.

dur ; 3°. parce qu'il n'exerce pas suffisamment les forces de l'estomac ; 4°. parce qu'il lui manque une qualité que le son communique à celui-ci. Toutes ces raisons me font croire que l'on ne doit employer le biscuit que dans les momens pressans, où l'autre manque ; & j'ai prouvé dans le Chapitre ci-dessus désigné , que nulle espece de pain n'est aussi convenable aux Soldats , que celui de *munition*.

Mais il arrive souvent que , soit par accident, soit par le défaut de fabrication , soit par la négligence du Soldat, ce pain, d'ailleurs si bon pour l'Homme de Guerre , a , ou acquiert de mauvaises qualités : s'il n'est pas bien cuit , ou s'il est trop acide , il cause des indigestions , des diarrhées , des dyssenteries ; s'il est moisi , il produit des maladies putrides ; s'il est trop dur, son acidité est plus concentrée ; s'il est mouillé , il perd de sa qualité.

Pour remédier à ces inconvéniens, il faut que les Soldats coupent par tranches le pain qui n'est pas assez cuit, & qu'ils le fassent griller. Lorsqu'il est trop acide, on peut en corriger l'aigre, en le faisant tremper par tranches dans l'eau , & ensuite en le faisant griller. On évite le moisi en l'exposant dans un lieu sec. S'il est véritablement moisi, il faut couper tout ce qui est gâté , & le jetter : s'il est trop dur, en le faisant griller de nouveau, le centre revient à son état de mollesse. Lorsqu'il est mouillé , il faut en couper la surface & faire griller le reste.

La viande du Soldat se gâte aussi , de même que le pain ; mais on n'a pas les mêmes ressources , pour la rendre mangeable. On évite sa corruption en la coupant par tranches , & en la faisant sécher au Soleil , en la suspendant toujours dans les endroits où il n'y a point d'humidité ; mais le Soldat est souvent empêché dans l'exécution de ces conseils , parce qu'en portant sa viande avec lui , elle est , comme lui , exposée aux intempéries & aux impuretés de l'air. Il seroit très - avantageux de la lui distribuer très-souvent *.

L'eau des camps offre un plus grand nombre d'inconvéniens que les deux articles ci-dessus. J'ai fait voir ailleurs la différence de ses especes , & j'ai indiqué la maniere d'en corriger l'insalubrité. C'est à la Guerre sur -tout que les précautions sont nécessaires à cet égard. Il faut y porter une attention singuliere , pour que les Soldats en

---

* J'ai lu dans une Dissertation Latine, que le Soldat n'ayant pour toute ressource que la viande gâtée , pourroit en diminuer la pourriture & les mauvais effets en la saupoudrant de poudre à canon.

trouvent qui soit bonne, & pour qu'ils n'en manquent jamais.

On remplit le premier objet en établissant une regle invariable sur le lieu où le Soldat doit la prendre, sur la maniere de la puiser, & sur celle de la corriger.

Il doit toujours y avoir plusieurs Officiers de l'Etat Major, chargés de faire chercher les sources pour les différentes divisions, afin de fixer le lieu où chacune doit aller puiser l'eau. Sans cela, les Soldats les plus paresseux iroient à la source la plus prochaine, & on risqueroit qu'ils apportassent de la mauvaise eau. Quand on sçait qu'il y en a de mal-saines, on doit les faire garder, pour empêcher d'en approcher.

On conduit les Soldats à l'eau, comme aux légumes. Il faut avoir attention que chacun soit muni d'ustensiles suffisans & convenables, afin qu'ils rapportent la quantité nécessaire pour leurs Chambrées, & que les vases ne la corrompent pas. Le bidon est l'instrument le plus convenable; on doit empêcher l'usage des casseroles de cuivre. Si c'est une riviere où l'on puise l'eau, il est essentiel qu'on dispose plusieurs endroits à quelques distances les uns des autres, & qu'on en assigne un à chaque division; sans cela l'eau deviendroit trouble, & d'ailleurs il faudroit un tems considérable, pour que chacun en prit. Si ce font des fontaines , des marais , des étangs , &c. il faut obferver les regles établies dans l'Article II du Chap. II. De toutes les fources, c'eft certainement la riviere qui eft la plus utile à une Armée; les autres exigent plus de précautions , & l'on devroit toujours y établir des védettes , pour éviter qu'on y jettât des immondices , ou qu'on en puifât mal-à-propos.

Quant au fecond objet , le défaut d'eau , il eft encore plus effentiel , par les raifons que j'ai alléguées dans la fection précédente. Il faut employer tous les moyens poffibles pour trouver des fources qui en fourniffent promptement. Pour connoître les lieux où il y a de l'eau, dit Vitruve, L. I, Chap. III * , il faut , un peu avant le lever du Soleil, fe coucher fur le ventre, ayant le menton appuyé fur la terre où l'on cherche de l'eau, & regarder le long de la campagne ; car le menton étant ainfi affermi , la vue ne fe levera pas plus haut que le niveau; & fi l'on voit en quelqu'endroit une vapeur humide s'élever en ondoyant, il y faudra fouiller, car cela n'arrive point aux endroits qui font fans eau, &c. *Caffiodore* prétend que la hauteur à laquelle ces vapeurs s'élevent , montre combien les eaux font

---

* J'ai emprunté cette citation & la fuivante de M. de *Bongars* , dans fa Traduction de Végece.

avant fous terre, & que quand on voit des nuées, de petites mouches, qui volent contre terre, toujours à certain endroit, cela fuppofe de l'eau; mais *Palladius* ajoute, qu'il faut prendre garde que le lieu d'où l'on voit élever la vapeur, ne foit pas humide en fa fuperficie, afin que cette vapeur ne puiffe être attribuée qu'à l'eau de fource, qui coule entre deux terres.

Mais on peut, dans un vafte terrein, tel que celui qu'occupe une Armée, ou dont elle eft environnée, trouver des expédiens plus prompts & plus fûrs. En creufant la terre vers le pied des montagnes, ou au-deffous du lit d'une riviere, on parvient à faire des puits qui donnent fouvent de la bonne eau, & en grande quantité. Il faut en même temps avoir foin de garnir le fonds & les côtés de ces puits avec des cailloux & du fable. Ce travail, quoique pénible, rentre dans le plan des exercices qu'il eft néceffaire de faire obferver aux Troupes qui reftent long-temps dans le même camp. Cette reffource eft non-feulement utile, lorfque l'eau manque, mais encore, lorfqu'il n'y en a que de mauvaifes fources, ou des marais & des étangs.

Au refte, quel que foit le lieu où les Troupes puifent l'eau, il faut avoir attention auffi d'en éloigner les animaux, qui doivent toujours avoir leur gué à part.

La soupe du Soldat est à-peu-près la même que celle de la Garnison, lorsque les légumes sont abondans, & que le temps permet de la faire.

Le ris qu'on donne aux Troupes pendant la campagne, est une très-grande ressource, au défaut des légumes. Je répéterai ici ce que j'ai dit dans le Chap. II, au sujet des casserolles de cuivre, parce qu'il en résulte encore plus d'inconvéniens à la Guerre, que pendant la Paix. Celles de fer ne sont jamais mal-saines, & elles sont conséquemment préférables même à celles de fer-blanc, dont la soudure, qui ne se conserve pas, est faite avec un métal, de sa nature nuisible, sur-tout lorsqu'il se fond.

On conçoit facilement que la disette est le plus grand fléau dont une Armée puisse être attaquée. Heureusement la maniere dont on fait aujourd'hui la Guerre, expose moins les Troupes à ce malheur. Cependant les Villes assiégées, les Armées en retraite forcée, ou dont les communications sont coupées, ont quelquefois le malheur d'être privées de vivres. Je ferai voir dans la suite, quels sont les moyens d'obvier à cet inconvénient.

Les Soldats logés dix ou douze ensemble sous une canoniere faite d'une toile assez épaisse, n'ont, dans les momens les plus heureux, que la

paille

paille pour leur lit. C'est là leur asyle contre les injures du temps ; eux & leur équipage doivent tenir dans un espace assez étroit , & circonscrit par la forme & l'étendue de la canoniere.

On présume facilement les inconvéniens d'un logement de cette nature , mais on n'y porte pas tous les soins nécessaires , pour garantir le Soldat des maux auxquels il l'expose. Je vais les détailler.

Dès que l'Armée est arrivée , si le temps le permet, on envoye les Soldats à la paille, à moins qu'il n'y en ait à la tête du camp , où souvent il y en a suffisamment sur pied , au lieu même où il est tracé , de sorte que les Soldats peuvent la faucher facilement. Sans l'une de ces ressources , la terre est leur lit ordinaire ; dans l'une & l'autre circonstance , leur situation est dangereuse.

Si le Soldat n'a point de paille , l'humidité de la terre le pénétre , & il devient malade. C'est dans ce cas sur-tout que la couverture de peau , doublée de poil , seroit très-nécessaire.

Je sçais que le Soldat doit être accoutumé à coucher sur la terre , puisqu'il n'a point d'autre lit , lorsqu'il est de Service. Mais il y a une grande différence entre la position d'un homme couché sur la terre dans la tente , & dans son Corps-de-garde : dans le premier cas ,

R

il paſſe une nuit entiere dans la même ſitua-tion, déshabillé, & ſans feu; dans le ſecond, il ne dort que quelques heures de ſuite, après leſquelles il ſe donne du mouvement; il dort de plus, près d'un grand feu, & habillé, de ſorte qu'il eſt expoſé à beaucoup moins de dangers.

Mais lorſqu'il a de la paille, ſouvent il n'en eſt guères plus à l'abri de l'humidité, parce qu'elle s'humecte facilement, lorſqu'elle n'eſt pas déjà mouillée. Il eſt donc bien avantageux de trouver de la paille ſéche, pour coucher le Soldat, & c'eſt ce que le payſan procureroit facilement, ſi on l'obligeoit à l'apporter à la tête du camp. Du moins éviteroit-on les effets pernicieux de celle qui eſt humide, avec la couverture ci-deſ-ſus. Au reſte, quand les Troupes ſéjournent, il faut qu'elles expoſent leurs pailles au ſoleil, & je regarderois comme très-utile le paillaſſon qu'on leur feroit natter, en ce qu'il empêcheroit les exhalaiſons de la terre de pénétrer auſſi facile-ment, qu'à travers la paille jonchée. Les Soldats inſtruits en font pluſieurs couches, dont l'une eſt alternativement en long, & l'autre en travers. Lorſque la paille eſt ſéche, & que le lit qu'elle forme de cette maniere eſt très-haut, l'humidité ne peut guères pénétrer.

L'Homme de cheval a de grands avantages

fur le Fantaffin , relativement au coucher ; car fon manteau le garantit également du froid & de l'humidité , il a de plus un buffle qui eft prefqu'impénétrable. On feroit une jufte compenfation, en fuppléant le manteau par la couverture pour le Fantaffin , & en lui donnant le buffle.

Hors l'arriere-faifon, où les foirées & les matinées font quelquefois très-froides , le Soldat eft bien moins incommodé fous la canoniere, du froid, qu'il ne l'eft de la chaleur. Il fe garantit de la premiere incommodité , en relevant autour de la canoniere la terre, qui a été ôtée pour faire les rigoles prefcrites , en mettant au-dedans des bouchons de paille , & en attachant plufieurs piquets à la toile , pour empêcher l'air de pénétrer. Il n'en eft pas de même pour la chaleur ; le foleil darde à travers les pores de la toile, & il devient prefqu'infupportable. Le Cavalier évite l'un & l'autre inconvénient par fon manteau. Dans le premier cas, il eft plus à l'abri, parce qu'il s'en couvre ; dans le fecond, il le met par-deffus fa canoniere. Le Fantaffin n'a que les feuillages pour reffource. S'il avoit des couvertures, elles lui ferviroient, comme le manteau au Cavalier.

Je voudrois que les canonieres fuffent faites de maniere qu'on pût les ouvrir aux deux extrémités ; de forte que le côté qui feroit expofé au

foleil, fût fermé pendant la grande chaleur, &
que l'autre fût ouvert. Par ce moyen, il y auroit
toujours un courant d'air qui diminueroit la **vive**
impreſſion du foleil. Les Soldats y fuppléent en
quelque maniere, en arrachant quelques piquets
qui forment une ouverture plus ou moins
grande, par laquelle l'air peut entrer dans la
canoniere.

Il eſt eſſentiel de veiller à la propreté des canonieres : on fent parfaitement que pluſieurs
hommes logés dans un efpace auſſi étroit, doivent être très-foigneux à éviter d'y faire aucune
ordure. Au reſte, fans ordures, l'air des canonieres eſt mal-fain, par les vapeurs réunies des
Soldats & de la terre; il feroit bon d'y faire tous
les foirs & tous les matins des fumigations avec le
vinaigre. Je ne parle point du danger des armes,
parce qu'il eſt de regle qu'on range les fuſils à la
tête du camp; mais on devroit auſſi y ranger les
piſtolets & autres armes blanches, pour éviter
tous les accidens.

Il y a pluſieurs précautions à prendre contre
le mauvais air & l'indiſcipline, pendant le
long féjour d'une Armée dans un même camp.
Les excrémens font l'objet le plus eſſentiel à
conſidérer. Il étoit ordonné au camp des Iſraé-
lites, de faire un trou en terre, pour faire fes
befoins, & enfuite de le reboucher; les Turcs

en agiſſent encore de même aujourd'hui. Quant à nous, il eſt d'uſage qu'on établiſſe, à quelque diſtance de la tête du camp, des foſſés, au-deſſus deſquels un rondin plus ou moins long, mais aſſez fort, ſoutenu ſur deux fourches, forme le ſiege des latrines des Soldats.

Quand l'Armée ſéjourne long-temps dans le même endroit, & qu'il fait très-chaud, les vapeurs qu'exhalent continuellement ces latrines, ſe répandent dans l'air, y portent la corruption, & influent ſinguliérement ſur la ſanté. C'eſt encore pis, pendant les temps humides, où l'air contenant une grande quantité de molécules aqueuſes, donne plus d'activité aux miaſmes putrides. Bien plus, comme il eſt des ſaiſons & des temps où la diarrhée & la dyſſenterie ſont communes, les déjection de ceux qui en ſont attaqués, produiſent des effets pernicieux ſur ceux qui vont à ces latrines, & elles leur communiquent très-facilement ces maladies. On pourroit même dire qu'elles naiſſent quelquefois des excrémens des gens ſains, qui, réunis en trop grande quantité, ſont expoſés trop long-temps à l'air *.

---

* Les immondices qui s'accumulent, occaſionnent des vapeurs infectes, qui corrompent la ſalubrité de l'air. *Léon, Inſt. X.*

Rien n'est plus important que de renouveller souvent les latrines, pendant l'Eté & l'Automne, & de recouvrir les anciennes avec beaucoup de terre; de sorte, que pour éviter toute espece de contagion par cette voye, je ne serois point éloigné de conseiller ces manœuvres au moins tous les trois jours.

Mais outre les latrines communes des Soldats, il y en a une grande quantité dans l'intérieur du camp : chaque Officier en a derrière sa tente, ou du moins y en a-t-il plusieurs aux environs de celles des Officiers, à la queue du camp, tant pour eux que pour leurs valets. Il n'est pas moins essentiel de veiller à ce qu'on recouvre celles-ci, comme les autres. Car on peut regarder dans nos Armées le nombre d'Officiers, de Valets & de Vivandiers, comme un bon tiers du total effectif, & conséquemment mesurer l'effet de leurs déjections, en cette proportion.

Cette réflexion me conduit naturellement à parler de l'abus du grand nombre de valets & d'équipages de nos Armées, qui multiplie l'embarras & augmente la contagion. C'étoit un usage chez les Romains, de faire porter par les Soldats aux tentes des Officiers, le bois, le fourrage, &c. par ce moyen, ceux-ci avoient moins besoin de valets. C'est de là sans doute qu'est venu l'abus de prendre des Soldats pour domestiques. Mais on pourroit fort-bien empêcher l'abus, & continuer l'usage. Celui-ci est utile, & il ne ravale point le Soldat.

L'article des urines ne mérite pas une attention aussi scrupuleuse, que celui des excrémens. Il seroit pourtant bon, pour l'Infanterie surtout, qu'on assignât un lieu qui fut un peu éloigné des canonieres, afin d'éviter la puanteur que l'urine peut produire, & quelques mauvais effets, dont elle est capable. Le Cavalier urine à la tête de son piquet ; & le fumier, qui doit être enlevé au moins tous les quatre jours, & porté au loin, rend l'effet de l'odeur des urines beaucoup moins insupportable.

On doit aussi avoir la précaution de renouveller la paille sur laquelle les Soldats sont couchés, lorsque l'Armée séjourne plus de huit jours dans le même lieu. Sans cela, elle se corrompt, & devient une des causes de maladies, dont les Troupes sont affligées dans leurs camps.

Le bon ordre & la conservation de la santé des Soldats, exigent qu'on les exerce, quand ils restent long-temps dans le même lieu. On lit dans *Végece*, que les Romains, armés & chargés, s'éloignoient à dix milles du camp, & qu'ils marchoient en rase campagne, sur les terreins embarraffés, montueux, afin de conferver l'habitude des travaux & leur fanté.

Il faut empêcher les Soldats de dormir en plein air, lorfqu'ils font en chemife, comme cela eft fréquent pendant les grandes chaleurs ; il faut veiller à ce qu'à l'heure des repas & du coucher, ils foient tous rendus à leur gîte, & furtout ne pas fouffrir qu'ils paffent la nuit à dormir au dehors de la canoniere, comme cela atrive quelquefois aux ivrognes. On doit principalement interdire l'entrée du camp aux filles de joie, parce qu'il eft démontré que les maladies vénériennes affoibliffent finguliérement les Armées.

Il faut défendre aux Vivandiers de donner aux Soldats, pris de vin ou d'eau-de-vie, quelque nouvelle liqueur, qui puiffe augmenter leur ivreffe. Il eft de même néceffaire qu'il y ait un ordre qui enjoigne à ces mêmes Vivandiers, de ne recevoir dans leurs tentes aucun Soldat aux heures des repas, de la priere & du fommeil.

On ne gardera aucun Malade dans la tente, mais furtout aucun galeux ou teigneux, ni ceux qui ont de la vermine.

Les Chirurgiens des Régimens feront tous les jours une vifite dans les rues du camp, pour obferver fi la falubrité regne dans les canonieres, & pour voir s'il n'y a point de Malades.

L'Aumônier veillera fur les mœurs du Soldat, & il ne manquera jamais de faire la priere, foir & matin, non plus que de dire tous les jours la Meffe.

Lorfque l'Armée féjournera plus de quinze jours dans le même camp, il fera bon de faire détendre les canonieres, & de les pofer à quelque diftance du lieu où elles étoient ; quoique l'air ait un accès facile dans ces demeures, l'odeur qui faifit ceux qui y entrent, prouve affez que la corruption peut s'y glifler aifément.

Refte à parler de la maraude, qu'on a toujours cherché à réprimer, parce qu'elle eft contraire à la difcipline des camps ; mais elle n'eft pas moins nuifible à la fanté. J'ai vu que la majeure partie de Soldats foupçonnés de marauder, tomboit malade pendant la campagne, parce qu'en général les Maraudeurs font crapuleux & peu exacts fur les objets qui intéreffent la fanté. *La maraude eft la fource de tous les défordres. Inft. mil. du Roi de Pruffe.*

Section III.

Du Service des Troupes campées.

On doit diftinguer ce Service en celui du camp, & celui que les Troupes font obligées de faire au dehors, & plus ou moins loin du camp.

Le premier consiste dans la garde qui se fait à la tête du camp : l'autre dans les postes avancés, tels que les grandes gardes, les fourrages, les détachemens, la garde du Quartier général, celle de l'Hôpital ambulant, &c. (il n'est ici question que des Troupes campées en ligne.)

En général, il faut tâcher que le Service soit tellement partagé, que chaque Soldat ait sa portion de repos & de travail ; ce qui aura toujours lieu, si on fait passer à tour de rôle, chaque homme pour chaque espece de Service.

La garde du camp est une des moins pénibles. Le Soldat n'y éprouve rien de plus dur dans ses fonctions, que dans celles des Garnisons, à l'abri près, qu'il n'a pas.

Le Corps-de-garde est plus exposé aux intempéries : les feuillages & le feu sont les seules ressources qu'il y ait. Il faut, pour éviter les maux auxquels cette garde est exposée, faire relever, le plus souvent qu'il est possible, les Sentinelles ; car il vaut encore mieux que le Soldat soit en mouvement pendant la nuit, quelle que soit l'intempérie, que de le laisser s'endormir dans un lieu où il n'est jamais totalement à l'abri des injures du temps.

La Garde du Quartier général pourroit être regardée comme moins dangereuse que la précédente, si les occasions de débauche n'y étoient pas trop fréquentes. On peut, à la vérité, maintenir le Soldat à son poste, en faisant souvent l'appel, & en punissant sévérement ceux qui ne s'y trouvent pas. C'est pendant la Garde du Quartier général que la plûpart des Soldats attrapent les maladies vénériennes, dont ils sont attaqués.

La Garde de l'Hôpital ambulant est exposée à quelques dangers par la proximité du mauvais air. C'est là qu'il est très-important que le Soldat ne fasse aucun excès. Il faut lui défendre d'entrer & de rester dans l'intérieur. Les Officiers & autres, qui sont dans le cas d'y faire des visites, pour y maintenir le bon ordre, étant plus exposés, doivent prendre plus de précautions. Il faut qu'ils ne touchent à aucun malade, sur-tout attaqué de maladie interne ; ils ne doivent faire leur visite, qu'après avoir bu un verre de quelque liqueur spiritueuse ; & ils feront bien de tenir leurs mouchoirs sur la bouche, pendant le temps qu'ils parcourront les différens endroits où sont les Malades.

Les grandes Gardes sont beaucoup plus à plaindre : elles sont toujours exposées aux injures du temps, souvent privées des plus légers secours, & quelquefois les vivres leur manquent.

Quand une grande Garde part du camp, il faut qu'elle soit munie de tout ce qui est nécesfaire à la vie animale, au moins pour trente-six ou quarante-huit heures. On doit choisir un poste pour le Corps des Troupes, qui soit à l'abri du vent. Il faut faire veiller & marcher toujours la moitié de la Troupe, tandis que l'autre repose, & donner sur-tout peu de temps au repos. C'est principalement alors que le Soldat sentiroit le bon effet d'un vêtement ample, & impénétrable par la pluye & par l'humidité. Le Cavalier en vedette ne peut pas se donner le même mouvement que le Fantassin. Il faut le relever plus souvent. Ce n'est pas que pendant l'Eté ce Service soit aussi dangereux que dans les autres saisons ; mais on peut appliquer les conseils que je viens de donner à toutes les circonstances, en mesurant leur usage selon le temps & les lieux.

Le fourrage peut être considéré comme un Service du camp, & comme une partie des besoins animaux. Comme Service, il n'offre rien de particulier, eu égard à la santé de ceux qui le font ; mais il est bien essentiel, relativement à celle des fourrageurs, & des malheureux habitans du Théâtre de la Guerre.

Il y a deux especes de fourrages ; sçavoir, celui qu'on fait dans les Villes ou Villages, & celui qu'on fait en plaine. Le premier est le plus fréquent, ou pour mieux dire, il a toujours plus ou moins lieu. C'est dans le temps où les grains & le fourrage sont enlevés des champs, qu'il a son effet entier. L'autre se fait pendant l'Eté, lorsque les grains sont sur pied. (On peut regarder comme un fourrage le fréquent envoi des Soldats à la paille.)

On ne sauroit imaginer à combien d'excès le Soldat s'est quelquefois porté, en allant fourrager dans les Villages; pour enlever plus facilement le grain, le foin & la paille, on l'a vu souvent abattre le toît des maisons & des granges; on l'a vu piller les maisons, attaquer l'honneur des femmes avec la brutalité la plus féroce; enfin, ne laisser aux habitans, ni vêtemens, ni argent, ni subsistance. C'est principalement dans les premieres campagnes que ces désastres sont plus fréquens; l'humanité de nos Généraux y a mis heureusement ordre dans les derniers temps de la Guerre, & ils ont rempli deux objets également essentiels, celui d'empêcher le désordre, & celui d'éviter les maux auxquels les fourrageurs s'exposent, par l'habitude d'une maraude effrénée.

On ordonnoit aux habitans des différens lieux où l'on devoit aller fourrager, de mettre en dehors de leur enceinte, la quantité nécessaire de fourrages, & l'on empêchoit les fourrageurs d'entrer dans les Villes ou Villages. La Garde

qui conduit les fourrageurs , doit donc être dif-
posée de maniere , que personne ne s'écarte , &
sur-tout n'entre dans les habitations. J'ai vu les
Soldats , de retour du fourrage , rapporter toutes
sortes de provisions , & se rendre malades , ainsi
que leurs Compagnons , à force de boire & de
manger.

Un autre soin , qui regarde principalement le
fourrage de la plaine , consiste à empêcher le Soldat de s'arrêter pour dormir au milieu des
champs. Souvent il se couche dans le grain , soit
parce qu'il est excédé de fatigue , soit parce qu'il
est ivre ; il y attrape des coups de soleil , & des
fluxions de poitrine. Il faut que les Officiers ne
perdent jamais de vue leurs divisions ; & par ce
moyen on évitera les dangers dont je viens de
parler.

Quant à ce qui concerne les détachemens ,
je me propose d'en parler plus bas ; leurs travaux
sont en raison de leur but , de la saison & de
l'intempérie du temps. J'indiquerai les moyens
généraux , qui peuvent empêcher la plûpart des
maux auxquels ils exposent.

ARTICLE IV.

Des Camps de l'arriere-saison, de ceux qui ont lieu dans un temps rigoureux, & des Baraques.

Jusqu'ici j'ai parlé des Armées campées dans la saison la plus commode (l'Eté). Hors ce temps elles ne campent que par des raisons de nécessité. Ainsi, quelquefois dans les trois autres saisons, malgré la rigueur du temps, on est obligé de tenir la campagne, comme on l'a vu à la course de *Zell*, où plusieurs Régimens campèrent au mois de Décembre, & dans les Armées respectives de France & des Alliés sous *Giesen*, aux mois d'Octobre & Novembre. On conçoit aisément que c'est dans ces circonstances que les Troupes souffrent le plus au camp : la pluye, la neige, la gelée, l'éloignement & la difficulté des vivres & des fourrages, tout concourt à multiplier les dangers de cette situation. Cependant elle est en général moins meurtriere, lorsque le bon ordre se maintient dans tous les points, que celle des Armées campées au mois d'Août & de Septembre, où les injures du temps sont moins considérables, mais où l'impureté de l'air & le paffage du chaud au froid, les brouillards fréquens, font une occafion prochaine de maladies putrides. Il faut cependant convenir que les campagnes d'hyver abîment les Troupes, par la difficulté de les habiller, de les recruter, & de les maintenir dans le bon ordre. C'eft ainfi que s'exprime le Roi de Pruffe. *Inft. Milit.*

Je crois que le long féjour des Troupes dans le même lieu, vers la fin de la campagne, eft une des caufes principales du grand nombre de maladies qui regnent alors. Les Généraux pourroient mettre cet objet en confidération, & changer fouvent la pofition de leurs camps, ce qui ne fe pratique guères.

Je crois auffi que c'eft dans ce même temps qu'il feroit effentiel d'exercer beaucoup les Troupes. C'eft du moins alors qu'il faut être très-exact fur tous les objets de falubrité; c'eft enfin le moment où le Soldat doit être le mieux vêtu, & qu'il faut fur-tout avoir foin que fa chauffure le garantiffe de l'humidité.

Le vulgaire regarde les fruits comme la caufe deftructive des Armées, au commencement de l'Automne, parce que la dyffenterie y regne ordinairement pendant cette faifon. Je fuis loin de croire, ainfi que je l'ai déjà dit, qu'ils ne peuvent pas y contribuer; mais je penfe, avec tous les Médecins des Armées, que les fruits n'ont

aucune

aucune mauvaife qualité, lorfqu'ils font mûrs, & qu'ils ne font point gâtés. La feule précaution qu'on doive prendre à cet égard, confifte à empêcher le Soldat d'en manger qui ne foient pas mûrs ; ce qui fera facile, en général, en veillant fur leurs démarches, & en fouillant ceux qui entrent au camp.

Lorfque les opérations de la Guerre obligent les Généraux de faire camper l'Armée pendant l'Hyver, il faut avoir foin de diftribuer aux Troupes des gilets, des fouliers bien épais & bien garnis, & de les tenir peu dans les tentes, lorfque le tems eft ferein ; c'eft là fans doute le cas de procurer au Soldat un peu d'aifance, en augmentant fa paye ou fes vivres, & de lui fournir un peu d'eau-de-vie ; mais c'eft malheureufement dans ces mêmes circonftances, que fouvent les fubfiftances font rares.

Lorfque l'Armée campe pendant l'Hyver dans une pofition ftable, on permet, ou on ordonne même les Baraques.

Cet arrangement, par lequel les Troupes font plus à l'abri du froid & de l'intempérie de la faifon, confifte à pratiquer avec des branches d'arbres, de la terre, de la paille & du fumier, des efpeces de hayes qui entourent les tentes, & des trous fouterreins pour la cuifine, & pour fe chauffer. Une efpece de toît couvre ceux-ci, &

quelquefois auſſi les tentes. Il y a des cheminées dans les trous ſouterreins ; & il arrive quelquefois qu'en en faiſant pluſieurs qui ſe touchent ;
on les fait communiquer enſemble par des portes
percées dans les cloiſons de la terre, qui les ſépa-
rent. Les chevaux & les beſtiaux ſont de même
baraqués & préſervés.

Avant d'expliquer tous les inconvéniens de ces
Baraques, j'obſerverai ici qu'il eſt extrêmement
eſſentiel qu'une armée qui doit conſerver ſa poſition dans cet état, ſoit à portée de toutes les
choſes néceſſaires à la vie ; car le pain & la
viande qu'il faut aller chercher, obligent le Soldat à des courſes d'autant plus fatiguantes, que
les chemins ſont plus mauvais. Il vaudroit mieux
ſans doute faire apporter au Camp toutes ces
ſubſiſtances ; mais les voitures n'y peuvent pas
aborder, par la difficulté des routes. Quant au
fourrage, il eſt preſqu'impoſſible qu'il ſoit prochain, dans un long ſéjour de l'armée baraquée
ſur le même terrein. J'ai vu les Cavaliers obligés
d'aller le chercher à onze lieues du Camp. * Qu'on

---

* Il ſeroit à ſouhaiter, dit M. *de Feuquieres*, T. I,
Ch. XXXI, que nos Troupes pratiquaſſent l'uſage de
nourrir leurs chevaux avec de la paille hachée, comme
les Hollandois, elles auroient moins de peine, pour les
fourrages.

juge après cela des inconvéniens de toutes efpeces,
qui doivent réfulter des camps d'Hyver : les engelures, rhumatifmes, fluxions de poitrine, en font
les fuites néceffaires.

Mais revenons aux Baraques : on ne peut trouver à redire à celles qui entourent les tentes ; car
quoiqu'elles ne préfervent pas beaucoup de l'humidité, du moins font-elles un moyen pour empêcher les effets du vent. Il feroit très-utile qu'on
mît un abri devant l'entrée des canonieres, afin
d'éviter le froid qui doit néceffairement y entrer
chaque fois qu'on les ouvre. Mais tandis qu'on eft
préfervé par ces moyens, il arrive affez généralement que les Baraques accélerent la pourriture des
canonieres qui, à la fin de la Campagne, font
préfque toutes ufées par le bas. Il faut donc faciliter l'écoulement des eaux, en faifant des rigoles plus profondes, & en les multipliant. Ces
précautions, quoique très-utiles pour la fanté,
font cependant moins effentielles encore que celles
qu'il faut prendre contre un moyen dont les Soldats fe fervent pour s'échauffer ; ils font ordinairement un creux au milieu de la canoniere, &
ils y mettent de la braife. Outre le danger du feu
qui fe communique facilement dans un lieu garni
de paille & de vêtemens, on doit craindre l'effet
de la vapeur de la braife qui porte fur-tout à la
tête, & qui peut produire les accidens les plus

fâcheux. Il faut abfolument défendre l'ufage de la braife dans les canonieres.

Quelquefois on pratique un toît fur la tente; lorfqu'il eft fait d'une maniere folide, & que l'écoulement des eaux eft facile, il eft affez falutaire, parce qu'il préferve davantage du froid & de la pluie; mais comme il eft permis aux Soldats de faire des fouterreins, je préférerois de les y laiffer établir pendant le jour, & de les faire coucher dans leurs tentes, entourées feulement, comme je viens de l'indiquer.

Au refte, il faut que les fouterreins foient conftruits de façon que la flamme & la fumée ayent une iffue, ce qui eft facile, moyennant les cheminées qu'on y pratique.

Dans l'Hyver ou l'arriere faifon, les Soldats ont coutume de pendre une lanterne au bâton de traverfe de la canoniere, afin de pouvoir être fuffifamment éclairés. La fumée de la chandelle qui y brûle eft très-mal-faine : il feroit plus avantageux d'attacher cette lanterne à un des bouts de la canoniere, & de faire enforte que le trou par lequel la fumée fort, répondît au dehors.

ARTICLE V.

*Du cantonnement des Armées à la fin de la
Campagne.*

ON a vu à l'article II, ce que c'est qu'un cantonnement, & quelles sont les précautions convenables dans cette position, pour éviter les maladies auxquelles elle expose le Soldat. Il me reste
maintenant à parler de ce qui se passe de particulier & de relatif à la santé, dans les cantonnemens de l'arriere saison.

Lorsque le camp n'est plus tenable & qu'on n'est
pas obligé de le tenir, pour éviter la rigueur de
la saison, on met ordinairement les Troupes
pendant un mois ou six semaines en cantonnement, avant le Quartier d'Hyver. La nécessité de
les tenir rapprochées, fait qu'on rassemble souvent
plusieurs Régimens dans un même Village, où
ils sont prodigieusement gênés.

Quoique cette position paroisse d'abord plus
avantageuse que celle du camp, en ce que le Soldat est au moins à l'abri des injures du tems, elle
a cependant ses dangers, peut-être même en a-t-
elle davantage pour les Troupes qui n'ont point
égard à tous les objets de salubrité. 1°. Le Soldat
change de demeure, & passe rapidement de celle

où il étoit continuellement exposé à un air libre & au moins frais, à celle où il est singulierement resserré, & où il respire un air étouffé. 2°. La facilité de faire du feu l'invite à s'en rapprocher, & à en avoir nuit & jour dans son cantonnement. 3°. Dans la Flandre & dans l'Allemagne, il est exposé à l'action des poëles dont il abuse presque toûjours; 4°. son service étant à-peu-près le même que celui du camp, il sort d'un lieu très-chaud, pour aller en plein air subir la rigueur du tems, & revient de cette garde dans son habitation; de sorte qu'il éprouve l'alternative du plus grand froid & de la plus grande chaleur. 5°. Il abuse des ressources qu'il trouve dans son habitation; & par la débauche qui s'en suit, il ruine sa santé & ses hôtes. J'ai vu le malheureux Habitant livrer sa volaille, son grain, son vin & son eau-de-vie, pour éviter les mauvais traitemens, & le Soldat ne cesser de s'enivrer & de manger.

Pour empêcher les effets nuisibles de ce changement de position, il faut dans tous les cas, mais sur-tout au premier gîte, disposer le cantonnement de maniere que les Troupes ne soient pas saisies trop subitement par la différence de leur habitation.

Chaque Officier-Major qui est chargé de faire le logement, doit visiter & faire visiter les lieux, les faire aérer & nettoyer. Ensuite, on préférera toujours les granges aux chambres particulieres pour le coucher des Soldats, fur-tout dans les endroits où il y a des poëles. Que s'il n'eft pas poffible de n'en pas mettre dans ces poëles, il faut du moins qu'on y faffe peu de feu dans le jour, & qu'on l'éteigne le foir. Il eft très-nécef-faire de les occuper de maniere qu'ils ne reftent pas toujours enfermés & près du feu. On doit veiller particulierement à leur nourriture , & empêcher qu'elle foit différente de celle du camp. Il faut que chaque chambrée ait à fa tête un Of-ficier qui veille fur la difcipline , afin de mettre ordre promptement aux défordres intérieurs. Cet article eft négligé, & l'on a coutume de loger les Officiers enfemble, fouvent même très-loin de leurs Compagnies. Ils n'ont pas la faculté de fe porter fur les lieux autant de fois qu'il feroit né-ceffaire pour maintenir le bon ordre; ce qui, à ce que je penfe, eft très préjudiciable. Il eft vrai qu'il y a toujours des Bas-Officiers qui les fup-pléent; mais je penfe que fi l'autorité de ceux-ci contient le Soldat, leur judiciaire n'eft pas tou-jours affez éclairée , pour qu'ils tiennent une conduite qui impofe aux Soldats, & pour décider plufieurs cas embarraffans.

Il arrive quelquefois que les Soldats ne trou-vant pas affez de paille , ou ne voulant pas fe donner la peine d'en aller chercher , prennent dans les granges le sainfoin, & les autres herbes recueillies, pour en faire leur lit. L'odeur de ces herbes est souvent encore très-forte au moment du cantonnement, & j'en ai vu beaucoup d'accidens. Cet avertissement est utile aux Officiers, qui dans les cas où la paille manque, doivent au moins examiner les fourrages dont les Troupes se servent en sa place.

Le reste des précautions concernant la vie, les travaux & la discipline, se trouvent dans les articles précédens.

ARTICLE VI.

Du Quartier d'Hyver des Armées.

Vers le milieu de Novembre, on donne ordinairement des quartiers aux Troupes; c'est le tems du repos, de la réparation, & celui où les Armées respectives ont également intérêt de cesser les fréquentes hostilités, par la difficulté continuelle qu'elles éprouvent de toute part pour les continuer *.

---

* Les Campagnes d'Hyver abîment les Troupes, dit le Roi de *Prusse*, tant par les maladies qu'elles y causent, que parce qu'étant obligées d'être toujours dans un mouvement violent, elles ne peuvent être ni habillées, ni recrutées. *Inst. Mil.*

On met en premiere ligne le plus d'Infanterie que l'on peut, en lui aſſignant des poſtes où elle puiſſe ſe défendre. Le reſte des Troupes eſt en ſeconde & en troiſieme ligne dans des poſtes moins forts & moins expoſés ; la Cavalerie ſur-tout eſt pour la plus grande partie en derniere ligne, diſperſée dans les Villages.

Les Troupes qui ſont en premiere ligne ſont ordinairement plus reſſerrées, plus expoſées à guerroyer, & dans une moindre aiſance que les autres, du côté des vivres : ce qui les rend ſujettes à beaucoup de maladies.

Ce que j'ai dit au ſujet des travaux de l'Hyver, convient aux Troupes de la premiere ligne ; on verra plus bas le reſte des moyens qu'elles doivent employer pour éviter les maladies. La ſeule ré-flexion que je doive faire ici, à cet égard, c'eſt qu'on devroit partager les travaux des Troupes pendant les Quartiers, de maniere que la ſeconde ligne & la troiſieme relevaſſent alternativement la premiere.

Il faut que la moitié de l'armée travaille pen-dant les premiers mois l'Hyver, tandis que l'autre ſe repoſe, & que celle-ci relaie l'autre à ſon tour, pour le reſte de l'Hyver, *Montecuculli,* liv. 11, ch. 3, p. 294.

Les dernieres lignes jouiſſent ſouvent de la plus grande aiſance ; mais c'eſt préciſément à cette caufe qu'il faut attribuer un grand nombre des maladies du Quartier. Elles doivent toujours être d'autant plus fréquentes, que les Troupes auront paffé d'un plus violent exercice à un plus grand repos. Les humeurs qui étoient continuellement en mouvement & néceffairement plus ou moins altérées par les travaux antérieurs, croupiffent dans l'inaction & tombent en putrefcence. Il eft donc effentiel d'exercer les Troupes dans les premiers tems du Quartier, & de ne les conduire à un certain repos que par degrés.

Je crois, d'ailleurs, que c'eft au moment où ce repos commence, qu'il faut prendre plus de foin fur tous les objets de falubrité. C'eft alors qu'il feroit bien avantageux que les Chirurgiens des Corps examinaffent avec beaucoup d'attention la fanté de chaque Soldat. Souvent on prévient les maladies les plus graves par des moyens légers. J'ai toujours pris cet objet en confidération à l'entrée des Quartiers. C'eft auffi dans ce moment qu'il eft important d'empêcher le Soldat de coucher dans les poëles allumés, & d'y refter toute la journée. Il eft bien vrai que les mauvais effets de ces poëles ne font très-fenfibles que dans la premiere année de guerre, & que les Soldats s'y accoutument infenfiblement; mais comme les Armées fe renouvellent au moins de moitié pendant le cours de la Guerre, on arrache plufieurs milliers d'hommes à la mort, lorſqu'on continue la précaution dont je viens de parler.

J'ai toujours obſervé que le changement de nourriture produiſoit autant de maux dans les Troupes en Quartier, que la vie oiſive & l'inaction. La plûpart des Soldats croyant pouvoir profiter du droit de la Guerre, ſe font nourrir par leurs hôtes, & ſouvent ceux-ci les préviennent à cet égard. Il ne faut pas ſouffrir cette manœuvre, & l'on doit principalement obliger les Soldats de vivre en chambrées.

Il faut pourtant convenir que l'Infanterie à moins d'occaſions en ce genre que la Cavalerie. Je ne crois pas qu'il ſoit poſſible qu'il y ait une poſition plus défavorable que celle du Cavalier en Quartier en derniere ligne. On partage quelquefois une Compagnie en trois ou quatre Villages, j'en ai vu une diviſée en treize. Chaque Cavalier eſt logé chez un Payſan aiſé, qui lui fournit toutes les commodités de la vie. Là, n'ayant d'autre ſoin que celui de ſon cheval, que ſouvent même il fait panſer par ſon hôte, il même la vie la plus douce, & il n'a d'autre frein que celui de la raiſon, pour éviter les excès. Ainſi l'inaction, la nourriture exceſſive & d'un genre différent de celle à laquelle il étoit accoutumé, ſont autant de cauſes qui doivent altérer ſa ſanté.

Il feroit à ſouhaiter qu'on changeât cette maniere de difpofer les Quartiers de la Cavalerie ; je penfe même qu'on en a déja fenti l'inconvénient, puifqu'en France on a fait d'autres arrangemens que ceux qui avoient lieu avant la derniere Guerre. En effet, comme c'eft moins pour l'homme que pour le cheval, qu'on difperfe ainfi les Compagnies, on peut procurer la même abondance de fourrages à la Troupe raffemblée, en les faifant venir des lieux circonvoifins. Cette réunion feroit peut-être auffi plus avantageufe pour les chevaux, qui périffent fouvent, parce qu'ils font trop nourris dans les logemens féparés où le Payfan fournit fon fourrage.

Le Cavalier doit vivre en chambrées dans fes Quartiers d'Hyver, & la Troupe doit être exercée. Ce font les deux moyens par lefquels on parvient à éviter les maladies, & à entretenir les hommes & les chevaux dans l'habitude des travaux guerriers.

ARTICLE VII.

Des Marches forcées, des Bivacs & des retraites des Armées vaincues ou en fuite.

CES trois fituations des armées n'ont lieu, ou ne doivent avoir lieu, que dans les cas de néceffité, lorfque les Généraux ne perdent pas de vue la falubrité ; parce qu'elles font toujours accompagnées ou fuivies de beaucoup d'accidens & de maladies , par le défaut de fubfiftance , par les injures du tems & de la faifon & par la fatigue.

Je vais traiter chacune de ces pofitions dans une Section particuliere.

SECTION PREMIERE.

Des Marches forcées.

LES marches forcées , dit un Officier qui a fait le rapport de la premiere partie du Code de Médecine Militaire , ne nuifent point au Soldat , il faut même lui en faire faire quelques-unes chaque Campagne ; un doublement de difcipline , une petite gratification de riz & d'eau-de-vie , un peu de foulagement fur le poids de fon bagage animent le Soldat , & le rendent capable des marches extraordinaires.

Je dois faire obferver , à cet Officier, que le fens où il confeille les marches forcées, n'eft point celui fous lequel je les ai examinées. Il eft très-fimple d'accoutumer le Soldat à cette efpece de fatigue, non-feulement à l'Armée , mais même pendant la Paix. C'eft alors que les Officiers fupérieurs , auffi maîtres des fubfiftances , que du choix des circonftances , peuvent procurer aux Troupes tous les fecours indiqués ci-deffus. Mais en considérant les marches forcées comme l'effet de la nécessité du moment, on doit toujours les regarder comme plus ou moins nuisibles. Une position avantageuse à prendre, un ennemi à poursuivre, à fuir ou à surprendre, sont les motifs ordinaires qui obligent les Généraux à ces marches, & l'on sent parfaitement qu'on n'a pas toujours alors les moyens nécessaires pour prévenir les inconvéniens du défaut de subsistance & de la rigueur du tems & de la saison.

Ainsi, en supposant un beau tems, une course facile par la bonté des chemins, une subsistance honnête & proportionnée au travail, & le Soldat peu chargé, je conviendrai que la marche forcée aura très-peu d'inconvéniens. Mais elle en aura cependant toujours quelques-uns qui lui seront communs avec les marches ordinaires, & d'autres qui lui seront particuliers. J'ai parlé ailleurs des premiers ; les autres dépendent nécessairement de la difficulté de faire un ordinaire réglé, & de celle de faire suivre les bagages qui portent les choses nécessaires pour mettre les Troupes à l'abri de la pourriture & des injures du tems. On sçait que dans toutes les marches forcées les gros équipages restent en arriere. Or, de deux choses l'une, ou ces gros équipages sont utiles à l'Armée, ou ils sont inutiles : dans le premier cas, lorsqu'ils manquent, les Troupes doivent souffrir ; s'ils sont inutiles, pourquoi en a-t-on l'embarras ? Il eſt bien vrai que les gros équipages appartiennent aux Officiers, & non aux Soldats : ceux-là doivent donc ſouffrir davantage ; mais ſi l'on comprend, comme cela doit être, les voitures qui portent la ſubſiſtance au nombre des gros équipages, on verra que ces voitures, ne pouvant ſuivre, il faudra ſurcharger le Soldat de vivres, & que ſi on lui fait laiſſer ſon bagage pour le remplacer par les vivres, il aura du moins à craindre de ne pouvoir changer de vêtemens, dans les cas où il en aura beſoin, ce qui certainement entraîne beaucoup de maux, tels que la pourriture, &c.

Il eſt donc clair, que même dans la circonſtance la plus favorable, la marche forcée des Armées a toujours des inconvéniens. Qu'on juge après cela de ceux que doit avoir cette même expédition, dans des momens de criſes, tels que ceux d'une ſaiſon rigoureuſe, d'un tems pluvieux, &c. où les reſſources de la vie ſont difficiles.

Toutes les fois qu'un Général ſe trouve obligé de faire quelque courſe précipitée & longue, il faut qu'il ait prévu tout ce qu'il convient de faire pour éviter les maladies, relativement à la ſaiſon, au tems, aux ſubſiſtances & aux chemins.

Les courſes d'Eté ſe feront pendant les heures où la chaleur eſt moins conſidérable, & il ſera eſſentiel de mettre les Troupes à l'ombre pendant la grande ardeur du foleil, pour les repofer. On prendra ce tems , pour leur faire préparer leur ordinaire.

Dans les courfes d'Hyver, au contraire, il faut profiter du jour , & éviter de faire marcher les Troupes lorfque le foleil eft couché.

On ne court aucun rifque de les faire camper pendant l'Eté ; mais dans l'Hyver, il eft effentiel de les cantonner.

Le refte des précautions contre les injures du tems & de la faifon a été détaillé ci-devant.

La fubfiftance doit toujours être à portée des Troupes, & lorfqu'elle ne peut pas fuivre , il faut la faire porter aux Soldats. On lit dans *Vegece* que les Romains portoient quelquefois des vivres pour dix-huit & vingt jours ; & certe, ce fardeau devoit être plus confidérable que la fubfiftance de nos Soldats pour le même tems , parce que leur nourriture étoit moins apprêtée. Mais on accoutumoit les Romains en tems de Paix à porter des fardeaux. Notre Soldat fe trouve déja bien chargé avec fon bagage & fes armes, parce qu'on ne travaille pas affez à l'endurcir aux vrais travaux de la Guerre.

Il réfulte de-là qu'il eft prefqu'impoffible que nos Troupes portent des vivres pour vingt jours : mais du moins peut-on leur en donner pour huit , & faire enforte que fi la courfe eft longue, le

fixieme

fixieme on puiſſe ravitailler l'Armée, parce qu'il vaut mieux que le Soldat ait des vivres pour deux jours de plus, que de riſquer qu'il en manque au moment où ils ſont le plus néceſſaires.

Chaque Soldat aura donc ſon biſcuit, une certaine quantité de viande, & ſur-tout du riz pour quelques jours, en ſus du tems que doit durer la courſe, ou que l'Armée doit être ravitaillée. Il fera ſa ſoupe dans les momens deſtinés au repos. L'Hyver, on peut arrêter les Troupes dans les Villes & dans les Villages, pour leur donner le tems de la faire : l'Eté, pendant la pluie, on peut obſerver le même uſage; mais quand il fait beau, tous les lieux où il y a de l'ombre & de l'eau, ſont également bons.

Outre qu'il eſt impoſſible de porter de la viande pour un long eſpace de tems, il eſt auſſi difficile de faire ſuivre le bétail, ou de trouver dans les lieux où paſſe l'Armée, la quantité néceſſaire de viande. Ainſi, il eſt rare que la proviſion en ce genre puiſſe avoir lieu, & d'un autre côté, quand cette reſſource ne manqueroit pas, le tems manqueroit ſouvent pour en profiter. Il eſt donc plus utile de diſtribuer aux Troupes des tablettes de bouillon dont je donnerai la compoſition dans le dernier chapitre de cet ouvrage. Avec ces tablettes, on fait promptement la ſoupe, & on eſt ſûr de n'en jamais manquer.

T

Cet expédient n'eſt pas moins facile, qu'il eſt peu diſpendieux, & l'on auroit grand tort de ne le pas mettre à profit.

Je n'en dirai pas autant d'une certaine poudre dont on fit l'expérience il y a quelques années, & qui, ſelon la promeſſe de ſon inventeur, peut nourrir, étant priſe en très petite quantité, les hommes qui ſont même occupés aux travaux les plus pénibles. On ſent aſſez qu'on ne peut faire de nouveau *chyle* avec un petit morceau de poudre, & l'on ſçait que le corps ne peut ſe réparer que par la formation d'un *chyle* également bon & abondant.

La difficulré des routes fatigue le Soldat, & elle empêche quelquefois que l'expédition ait lieu ; ou ſi l'on ſurmonte l'obſtacle, elle produit des maladies. Le Général, qui connoît ces inconvéniens, leve le premier obſtacle, en faiſant applanir les chemins, & il leve le ſecond, en faiſant faire à propos les pauſes néceſſaires.

Au reſte, il eſt bien eſſentiel qu'un Général ſçache calculer ce qu'un Soldat peut faire de chemin dans un terrein donné, & combien de jours il peut continuer le même exercice. Il doit avoir tâté les forces de ſes Troupes, afin d'être en meſure à cet égard. Nous voyons dans les Commentaires de *Céſar*, qu'il fit faire des courſes prodigieuſes à ſon Armée ; mais les Ro-

mains avoient foin d'y accoutumer leurs Soldats.

Je crois que, vu le peu d'habitude des nôtres
à ce genre d'expédition, on devroit faire marcher nos Armées, dans les courfes longues &
précipitées, en colonnes formées en légions,
afin que les chevaux puffent, de temps à autre,
porter les Fantaffins *.

Cette reffource fera du moins toujours très-
utile, dans le cas où il faudra paffer des rivieres,
fur-tout pendant les grands froids, & lorfque
l'eau fera haute.

Il ne faut jamais perdre de vue, au milieu
des marches forcées, les maraudeurs, les écloppés & les malades. La difcipline retient les premiers ; les autres doivent être conduits fur les
derrieres, dans des lieux affignés & préparés
pour les recevoir.

Il n'eft pas moins néceffaire d'exercer les
Troupes après l'expédition, afin d'éviter les
effets nuifibles du repos, après une marche forcée. Il faut avoir foin que les délices du féjour

---

* Dans le Nord, pour les courfes d'Hyver, quand la
neige couvre la terre, on peut fe fervir de traineaux. Le
Roi de Pruffe fit, dans la derniere Guerre, ufage de cet
expédient. Peu de chevaux conduifent un traineau où il
y a beaucoup d'hommes. On doit feulement avoir foin
que les relais ne manquent pas.

T ij

paisible n'éloignent pas le Soldat de la discipline militaire, & sur-tout réparer promptement le dommage que les courses ont pu causer aux vêtemens & à la chaussure. Un Soldat, qui part pour faire une longue marche, doit toujours avoir une paire de bons souliers de relai. Sans cette précaution, il risque de rester en chemin & de s'estropier.

SECTION II.

Des Bivacs ou Bivoacs.

On entend par Bivac, cette position des Troupes, dans laquelle elles sont exposées en pleine campagne, sans tentes, pour reposer pendant la nuit. C'est aussi une espece de Bivac que la marche de nuit. Cependant celui-ci est très-supportable pendant l'Eté, lorsqu'il ne pleut pas. Je préférerai même toujours la marche d'une Armée pendant la nuit, au repos qu'on lui procure alors, quand on ne met pas les hommes à couvert, parce que le corps se refroidit pendant le sommeil, & que l'humidité de la terre agit alors d'une maniere très-nuisible. Les Bivacs ordinaires dans le temps même le plus favorable, sont toujours suivis de péripneumonies, de catharres & de rhumatismes.

Il seroit donc très-avantageux de faire marcher

les Troupes pendant la nuit, au lieu de les laiffer en panne ; mais fouvent on eft obligé de leur
faire conferver une pofition ftable, & c'eft alors
qu'il faut mettre en ufage toutes les précautions
qui peuvent prévenir les maladies.

Si le Bivac a lieu pendant une belle nuit de
l'Eté, le Soldat s'en apperçoit à peine, tant qu'il
veille, & qu'il eft en mouvement ; mais s'il eft
furpris par le fommeil, l'humidité le pénétre &
le froid le faifit, à moins qu'il n'ait l'attention
de pofer quelque chofe entre le fol & lui, &
qu'il ne foit couvert ; deux précautions également
difficiles. Il feroit très-utile, dans les Bivacs,
que l'on fît toujours, de diftance à autre, de
grands feux, autour defquels les Soldats fe ran-
geroient pour dormir, ayant les pieds tournés
du côté du foyer, & la tête appuyée fur l'havrefac. Mais fouvent les feux font même interdits,
parce qu'ils annoncent à l'ennemi la préfence
de l'Armée. C'eft alors que les couvertures,
dont j'ai parlé plus haut, feroient très-utiles. On
pourroit facilement en faire en même temps
le coucher du Soldat & un abri contre les injures
du temps. En plantant quatre piquets en terre,
auxquels on accrocheroit les quatre angles d'une
couverture, on mettroit les Soldats à couvert de
la pluye & du ferein. Avec d'autres couvertures,
attachées à chaque côté du quarré que formeroient

ces piquets, on les garantiroit du vent, & le reste des couvertures posées sur la terre, les préserveroit de l'humidité.

Ce moyen, aussi simple qu'utile, est suffisant dans tous les cas, & il peut être employé avec plus d'avantage, lorsqu'on a la facilité de faire des feux.

Mais comme tous les Soldats ne peuvent pas profiter dans le même temps de ce secours, il faut qu'on partage leur repos & leur veille, de sorte que chacun soit alternativement couché, & de Service, ou en mouvement; il est même utile de ne laisser dormir le Soldat que pendant quelques heures de suite, & lorsqu'il est échauffé.

Cette derniere précaution devient très-nécessaire pendant les grands froids, & j'avoue qu'alors les secours les meilleurs n'empêchent pas que le Bivac soit insupportable. Je préférerois qu'on fît marcher les Troupes pendant toute la nuit, lorsqu'il gele, ou du moins qu'on forçât les Soldats à se donner du mouvement, lorsqu'on est obligé de rester dans la même position.

Au reste, dans les Bivacs d'Hyver, il est impossible qu'on ne fasse pas de feu, & il est essentiel de poser les Troupes de maniere, qu'elles soient à portée du bois. Malheur aux Villages voisins d'un Bivac quelconque! On devroit toujours forcer les habitans de fournir tout ce qui est alors néceſſaire pour le ſoulagement des Troupes, mais empêcher que le Soldat entrât dans les habitations.

Je me ſuis trouvé à quelques Bivacs d'Hyver , mais entr'autres à celui du jour de Noël 1757 , à *Zell.* La terre étoit couverte de neige , & les rivieres étoient gelées ; la plûpart des Soldats étoient couchés auprès de grands feux , ayant les pieds tournés vers les foyers : mais ils brûloient d'un côté , tandis qu'ils geloient de l'autre. Ceux qui marchoient , ſouffroient infiniment moins.

Quoique le Cavalier ſoit mieux couvert que le Fantaſſin , il ſouffre quelquefois davantage du froid que le Fantaſſin , parce qu'il ſe donne moins de mouvement. On doit le faire marcher à pied le plus ſouvent qu'il eſt poſſible.

Cependant les injures de l'air , dans preſque tous les Bivacs , ſont encore moins pernicieuſes que l'intempérance du Soldat & ſes imprudences. Il y en a une grande quantité qui ſe font périr par l'uſage immodéré de l'eau-de-vie , & par la maniere dont ils ſe précipitent au feu , étant preſque gelés. Il eſt preſqu'impoſſible de veiller à ces déſordres , dans le tumulte & dans l'ombre de la nuit ; mais il faut du moins avertir ces malheureux du tort qu'ils peuvent ſe faire.

L'uſage de l'huile , dans les cas où le Soldat eſt tranſi de froid , eſt excellent pour déroidir les membres ; il seroit utile d'en distribuer aux Soldats dans les Bivacs & dans les marches de nuit pendant l'Hyver, afin qu'ils puissent s'en frotter les pieds, les mains, & même le visage & les oreilles, avant de s'exposer au froid, & après y avoir été exposés. *Xénophon* & *Annibal,* comme je l'ai dit ailleurs, userent avec succès de cet expédient.

C'est aussi dans les Bivacs que la distribution de l'eau-de-vie est avantageuse, pourvu toutefois qu'on n'en donne pas assez pour enivrer le Soldat. J'ai parlé ailleurs des précautions sur le vêtement, dans les temps froids, & j'ai fait voir qu'il est essentiel que le Soldat ait alors un gilet & des gants. Pour éviter l'engelure des oreilles, il est nécessaire de le forcer à porter le capuchon, dont il a été question à l'Article *du Vêtement,* Chapitre I I.

Section III.

Des retraites des Armées.

Jamais une Armée ne se retire d'un pays, sans y laisser plus ou moins de Malades. Le tems, la saison, les circonstances, rendent cette expédition plus ou moins dangereuse.

Les retraites d'Hyver sont certainement les plus fâcheuses ; on aura long-temps le souvenir de celles de Bohême & de Hannover. Celles qui font précipitées , & qui font accompagnées de défordre , de défaut de fubfiftance , font encore plus périlleufes.

On doit mettre en ufage dans les retraites, toutes les précautions indiquées dans les deux fections précédentes. C'eft principalement dans cette pofition , que les Généraux ne doivent rien oublier pour prévenir les fuites qu'elle entraîne néceffairement.

Lorfque le pays qu'on a à traverfer eft dévafté , les munitions ne peuvent pas fuivre l'Armée ; le bifcuit, le riz & les tablettes de bouillon , font une très-grande reffource.

Quand les marches de nuit & les bivacs font néceffaires , il faut mettre en ufage tous les moyens qui peuvent diminuer les dangers de ces fituations. Lorfque les retraites ont lieu pendant la mauvaife faifon , le Soldat doit être muni de tout ce qui eft utile contre les injures de l'air. Voyez les Articles & Sections précédens.

La difcipline eft de tous les moyens le plus efficace dans ces défaftres, où le ciel, la faifon, & les marches longues , font conjurés pour la perte du Soldat. Combien de Villages dévaftés mal à p ropos , font également le malheur de l'Habitant & de l'Homme de Guerre. L'un perd tout ce qu'il a , l'autre abufe de ce qu'il prend , ils font également en danger du côté de la fanté.

Il faut, comme je l'ai dit ailleurs, que les Troupes logées, pendant les retraites, soient nourries aux dépens du pays, quand on ne peut faire autrement; mais en faisant fournir le contingent aux habitans, tout Soldat qui prend quelque chose, doit être puni févérement. Quand les Troupes campent en faifant leurs retraites, on doit obferver l'ordre établi dans l'Article précédent, en faifant enforte·, que la plûpart des chofes néceffaires leur foient apportées au camp. Quand elles reftent au Bivac, comme cela eft arrivé plufieurs fois dans la retraite d'Hannover, en 1758, il faut les diriger felon les circonftances des lieux & du temps, comme il a été dit à la Section précédente.

Les maraudeurs, les traineurs & les malades font trois objets qui méritent l'attention la plus grande. La difcipline exacte empêche la maraude; un bon corps de Troupes faifant l'arriere-garde, & quelques patrouilles fur les flancs de l'Armée, font rejoindre les traîneurs. Quant aux malades, il me paroît beaucoup plus avantageux de les mener avec le corps de l'Armée, que de les laiffer dans les Hôpitaux, fur les derrieres, comme on le pratique ordinairement. Nous avons un exemple frappant de l'avantage qu'on retire en ne laiffant aucun Hôpital derriere foi, dans ce qui s'eft paffé à cet égard lors de la retraite d'Hannover. Presque tous ceux qu'on laissa dans les Hôpitaux y périrent , & le plus grand nombre de ceux qu'on fit suivre dans les chariots, guérirent même pendant la route , quoique la saison & les positions fussent très-désavantageuses.

C'est sur-tout après les retraites que l'on doit exercer les Troupes. L'inaction dans laquelle resterent celles qui avoient fait la retraite ci-dessus, occasionna au Printems suivant un grand nombre de maladies dangereuses : au lieu qu'après la retraite de la Hesse en 1760, il y en eût très-peu, parce que les Troupes eurent peu de tranquilité.

ARTICLE VIII.

Des Batailles.

ON doit distinguer trois tems relatifs à la santé, dans ce qui concerne les batailles ; sçavoir, celui qui les précede, celui du combat, & celui qui le suit.

Le premier est plein de dangers , parce que le plus souvent les Troupes fatiguées d'une longue marche , passent au bivac la nuit qui précede le combat, & que ce moment de tumulte est aussi celui où la licence devient plus grande.

Je n'entreprendrai point de donner ici des conseils sur l'Art Militaire ; mais je dois faire

obferver que des Troupes fatiguées doivent néceffairement avoir moins de vigueur, & conféquemment être moins propres au combat que
celles qui ont été repofées. En cela, j'ai le grand
nombre des anciens Militaires de mon parti, &
principalement un Auteur refpectable, *Vegece*,
qui s'exprime ainfi : *Obfervez de ne pas mener au
combat une Infanterie haraffée d'une marche . . .
de quoi feroit capable un Soldat tout hors d'haleine ?* . . . Il feroit donc autant utile pour le fort
des armes que pour la fanté, de ménager le repos
des Troupes avant le combat, & d'éviter de
les y mener immédiatement après une marche
forcée ou un bivac, &c. Les bleffures font en
général d'autant plus dangereufes que la fanté eft
en plus mauvais état. Or, il eft certain que l'état
d'épuifement, joint à la mauvaife difpofition des
humeurs, à la fuite des travaux de la Campagne,
eft celui qui eft le plus propre à rendre les bleffures
très-graves. C'eft par cette raifon qu'on doit regarder le combat qui fe donne au commencement
& au milieu d'une Campagne, comme infiniment
moins dangereux pour les fuites des bleffures,
que celui qui fe donne à la fin de la Campagne.
Il eft auffi très-avantageux au fort des Armes,
parce que le nombre des hommes eft plus confidérable en entrant en Campagne ; mais cet avantage eft refpectif, & c'eft le Général qui aura le

mieux fçu profiter des moyens de falubrité, qui en tirera le meilleur parti.

Il faut que le Soldat foit muni d'une certaine quantité de vivres, lorfqu'il doit aller combattre. *Nos Anciens*, dit Vegece, *avoient coutume de mener les Soldats au combat, après un repas leger. Vous aurez foin*, dit Leon, Inft. XIII, *de faire repaître l'Armée felon l'heure à laquelle vous aurez réfolu de combattre. Si elle eft incertaine, les Troupes prendront leur repas le matin, afin que le Soldat ait des forces pour toute la journée.*

Je crois qu'il feroit très-utile de faire diftribuer l'eau-de-vie aux Soldats avant le combat, à la maniere des Allemands. Les Turcs diftribuent une boiffon mêlée d'opium qu'ils appellent *maf-lach*, par le moyen de laquelle ils fe mettent dans une efpece de fureur.

Je fçais qu'il eft des conjonctures où l'on ne peut mettre ces confeils à profit ; telle fut celle de la bataille de *Berghen*, où nos Troupes furent obligées de marcher pendant toute la nuit, & n'arriverent fur le champ de bataille qu'au commencement du combat, mais elles pouvoient du moins être ravitaillées & ne pas être à jeun. Au refte, elles fortoient de leurs Quartiers, & elles devoient être en meilleur état du côté de la fanté, que celles de l'Armée des Alliés qui étoient depuis long-tems en mouvement.

Je sçais aussi qu'on prétend tirer un meilleur parti des Soldats en les menant au combat immédiatement après leur arrivée sur le champ de bataille, parce qu'on profite de leur premiere ardeur: mais ce systême mérite plusieurs repliques dont je me dispenserai, parce qu'il me suffit d'avoir prouvé que les grandes fatigues, telles que les marches forcées & les bivacs diminuent la force & la vigueur du Soldat, en même-tems qu'elles rendent l'état de ceux qui sont blessés, infiniment plus dangereux.

Pendant le combat, ce sont les soins qu'on prend des blessés qui décident du succès des blessures. Elles sont d'autant plus difficiles à guérir, qu'on tarde davantage à les panser. Il faut que les Chirurgiens distribués à propos par les Chefs, soient toujours à portée de panser sur le champ les blessés, & que les brancards & les chariots nombreux soient disposés pour pouvoir les transporter dans les différens dépôts prévus & arrangés pour eux. J'ai fait connoître la possibilité des secours plus prompts & plus efficaces pour les blessés, le jour d'une bataille, dans le second volume du Code de Médecine Militaire. Un peu plus d'ordre, du zèle & de l'activité sauveroient une grande quantité d'hommes. Je sçais que l'on dispose toujours l'ambulance de maniere qu'on puisse y transporter les blessés, mais ce secours est d'autant plus lent, que le front de l'armée eſt plus étendu; ainſi, lorſque l'on attend pour les opérations & les panſemens, que tous les bleſſés arrivent au dépôt, on court le riſque d'en laiſſer périr beaucoup avant d'arriver. On ſçait que ſouvent tous les bleſſés ne ſont point panſés, même le lendemain d'une bataille. A celle de *Berghen*, ils ne l'étoient pas le troiſieme jour. Au reſte, il faut que le nombre des Chirurgiens réponde à celui des Troupes d'une Armée, ſans cela les ſecours ſeront toujours très-lents.

Je regarde comme très-pernicieuſe la coutume de donner de l'eau-de-vie aux Soldats bleſſés. J'en ai vu ſur le champ de bataille qui étoient morts ivres. Cette boiſſon allume la fievre qui n'eſt déja que trop prompte à ſe déclarer, & à faire des ravages dans les cas de bleſſures, & ſurtout dans celles d'armes à feu.

Les divers ſuccès des armes obligent les Armées de reculer & de faire des retraites quelquefois précipitées. On eſt dans le cas d'abandonner les bleſſés; c'eſt alors qu'il eſt bien différent de les laiſſer panſés ou à panſer, ſur le champ de bataille. Au reſte, il eſt encore eſſentiel de les faire tranſporter promptement, eu égard aux divers mouvemens par leſquels il arrive trop ſouvent que l'Armée entiere paſſe ſur des malheureux qui auroient échappés à la mort, ſi on les avoit enlevés.

Quel que soit le succès, c'est un acte d'humanité de la part du vainqueur, qui peut se trouver à son tour dans le cas de l'implorer, que de faire panser les blessés ennemis & d'en prendre soin. C'est ainsi que nous nous sommes comportés dans la Guerre derniere, où sans distinction on pansoit le vaincu & le vainqueur.

Les Hôpitaux doivent toujours être sacrés pour les deux partis ; on en convient, mais presque toujours on laisse manquer celui qui appartient au vaincu, ou pour mieux dire, les Troupes légeres peu contenues, le pillent dans le premier moment, avant que le Général ait pu y mettre ordre ; n'y auroit-il pas quelque moyen pour empêcher ce désastre ?

Il est très-important de faire enterrer promptement & profondément dans la terre les cadavres des hommes & des animaux. Sans cette précaution, ils deviennent une source de corruption dans l'air, & l'Armée victorieuse en est souvent la premiere victime.

La victoire & la déroute sont également fatales aux Armées, lorsqu'on n'a pas le soin de veiller à la conduite du Soldat. Dans le premier cas, le vainqueur fumant de carnage se livre à toute sorte d'excès & altere sa santé, en faisant le malheur du peuple. Dans le second, le Soldat sans chef, manquant de vivres, se jette sur tous les lieux où

il

il croit en trouver. Mais indépendamment de ce danger il en est un plus réel & plus général, celui de traverser des lieux dévastés où l'air est corrompu; source féconde de maladies putrides, pestilentielles, dont les Armées vaincues sont souvent attaquées.

ARTICLE XI.

Des Siéges.

IL y a deux situations à considérer dans un siége; savoir celle des assiégeans, & celle des assiégés.

Les premiers sont à-peu-près dans le cas des Armées campées; mais le trop long séjour dans la même position, leur cause des incommodités dont ils ne peuvent gueres se garantir. Ces incommodités dépendent, 1°. d'un air corrompu dont on ne peut s'éloigner, sans lever le siege, ou sans risquer d'être surpris. 2°. Des inondations que les Assiégés étendent le plus qu'ils peuvent, pour obliger les Assiégeans de se retirer ; 3°. de la dévastation du pays circonvoisin, abandonné, brûlé, saccagé exprès : 4°. de la saison avancée, des injures du tems, de la difficulté des chemins.

Si cette même Armée assiégeante vient à être resserrée dans son camp entre la Ville assiégée & une autre Armée, elle se trouve réduite au même

V

état que les assiégés, & même à de plus dures extrêmités.

On peut, avec de justes précautions, entretenir la salubrité dans le camp des assiégeans, & éviter une grande partie des maux auxquels un long siége les expose.

1°. On doit éloigner du camp tout ce qui peut corrompre l'air, comme la boucherie, la voirie & l'Hôpital, ce qui est très-facile; enterrer loin de l'Armée les cadavres des hommes & des animaux, & employer tous les moyens décrits à l'article de l'air & des positions, & à celui des camps, au sujet de l'air corrompu.

2°. Les Généraux mettent en usage tout ce qui convient pour détourner les eaux, lorsqu'il y a des inondations. Si l'on ne peut y réussir, il faut au moins que le camp soit situé sur des lieux élevés & aérés *; & faire ensorte que les Troupes qui sont dans le cas d'être dans l'eau, comme celles

---

* Ce conseil ne peut pas être toujours suivi, parce qu'il y a des positions où l'on ne peut trouver, ni même choisir un sol élevé. Ce seroit alors le cas de faire travailler les Soldats à relever le terrein, soit en y ajoutant la terre qu'on auroit tirée pour faire des fossés, soit en en faisant apporter des lieux voisins. Dans une pareille circonstance un Général est trop heureux d'avoir des Troupes accoutumées à remuer la terre.

qui vont, par exemple, à la tranchée, soient garanties de l'humidité. On y parvient en faisant des digues qui empêchent l'eau d'arriver à la tranchée, en donnant des bottines aux Soldats qui y vont, & en diminuant le tems de ce service. *

3°. On évite la difette par des provisions de toute espece, mais sur-tout par celles de biscuit & de tablettes de bouillon.

4°. L'intempérance, la débauche & la maraude qui sont assez ordinaires dans les siéges qui traînent en longueur, sont souvent la perte des assiégeans. On doit veiller sur-tout à ce que les femmes n'entrent point au camp; il faut visiter les provisions que les Etrangers y apportent, & faire observer la discipline la plus exacte.

5°. Il est très-important que l'Armée soit à portée de l'eau & du bois, que la paille & le

---

* On sçait que dans la plûpart des circonstances, le temps où les Troupes entrent dans la tranchée & en sortent, est très-dangereux, parce que l'ennemi les foudroye. Cette raison est-elle suffisante pour ne pas diminuer le temps du Service ? Je ne le crois pas. S'il peut périr quelques hommes en allant à la tranchée ou en en sortant, il est certain que leur nombre est infiniment petit en comparaison de celui que doit enlever par les maladies l'humidité à laquelle les Troupes sont trop long-temps exposées.

V ij

fourrage ne soient pas éloignés ; que les Troupes logées dans les Villages circonvoisins y observent les loix du cantonnement ; que celles qui sont campées enterrent le fumier & les latrines, battent le rerrein où les tentes sont posées, renouvellent la paille de leurs lits, changent de tems à autres la position des canonieres, & sur-tout qu'elles n'ayent pas la permission de faire dans les bois voisins des abris où les Soldats restent jour & nuit de préférence au séjour du camp.

Mais la situation & l'état des lieux ne permettent pas toujours de mettre en usage toutes les précautions indiquées ci-dessus. La maladie se répand souvent dans les Armées assiégeantes par les effets de la vapeur des marais, des étangs, des inondations *, & même de la corruption de l'air, qui vient de la Ville assiégée. La peste a plus d'une fois regnée dans les Armées par toutes ces causes, & principalement par la derniere **.

---

* L'Armée Françoise, au Siége de Naples, sous le Général Lautrec, fut dans ce cas. Voici les causes auxquelles *Guichardin* attribue la maladie qui moissonna les Troupes Françoises. « Les Assiégés, dit-il, couperent » des canaux que Lautrec avoit fait creuser ; les eaux se » répandirent dans la plaine, y croupirent, & l'air en » fut bientôt infecté, &c. »

** Celle de S. *Louis* assiegeant Tunis en 1270, fut affligée de la peste, dont (le Roi) lui-même périt. Les

C'eſt dans ces circonſtances qu'on doit redoubler les ſoins indiqués pour la ſalubrité , & tâcher de faire venir l'air par le moyen des vents ,
du côté où il eſt le plus ſain , afin de chaſſer
celui qui eſt corrompu. Il me ſemble qu'on
pourroit élever une barriere qui s'opposât au
courant de l'air , qui viendroit de la Ville aſſié-
gée : il faut du moins que l'ouverture des tentes
réponde au courant le plus ſain , ce qui eſt d'autant plus facile , qu'en obſervant les vents , on
peut changer la poſition des tentes.

Si les Aſſiégeans ont à ſouffrir de leur poſition ,
on peut juger que l'état des Aſſiégés eſt encore
plus dangereux. Contenus dans un eſpace cir-
conſcrit , ſans communication au-dehors * , ils

---

chaleurs exceſſives du pays , la diſette d'eau , l'air de la
Marine , & ſur-tout les fatigues exceſſives , cauſerent des
fievres peſtilentielles & des dyſſenteries , qui enleverent
une grande partie de l'Armée. *Mezerai.*

* Toutes les Villes aſſiégées ne ſont pas dans ce cas ;
il y en a pluſieurs qui ont un côté libre ; alors la poſition
des Aſſiégés eſt en quelque maniere moins dure que celle
des Aſſiégeans.

Durant le Siége de la Rochelle , en 1573 , ceux de
dedans jouirent d'une parfaite ſanté ; ils avoient établi
un bon ordre dans la diſtribution des vivres , de ſorte
qu'ils en avoient encore pour deux mois , quand ils furent délivrés (le Siége duroit cependant depuis ſix mois).
Au contraire , les Aſſiégeans étoient travaillés de toutes

ont souvent à essuyer tout ce que la corruption, la misere, la famine & le travail, peuvent offrir de plus cruel.

On n'a que trop d'exemples de ces fameux Siéges, où les Soldats & les Habitans ont été réduits à manger les animaux, les cuirs même; quelques traits d'inhumanité ont été l'effet de cette position malheureuse. L'aspect seul des Assiégés, qui ont résisté long-temps, annonce assez la misere qu'ils ont dû éprouver. Ils ont le visage pâle, have, le corps foible & décharné. La mauvaise & modique nourriture commence par altérer leur santé; ensuite l'infection des hommes & des animaux morts, produit des maladies; la disette en tout genre se joint à ces malheurs; la peste enfin & la mort moissonnent les Soldats & les Habitans. Pour en citer un exemple, il ne faut que se rappeler le Siége de la Rochelle, sous le mi niftere du Cardinal de *Richelieu* *.

Tant de maux, à peine inévitables, dans un

____

sortes d'incommodités; la faute de police & la désolation d'alentour, avoient causé dans leur camp une extrême nécessité de vivres & de fourrages, & une infection insupportable, puis des maladies presqu'universelles & contagieuses. *Mezerai*, Abrégé Chronologique. CHARLES IX.

* Ce Siége est différent de celui qui est cité **dans la** note précédente; il se fit sous Louis XIII.

long Siége , font quelquefois la fuite d'une mauvaife difcipline , ou d'un défaut de prévoyance ,
ou enfin d'une attaque imprévue.

Rien ne peut parer à l'inconvénient du défaut
des vivres, que l'arrivée des convois ; mais ce
fecours étant le plus fouvent douteux, il faut
avoir recours aux expédiens qui peuvent nourrir
le plus long-temps & le plus fainement. On doit
enfuite veiller au bon ordre , & mettre en ufage
tous les moyens de falubrité : en un mot, tâcher
de partager les travaux & l'aifance , de maniere
que chacun puiffe fupporter les fatigues du
Siége.

Les Commandans réfolus de fe défendre jufqu'à la derniere extrémité , commencent par examiner quelle eft la quantité d'Habitans & des
Gens de Guerre , celle des vivres & des munitions , afin de calculer le temps de la défenfe ,
& les moyens qui y font les plus convenables.

Lorfque les circonftances le permettent , ils
font entrer dans la Place avant qu'elle foit in-
veftie , toutes les fubfiftances qu'il eft poffible
de raffembler. Ils font fortir de la Ville toutes
les bouches & les animaux inutiles , ils font
faire du bifcuit en grande quantité , (bien entendu que toute la farine qui fe trouve chez les
Particuliers , doit être portée au magafin public)

on tue le plus grand nombre de beftiaux, pour
faire une provifion de tablettes de bouillon, &
pour faler les viandes.

Outre le bifcuit, qui ne peut être fait que de
pure farine, on ramaffe toutes les efpeces de
grains qui peuvent faire du pain, tels que le
feigle, le farrafin, l'orge & l'avoine, avec lefquels on nourrit les Soldats & les Habitans, ayant
foin de commencer par les alimens les moins
bons, & les plus corruptibles.

On fait des provifions de légumes, mais fur-
tout de riz & de pommes de terre, de féves,
d'haricots, de pois & de lentilles. On fe munit
d'une grande quantité de fel, qui eft abfolument
néceffaire. On doit porter également fes foins du
côté de l'eau ; il faut que les Affiégés en ayent
en abondance & de bonne qualité. Les Affiégeans
tentent ordinairement tous les moyens poffibles,
pour en tarir les fources ; ainfi lorfqu'on peut
craindre qu'ils n'y réuffiffent, il faut bien s'affurer des moyens qui peuvent l'empêcher. Il eft
d'ailleurs effentiel de faire fouiller la terre pour
en reconnoître de nouvelles ; & lorfque l'eau
n'eft point abondante, il faut la diftribuer comme
le pain *. On établira des tonneaux & des cuves

---

* S'il n'y a point d'eau courante, & qu'on n'en

dans les Places publiques , afin de profiter des eaux du ciel , qu'on rendra faines par les moyens indiqués à l'Art. II du Ch. I , p. 66 , & en fup-pofant que ces eaux & les autres qu'on auroit en réferve , fe corrompiffent , il faudroit les aban-donner à elles-mêmes , fans les couvrir , parce qu'après le mouvement de putréfaction , elles deviennent auffi bonnes qu'auparavant.

On ne doit garder que le nombre de chevaux néceffaire pour le Service ; les magafins publics doivent être gardés avec foin , & vifités fouvent. M. le Comte *de Vaux* , Commandant à *Gottin-guen* y avoit fait mettre une très-grande quantité de chats , pour empêcher que le grain fût mangé par les rats & les fouris.

Il n'eft pas moins utile d'avoir des provifions d'eau-de-vie , foit pour l'Hôpital , foit pour les Soldats bien portans ; & on fera bien de veiller aux jardins potagers , dont les produits , en ces momens , appartiennent à l'Etat.

---

puiffe pas trouver en creufant des puits , on fera provi-fion de futailles & de grandes outres de peaux de bœufs ; on les remplira d'eau , & l'on jettera dans le fond des petits cailloux de riviere , afin qu'elle ne fe corrompe pas. On préparera des réceptacles , où on la fera filtrer peu à-peu. Par ce moyen on aura le temps de faire des citernes pour recevoir l'eau de pluye , & celui de les remplir. Voyez l'Inft. Mil. XVI de Léon.

Avec ces précautions un Commandant porte loin fa défenfe , fi toutefois il y joint celles qui regardent l'Hôpital , l'enterrement des cadavres, les caſernes , les caſemates & les maiſons particulieres , relativement à la ſalubrité.

L'Hôpital doit être bien approviſionné de drogues , d'eau-de-vie & de vivres ; c'eſt dans ces momens qu'il faut redoubler les ſoins du côté de la diſcipline. Un Commandant ne doit s'en rapporter qu'à lui-même ſur les viſites de l'Hôpital ; cette attention contient tout le monde dans le devoir , & augmente le zèle du Soldat , qui voit que ſon Chef ne néglige rien pour ſon ſoulagement.

Il eſt eſſentiel d'enterrer les cadavres dans des foſſes très-profondes , & hors du centre de la Ville ; pour éviter la corruption de l'air , il faut entourer ces cadavres de chaux vive.

Les caſernes ſeront examinées avec ſoin , & l'on reglera leur diſcipline en raiſon des dangers & des circonſtances. Il faut que l'ordinaire du Soldat ſoit très-ſobre & uniforme.

Souvent l'expoſition de ces bâtimens près des remparts , les met dans le cas d'être écraſés par les boulets & les bombes. On met alors les Troupes dans des eſpeces de ſouterreins , qu'on nomme *caſemates* , & qui ſont ſous les remparts. On n'a pas de peine à ſe perſuader que ce logement eſt humide, refferré, & conféquemment nuifible à la fanté. Pour éviter ces inconvéniens, il faut y faire beaucoup de feu & des fumigations, y entretenir la propreté, & donner autant qu'il eft poffible, un libre accès à l'air.

La fanté de l'Habitant eft précieufe dans tous les cas, mais fur-tout dans les fiéges, parce que non-feulement il peut être utile pour la défenfe, mais encore parce que, fi l'on négligeoit de veiller fur lui, les maladies fe communiqueroient aux Troupes. Il eft donc néceffaire de vifiter les maifons particulieres, afin de voir s'il n'y a aucune caufe de corruption qui puiffe fe propager.

Les provifions de bois, de poix & de réfine ne font pas moins avantageufes que les autres, parce qu'elles peuvent contribuer à diminuer l'impureté de l'air. Lorfque celle-ci eft portée à un certain point, il faut allumer de grands feux dans les Places publiques, & y jetter de la poix & de la réfine.

C'eft dans les fiéges que l'oxycrat eft principalement utile ; il faut donc auffi fe prémunir d'une grande quantité de vinaigre ; il s'oppofe à la putréfaction des humeurs.

Lorfque les Troupes manquent de vivres, on leur diftribue de la viande de cheval ; elle n'eft pas mauvaife, lorfque l'animal n'eft point mort de maladie : lorfque cette reffource leur manque, il faut foutenir le Soldat avec de l'eau-de-vie ; mais ce fecours eft de peu de durée.

Au refte les chats fervent auffi à la nourriture ; mais elle eft bientôt épuifée, & alors le falut du refte des hommes eft dans la reddition de la place.

Les Officiers généraux trouvent fouvent dans leur génie des reffources qui fauvent l'Etat, & auxquelles on n'auroit pas dû s'attendre. C'eft ainfi, par exemple, que les Romains, affiégés dans *Cafaline* par Annibal, trouverent le moyen de réfifter à fes efforts. Les affiégés manquoient abfolument de vivres ; ils étoient prêts à fe rendre, lorfqu'ils virent arriver par la riviere une très-grande quantité de noix envoyées par l'Armée Romaine. On fait combien les noix font nourriffantes. Les Troupes vécurent pendant long-temps avec cette fubfiftance.

ARTICLE X.

Des Camps volans, des Détachemens, & du Service des Troupes légeres.

En général les camps volans font moins malfains que celui du corps de l'Armée, parce que les Troupes ont plus de facilité dans ceux-là pour fe procurer les aifances néceffaires ; que la corruption y eſt infiniment moins fréquente , ſoit parce qu'ils contiennent moins d'hommes enſemble , ſoit parce que le choix des poſitions eſt plus facile.

Cependant le ſervice y eſt ſouvent plus pénible ; il faut y être continuellement en haleine , ſouvent au bivouac , & faire des marches forcées. Voyez pour toutes ces poſitions les Articles qui en traitent. Je n'y joindrai ici qu'une ſeule réflexion ; c'eſt que , je crois qu'il ſeroit avantageux de faire paſſer , par ce genre de ſervice , toutes les Troupes alternativement. Si on les y laiſſe trop long-temps , lorſqu'elles reviennent en ligne, elles ſont ſujettes aux maladies. Quand elles ne ſont pas accoutumées à ce genre de travail , elles en ſouffrent beaucoup. Au reſte , la diſcipline doit toujours être d'autant plus ſévere dans les camps volans , que l'occaſion de débauche & d'intempérance y eſt plus fréquente.

Les détachemens ont pour objet diverſes expéditions, dont les dangers, relatifs à la ſanté , ſont en raiſon des fatigues, de la ſaiſon , des injures du tems , & des commodités ou des difficultés pour leur procurer des vivres. Ce dernier point eſt le ſeul qui ſoit à traiter ici , parce que les autres ont été précédemment détaillés.

Lorſque les Troupes vont en détachement , il faut pourvoir à leur ſubſiſtance, parce que ſouvent il arrive des cas imprévus où ils ne peuvent rejoindre le corps de l'Armée. On a vu des détachemens perdus pendant des mois entiers, & revenir enfin après avoir traversé des forêts, des montagnes, en un mot des lieux inhabités, sans avoir eu les moyens nécessaires pour subsister; ce qui leur avoit fait perdre beaucoup d'hommes. Il seroit donc avantageux de donner aux Troupes qui font ce service, une certaine quantité de biscuits & de tablettes de bouillon.

Les Troupes légeres sont, comme on l'a dit dans l'Article III du premier Chapitre, celles qui, bien qu'ayant le plus de peine, essuient le moins de dangers, relativement aux positions; elles ne manquent jamais de vivres, fût-ce aux dépens du malheureux Habitant; elles campent rarement; & comme elles restent peu de temps dans le même lieu, elles n'ont point à craindre les effets de la corruption de l'air. Il faut seulement prendre garde à ceux de la pourriture de leurs vêtemens; parce que souvent, dans le cours d'une campagne, les Soldats ne se déshabillent pas. Il faut aussi avoir attention à la licence de ce genre de Soldats qui font, comme je l'ai déjà dit, très-dissolus.

Je regarde le changement qu'on a fait dans les Troupes légeres, eu égard aux Chefs & aux Officiers particuliers, comme très-favorable re-

lativement à la discipline. Le pillage & la maraude auront plus rarement lieu , & les Troupes ne s'en trouveront que mieux du côté de la
santé.

Quant aux Troupes qu'on laisse sur les derrieres pour garder des postes , elles sont dans
le cas des garnisons & des quartiers. Voyez ces
Articles.

ARTICLE XI.

De l'Artillerie & des Vivres.

L'ÉQUIPAGE de l'artillerie & celui des vivres
ont à leur suite un nombre considérable d'hommes & d'animaux , indépendamment du militaire qui est attaché au premier , & des gardes
qu'on met près de l'autre. Les charretiers de l'un
& l'autre équipage sont exposés à des dangers
particuliers qui dépendent de leurs travaux. Les
Troupes de l'artillerie partagent ceux de leur
équipage, & ont en outre ceux des siéges ; les gardes attachées aux vivres ne le sont ordinairement
que par *interim.* Ce que je dirai du service des
vivres , pourra leur être appliqué.

La marche du canon & de l'artillerie est extrêmement lente ; souvent elle continue jour & nuit,
afin de pouvoir joindre l'Armée : il en résulte

que les Conducteurs , les Charretiers & les Soldats font non-feulement haraffés , mais encore
fréquemment tranfis de froid , pénétrés par l'humidité , la pluie , &c. ce qui rend les péripneumonies fréquentes parmi eux.

La maniere de pofter l'artillerie dans les Armées, confifte à la parquer derriere l'Armée, & à
laiffer plufieurs dépôts ou divifions qui reftent de
même parqués près des Villes ou Villages qui
font fur les derrieres. Les Soldats & les Charretiers font campés près de l'équipage.

Il eft très-effentiel de donner aux Troupes de
l'artillerie", & aux Conducteurs , des vêtemens &
une chauffure qui foient à l'épreuve de la pluie
& de l'humidité. Il faut avoir foin dans les routes de leur faire faire des haltes , en les mettant
à l'abri , lorfque le temps & la faifon font durs.
Quant à leur régime , quoiqu'ils aient les moyens
de vivre mieux que le commun des Soldats , ils
ne peuvent le faire auffi réguliérement ; ce qui
les rend fujets aux maladies des premieres voies,
telles que la faburre , &c.

Quand ils font arrivés au camp , il faut avoir
attention de leur faire faire leur ordinaire ; le
refte des précautions eft femblable à ce que j'ai
dit fur celles du camp pour la falubrité.

Mais , quoique l'artillerie pa quée loin de
l'Armée paroiffe devoir jouir de beaucoup plus
d'avantages

d'avantages que celle qui fuit, comme fouvent elle refte pendant toute une campagne dans la même pofition, & qu'elle campe jufques très-avant dans l'arriere faifon, il regne beaucoup de maladies parmi les Troupes & les Charretiers ; 1°. par les mauvaifes pofitions ; 2°. par la vapeur du fumier pourri & des excrémens ; 3°. par la débauche & l'intempérance : car le fervice étant médiocre, & la paie affez forte, le voifinage des Villes & des Villages porte les Soldats & les Charretiers à profiter des occafions de licence qui fe préfentent. J'ai vu dans quelques-uns de ces parcs autant de femmes que d'hommes, & dans nos Hôpitaux un très-grand nombre de malades qui en venoient.

Quant au fervice des fiéges, on fait les dangers de toute efpece que courent les Troupes de l'artillerie, indépendamment des coups de feu. Les Sapeurs, les Mineurs & les Ouvriers font fans ceffe occupés, & ils font expofés aux intempéries de l'air & à l'humidité de la terre. Auffi en voit-on périr un grand nombre par l'action de ces caufes dans tous les fiéges.

Je me renfermerai ici dans la maniere d'empêcher les effets nuifibles des parcs ftables & permanens, parce que les autres n'ont rien de particulier qui puiffe mériter un détail, & que les moyens contre le plus ou moins de dangers des

X

autres poſitions des Troupes de l'artillerie ſe trouvent décrits dans les articles précédens.

On choiſira donc, pour former le parc, un terrein ſec, un peu élevé, voiſin, s'il ſe peut, de la riviere. On fera tout-au-tour des foſſés aſſez larges, pour entraîner les eaux de pluie ou autres dans la riviere, ou le plus loin poſſible.

Tous les huit jours on conduira le fumier le plus loin du parc que l'on pourra, & on bouchera les latrines. On changera tous les mois la poſition du parc, & on veillera ſur la conduite du Soldat & du Charretier.

On fera exercer les Soldats comme les autres Troupes, afin de les entretenir dans l'habitude du travail. On éloignera de leur camp les filles de joie, & on aura ſur-tout l'œil à l'ordinaire de chaque chambrée.

Les Charretiers des vivres ſont également incommodés par les marches continuelles, & on les parque de même en différens endroits. Quoiqu'ils ne ſoient pas ſujets à la même diſcipline que les Soldats, il faut du moins, en raiſon de l'importance de leurs ſervices, & par principes d'humanité, les préſerver des accidens auxquels ils ſont ſujets. Ils doivent être toujours bien chauſſés, & avoir pluſieurs paires de ſouliers épais à l'épreuve de l'humidité. Le capuchon, la chemiſe bleue & le gilet leur ſeroient très-utiles, ainſi qu'aux Charretiers de l'artillerie.

Quant aux Troupes qui accompagnent les convois, elles doivent prendre les précautions dont
je viens de parler au sujet de l'artillerie.

ARTICLE XII.

Des Hôpitaux ambulans.

JE ne me propose pas d'entrer ici dans le détail de leur forme & de leur gouvernement ; je
n'ai en vue que la situation des hospices relative
à celle de l'Armée, & la maniere dont on doit
se conduire pour y envoyer les Soldats *.

En général il faut que l'Hôpital soit assez près
de l'Armée, pour qu'on puisse facilement y transporter les malades ; & chaque Régiment doit
avoir le nom du lieu où il est situé.

Quoique je sois très-persuadé de l'utilité &
même de la nécessité de l'Hôpital ambulant, je
crois qu'on y envoie trop légérement les Soldats : à peine examine-t-on le plus souvent quelle
est l'espece d'indisposition qu'ils ont ; il en résulte,
comme je l'ai déja dit, que les féneans & les

---

* Dans la seconde Partie du Code de Médecine Militaire, Tome II, j'ai traité uniquement l'administration
& le service des Hôpitaux, tant du Royaume, que des Armées ; & je me propose d'en faire un Traité particulier.

mauvais sujets se disent malades pour aller à l'Hôpital. D'un autre côté un grand nombre de Soldats qui n'ont que de légeres incommodités, qu'on auroit pu guérir au camp, sont souvent perdus pour la campagne, parce qu'on les évacue sur les derrieres ; & quelquefois ils périssent par l'effet de la contagion.

Chaque Régiment devroit avoir son petit Hôpital, comme je l'ai dit ailleurs. Mais enfin si on n'adopte pas cette méthode, du moins seroit-il nécessaire de fixer la maniere dont les Chirurgiens-Majors doivent servir. Il me semble que leur office seroit bien rempli, s'ils s'occupoient de tous les objets de salubrité pour la partie des Troupes confiées à leurs soins, s'ils visitoient chaque jour les Canonniers, & s'ils traitoient les Soldats malades dans le camp, avant de les envoyer à l'Hôpital ambulant. Par un calcul que j'ai fait, il se trouve que sur cent hommes envoyés aux Hôpitaux, il y en a plus de la moitié qui est perdue pour la campagne. Qu'on juge après cela de l'utilité des précautions qui empêcheroient qu'on y en envoyât beaucoup.

Quoique l'Hôpital ambulant doive être près de l'Armée, il faut pourtant qu'il en soit à une distance assez grande, pour que l'air contagieux ne puisse pas parvenir jusqu'au camp.

Il doit être sur les derrieres & toujours bien

gardé. On a vu plus haut les précautions qui conviennent pour éviter que les Troupes qui y font de fervice, n'y tombent malades. Mais il faut dire vrai, à moins que l'Armée ne féjourne long-temps dans le même lieu, l'air de l'Hôpital ambulant eft très-peu nuifible en comparaifon de celui des Hôpitaux fédentaires. Il faut en pareille conjonéture, changer la pofition de cet Hôpital; ce qui eft très-facile.

Le choix du lieu eft cependant très-important; il faut toujours préférer les lieux les plus vaftes & les mieux aérés, tels que les granges, les Couvens, les Eglifes. On trouve par-tout de ces fortes de refuges. Mais fi on n'en trouvoit pas, il faudroit préférer de mettre les malades fous des tentes, plutôt que de les refferrer dans des maifons particuliéres & peu aérées.

Je borne cet article aux réflexions que je viens de faire, parce que je ne pourrois entrer en matiere, fans être obligé de m'étendre fur une infinité de détails qui ne font point du reffort de cet Ouvrage.

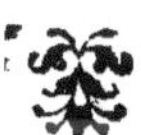

ARTICLE XIII.

Des Congés des Officiers & des Soldats, à la fin de la Campagne.

Vers la fin de la Campagne on a coutume d'envoyer un certain nombre de Soldats & d'Officiers en congés & en recrues, dans l'intention de procurer du délaſſement aux uns, & d'employer les autres à faire de nouveaux Soldats, pour remplacer ceux qu'on a perdus pendant la Campagne, & à faire les réparations des Régimens.

Cette regle qui peut être utile à quelques égards, eſt ſujette à beaucoup d'inconvéniens que je vais expoſer.

1°. Le Soldat envoyé dans ſon pays, expoſe ſa ſanté, en devenant tout à coup maître de ſes actions, en hâtant ſa marche, en perdant l'habitude du régime & de la diſcipline de ſon corps; quelquefois il expoſe ſa vie dans un trajet pénible & long qu'il a à faire dans un pays étranger ou ennemi. Combien n'avons-nous pas perdu de Soldats dans la derniere Guerre, pour avoir eu à traverſer les différentes Contrées de l'Allémagne, en allant en congés? Le Payſan de mauvaiſe humeur contre nos Troupes, ſe vangeoit ſur les Paſſans qui ſouvent, à la vérité, donnoient lieu aux mauvais traitemens qu'ils eſſuyoient.

2°. La plupart des Recruteurs menent une vie diſſolue, tant parce que c'eſt la maniere la plus propre pour enrôler, que parce qu'ils ſont trop maîtres de leurs actions.

3°. Le Soldat, revenu au Régiment, reprend avec peine le harnois & le régime de guerre.

4°. L'Armée eſt trop affoiblie par le nombre d'Officiers & de Soldats qui ſont abſens, non-ſeulement parce que ceux-là manquent, mais parce qu'il ſe trouve encore le vuide de ceux qu'on a perdus par les maladies, ou par les armes.

5°. Le Cavalier abſent laiſſe ſon cheval & ſon bagage qui embarraſſent d'autant plus, que, ſi par hazard il ſe fait quelque expédition pendant l'hyver, on ne ſait qu'en faire; l'un dépérit, l'autre ſe perd. Il eſt bien vrai que ſouvent le nombre des chevaux eſt encore moindre que celui des hommes dans une Compagnie; mais enfin cela n'arrive pas toujours.

6°. Ceux qui reſtent à l'Armée ſont d'autant plus fatigués, qu'ils ont double ſervice à faire, &c.

Comment parer à tant d'inconvéniens? Voici les moyens qui m'ont été ſuggérés par l'expérience & par les Officiers les plus diſtingués.

Les Soldats ne devroient jamais partir de l'Armée pour aller en congés, qu'ils ne fussent rassemblés en Troupes avec armes & bagages, ayant un ou plusieurs Officiers à leur tête, du moins jusqu'aux frontieres de la France, & ils devroient marcher en bon ordre avec la même discipline que celle d'un Régiment en marche.

Alors il seroit moins dans le cas de périr de misere & de maladies ; ils pourroient se défendre contre les partis ennemis & contre les Paysans.

On ne devroit jamais accorder des congés par tour, mais par nécessité *. Combien de gens ne prennent leurs congés que pour être à l'abri du danger ou des travaux ? Un Officier de fortune qui n'a pas d'autre patrie que son Régiment, doit-il aller passer le temps de son congé à trente lieues de l'Armée dans une Ville, où il n'a ni parens ni amis ? Ceux qui sont éloignés de leurs pays doivent-ils quitter l'Armée pour aller se reposer près du théâtre de la guerre ? Et n'est-ce pas avouer qu'on n'aime pas le service, ou qu'on le craint, que de se comporter ainsi ? C'est cependant ce que nous avons vu dans la derniere guerre : tandis que nos Troupes guerroyoient au

---

* Auguste accordoit avec peine à ses Officiers Généraux la permission d'aller passer l'Hyver à Rome.

cœur de l'hyver, *Landau*, *Viſſembourg*, *Stras-bourg* étoient remplis d'Officiers qui y paſſoient tranquillement leurs quartiers d'hyver.

Mais enfin, le dirai-je ? Tous les congés, ſous quelque prétexte que ce ſoit, hors ceux de maladies ou d'affaires bien avérées, ſont non-ſeulement inutiles, mais ils ſont encore nui-ſibles au bien du ſervice & à la ſanté. On peut avoir des recrues ſans les aller enrôler ; enfin les réparations des Régimens peuvent ſe faire, ſans qu'on envoie les Officiers de l'Armée pour y travailler. Je vais prouver ces trois points.

Quant à ce qui regarde l'inutilité & même l'inconvénient des congés, je ne parlerai que des Officiers, parce que ce qui concerne le Soldat eſt renfermé dans le ſecond point, & même dans celui-ci.

Il eſt évident qu'on gagneroit beaucoup à gar-der tous les Officiers à leurs Régimens pendant la guerre, en ce que chacun partageroit la be-ſogne, & que d'ailleurs on formeroit un plus grand nombre de bons Militaires qui devien-droient auſſi plus propres à ſoutenir les travaux de leur métier ; car il ne faut pas ſe diſſimuler que le changement d'exercice & de nourriture influe prodigieuſement ſur la plupart, & que les plaiſirs en tout genre, & la molleſſe auxquels on fe livre d'autant plus volontiers , qu'on vient d'effuyer des fatigues , & d'être expofé aux dangers , nuifent finguliérement à la fanté , mais à celle des jeunes Officiers fur-tout, qui enfin , en revenant à leurs Corps , ont beaucoup de peine à fe remettre au niveau.

Mais , indépendamment de ces raifons qui pourroient fuffire pour empêcher que les congés des Officiers euffent lieu , le danger de cette pratique me paroît démontré par les exemples fréquens dans toutes les guerres , du tort qu'elle a fait aux préfens & aux abfens.

Je ne citerai que ceux qui me font connus de la derniere guerre , pendant la courfe de Zell en 1757 , la retraite d'Hannover en 1758 , la bataille de Berghen en 1759 , & la courfe de Caffel en 1760.

Tandis que les Officiers en congés étoient tranquilles dans leur Patrie , ou fur les bords du Théâtre de la Guerre , leurs Camarades étoient expofés aux maux les plus cruels & à des dangers preffans. Eft-il donc naturel d'établir une regle qui faffe que les uns expofent leur fanté & leur vie , tandis que les autres font dans la plus parfaite fécurité ?

Cependant les préfens auroient eu moins de maux s'ils avoient été aidés des autres , & ceux-ci auroient peut-être évité plufieurs autres efpeces de dangers, s'ils avoient été à leurs Corps. Ainſi les abſens & les préſens ont ſouffert ou ont été expoſés ; les uns à leur place , les autres n'y étant pas.

C'eſt en vain que l'on oppoſera que l'on n'a rien à ſe reprocher, quand la regle confirme la méthode, & quand c'eſt à tour de rôle que les congés ſe donnent. J'ai attaqué la méthode , parce qu'elle eſt défectueuſe dans ſon principe; quant au tour de rôle , on ſait qu'il n'eſt pas poſſible d'établir une parité entre le tour d'une année & celui de la ſuivante ; puiſqu'il arrive ſouvent qu'une Armée eſt tranquille dans ſes Quartiers pendant tout un Hyver ; tandis que pendant le ſuivant elle eſt continuellement en haleine ou expoſée.

On me dira peut-être qu'il faut accorder aux Officiers une ſorte de délaſſement pour ne pas les rebuter, & qu'il y auroit moins de gens qui prendroient le parti du ſervice, ſi on ne leur don-noit pas l'eſpoir de revoir quelquefois leur Patrie pendant le cours d'une guerre. Je ſuis loin de croire que des François ſe rebutent du ſervice pour un ſemblable refus ; l'honneur les conduit ſeul dans la route de la gloire. Quand une fois on aura établi qu'on ne donne des congés que pour les cas de maladies ou d'affaires impor-tantes avérées , on n'y penſera plus ; & ceux qui seront dans le cas d'en avoir, en seront très-fâchés.

Quant aux Recrues, si chaque Régiment avoit un Dépôt sur les frontieres du Royaume, ou si les Milices Provinciales fournissoient les nouveaux Soldats, on n'auroit pas de peine à se passer d'envoyer des hommes de chaque Corps pour recruter. Les Recrues arrivées au Dépôt y seroient formées, ensuite elles en partiroient pour joindre l'Armée, ayant à leur tête quelques anciens bas-Officiers & des Soldats du Dépôt, qui, après les avoir remis, reviendroient à leurs postes. Par-là on éviteroit le brigandage affreux qu'exercent les Recrues nouvelles dans leurs routes, & même la perte qu'on fait de plusieurs par l'intempérance à laquelle elles se livrent journellement jusqu'à leur arrivée à l'Armée. Il est en effet bien différent de faire conduire en bon ordre des hommes déja disciplinés, ou de donner des jeunes gens pris çà & là, & qui ne se font la plupart enrôlés que par libertinage, à conduire par des gens qui font souvent eux-mêmes des libertins.

Je n'entrerai dans le détail des réparations que parce que la circonstance m'y oblige, pour prouver qu'il est inutile d'envoyer des Officiers & des Soldats de l'Armée pour les faire.

Il me semble qu'il seroit très-facile d'employer la même voie que celle dont je viens de parler pour les Recrues. Les Officiers commandans de la Troupe du Dépôt, inſtruits du nombre & de l'eſpece des choſes néceſſaires pour réparer le Régiment, pourroient ſe charger de les envoyer.

Il y a pour la Cavalerie un article qui ſemble exiger qu'on détache pluſieurs hommes de chaque Corps ; c'eſt la Remonte. Je ne déciderai pas ſi elle ne peut ſe faire que par cette voie. N'y auroit-il pas quelque moyen pour envoyer le nombre ſuffiſant de chevaux ſans déplacer les Cavaliers ? S'il en eſt un, je crois qu'il ſeroit à propos de le mettre en uſage.

Je ſuis bien éloigné de vouloir donner ici des conſeils ſur ce qui regarde la guerre & le ſervice des Troupes, parce que ces objets me ſont étrangers. Mais comme ils tiennent ſouvent à la ſanté, je me trouve forcé d'expliquer les cauſes par leſquelles ils la dérangent, de blâmer quelquefois des uſages qui me paroiſſent mal établis, & d'indiquer des correctifs ou de ſubſtituer d'autres pratiques. Reſte maintenant à ſavoir ſi mes réflexions ſont juſtes, ſi mes moyens ſont praticables ; c'eſt aux gens de l'art à les apprécier. J'ai vu le Militaire de fort près ; j'en ai ſuivi la vie & les travaux ; j'ai conſulté les Officiers de ma connoiſſance les plus expérimentés : pluſieurs ont approuvé ce que j'écris ; quelques-uns m'ont ſuggéré des moyens. J'ai profité de tout , & je hasarde avec confiance ce que le zèle m'a dicté.

ARTICLE XIV.

Du Quartier général.

LE Quartier général est le lieu proprement dit où logent le Général , l'Intendant & l'Etat-Major de l'Armée. C'est dans ce même lieu que les Officiers Généraux se logent aussi. Mais dans les grandes Armées où il y a plusieurs divisions séparées , on appelle le lieu où se trouvent leurs Chefs, le Quartier général. Quelquefois il y a plusieurs endroits , pendant la Campagne , qui sont aussi occupés que le Quartier général par des Officiers & des Employés de toute espece. Pendant l'Hyver , il n'y a qu'un seul Quartier général.

Il y a beaucoup d'observations à faire sur ce lieu , relativement à la santé des Gens de guerre.

1°. Il faut distinguer celui d'Hyver de celui de l'Eté. Le premier * n'offre rien de plus particulier qu'une grande Ville de garnison , où chaque Officier & Employé sont autant bien qu'il est

____

* J'entends celui des Quartiers d'Hyver tranquilles.

poſſible. L'autre change autant de fois de ſituation que l'Armée ; ſouvent on n'a pas le choix du lieu ; ce qui le rend inſalubre, incommode & ſujet à pluſieurs inconvéniens. 2°. Outre la difficulté du choix qui fait que le Quartier général peut être nuiſible à la ſanté, l'arrangement & la multitude, le long ſéjour, le défaut d'ordre & de diſcipline ſont également dangereux pour ceux qui l'habitent, & pour le Corps de l'Armée.

Le local qui peut être mal ſain par lui-même, en raiſon des maladies des Habitans, de l'inſalubrité des eaux & des maiſons trop étroites, le devient par l'arrangement, lorſqu'on entaſſe dans chaque habitation un nombre trop conſidérable d'hommes, & lorſqu'on n'y obſerve pas toutes les précautions qui peuvent diminuer l'impureté de l'air. Il faut toujours choiſir pour le Quartier général un lieu vaſte, bien aéré, voiſin de l'eau & du bois, & exempt de contagion. Jamais il ne faut ſouffrir une multitude de gens inutiles dans ce lieu, & encore moins ceux qui le ſont à l'Armée.

Il paroît qu'il ne devroit y avoir dans le Quartier général que le Général & ſa ſuite, quelques Officiers généraux, l'Intendance & l'Etat-Major. Cette regle peut cependant ſouffrir quelques exceptions, parce qu'il y a des lieux affez vaftes pour y réunir les vivres & autres fuites.

Mais du moins ne devroit-on pas, dans les petits endroits, tels que font ordinairement ceux qui font occupés par le Quartier général de campagne, permettre aux Vivandiers & aux Bouchers de s'établir près des maifons. Ils feroient mieux fitués, à quelque diftance du lieu, & on devroit toujours les faire camper. Il en eft de même des autres Ouvriers.

Le trop long féjour du Quartier général dans le même lieu, contribue fouvent à y répandre la contagion, fur-tout lorfque l'efpace eft refferré, parce que la vapeur du fumier pourri, des excrémens & des immondices de toute efpece portent l'impureté dans l'air. Il faut avoir foin de nettoyer les lieux le plus fouvent poffible; les Officiers généraux feroient mieux de fe camper dans les vergers près des maifons, que de fe loger dans de petits trous dont le mauvais air ne fe corrige pas facilement en peu de temps.

Les Bateleurs & les Hiftrions ne devroient jamais avoir la permiffion de fuivre le Quartier général. L'amufement qu'ils procurent, quoique innocent en foi, devient une fource de dangers pour les Militaires, foit parce qu'il les détourne de leurs devoirs, foit parce qu'il donne occafion

à

à la débauche. Les Romains défendoient qu'il y eût des jeux oisifs dans leurs Armées *.

Il faut aussi en écarter les filles de joye qui rendent les maladies vénériennes très-fréquentes. On peut se rappeller de ce fameux siege de *Naples*, où les François manquerent de périr tous par l'effet de la dissolution à laquelle ils se livrerent.

Jamais on ne doit permettre l'entrée du Quartier général aux Soldats qui n'ont pas un billet signé de leur Commandant pour y aller. On doit veiller exactement sur les Vivandiers, mais principalement sur leur vin. Cette observation qui s'étend aussi sur ceux des Régimens, est d'autant plus essentielle, qu'il est très-certain qu'il périt beaucoup d'hommes dans toutes les Campagnes, par l'effet du vin adultéré ou frelaté.

Au reste, le Quartier général seroit infiniment moins mal-sain, dans toutes les circonstances, sans le nombre infini de Valets & d'équipages qui sont à sa suite. Rien n'est plus pernicieux que cette coutume, & il me semble qu'il seroit avantageux de fixer irrévocablement la quantité de gens & de bagages que doit avoir chaque Officier. Notre Quartier général & celui du Roi de Prusse sont bien différens à cet égard.

---

* Machiavel, Art. de la Guerre, L. VI.

Il a paru plusieurs ordonnances concernant les équipages , la vaisselle & les tables ; mais elles ne produisent jamais un effet salutaire , que lorsqu'on tient la main à leur exécution. Quand les Officiers généraux se relâchent sur ces objets , leur exemple est suivi par les particuliers. Les uns & les autres ruinent leur santé & leur bourse. Cependant un grand Général , plus persuadé que les autres sans doute du danger des tables exquises , donnoit , pendant la derniere guerre , à dîner à tous les Officiers qui se présentoient, avec du bœuf & des gigots.

Il faut que l'Hôpital ambulant , les vivres & les fourrages ne soient pas éloignés du Quartier général ; mais il est essentiel qu'il y ait toujours une division des Officiers de santé à la suite du Général.

J'ai parlé ailleurs de la garde de ce Quartier & de la discipline qu'on doit lui faire observer. Il me reste maintenant à faire observer que la multiplicité des petits Quartiers généraux est d'un exemple pernicieux , (je parle de ceux qui n'appartiennent pas à des Corps séparés de l'Armée.) Chaque Officier général , attaché à une division des Troupes qui sont en ligne , pourroit camper, au lieu de se loger, il n'en seroit que plus sainement situé , & on éviteroit par ce moyen les corvées que chaque Troupe est obligée de faire pour aller garder son Général , pour communiquer les ordres qui arrivent au Camp , &c. Les provisions des Villages seroient mieux réparties , les Habitans moins vexés , & les Vivandiers , les Ouvriers de toute espèce , les avanturiers n'auroient plus de prétextes pour aller se loger dans ces Villages. Le Soldat n'en auroit aucun pour y entrer. Les Troupes s'en trouveroient mieux , & il y auroit moins de brigandage.

Il y a une infinité de positions particulieres à chaque individu que je ne pourrois décrire , sans entrer dans des détails aussi longs qu'ennuyeux. J'ai fait l'énumération des principales; chacun selon son état , pourra trouver dans ce que j'ai dit, les conseils & les moyens qui peuvent convenir à sa situation.

CHAPITRE V.

Des différens Théâtres de la Guerre.

CE Chapitre expose la différence des Théâtres ordinaires sur lesquels les François ont à soutenir la Guerre, & il a pour but de montrer les moyens par lesquels on peut éviter les maladies qui dépendent du climat, du sol, des mœurs & des usages de chacun.

Les François comme toutes les autres Nations, sont dans le cas de faire la Guerre ou dans leur pays, ou dans celui de leurs voisins.

Cependant notre Royaume a cet avantage, qu'étant le mieux défendu de tous ceux de l'Europe, c'est presque toujours chez les autres que nous faisons la Guerre. Peut-être est-ce un mal pour le Militaire, mais c'est un grand bien pour l'Etat.

Je me bornerai donc ici à la description des Pays où nos Armées se portent ordinairement; sçavoir, à l'Italie, à l'Allemagne & à la Flandre. Ce que je dirai de la premiere, a quelque rapport avec nos Provinces méridionales. Ce qui sera dit sur la seconde, en a avec nos frontieres de l'Allemagne, & la description du Théâtre de la Flandre en a enfin avec les contrées de

France limitrophes. De forte qu'en fuppofant que nous ayons une Guerre défenfive fur nos frontieres, ce Chapitre pourra avoir fon utilité.

ARTICLE PREMIER.
De l'Italie.

L'Italie eft le plus beau & le plus agréable pays de l'Europe, le plus fameux par fes révolutions, & celui qui a le plus excité la cupidité des autres Nations. Chacun voulant y dominer ou du moins en avoir fa part, elle s'eft trouvée long-temps expofée aux horreurs de la Guerre; & maintenant qu'elle eft divifée en plufieurs Souverainetés, qui appartiennent à des Princes dont les intérêts font très-différens, elle eft toujours dans la trifte expectative des hoftilités.

Les Rois de France y ont eus des droits légitimes qu'ils ont foutenus par les armes. *Pepin & Charlemagne* ayant chaffé les Lombards, y établirent la domination Françoife. Leurs droits ayant paffé entre les mains des Empereurs d'Occident, nous n'y avons plus eu que des Souverainetés particulieres, dont la conquête & la poffeffion ont coûté bien cher à la France. *Charles VIII, Louis XII, François I & Louis XIII* y ont eu des fuccès variés, mais après des conquêtes rapides, tous y ont perdu le fruit de leurs travaux, leurs Armées, leurs Généraux. Ce n'eſt enfin que dans ce ſiecle qu'une branche de la Maiſon de *Bourbon* y eſt ſolidement établie.

On diviſe l'Italie en deux parties ; l'une Septentrionale, & l'autre Méridionale. La premiere comprend la plaine de Lombardie, qui commence à *Turin* & finit au Golfe de *Veniſe* : elle a 250000 milles de longueur, ſur une largeur fort inégale. Ce pays eſt enfermé entre les Alpes, l'Apennin & la mer Adriatique ; ſéparé de la France, de la Suiſſe & de l'Allemagne par les Alpes ; des Etats de Gênes & de l'Italie Méridionale par l'Apennin, & borné à l'Eſt par la mer Adriatique. Le Piémont, le Milanez, & les Etats de Terre-ferme de Veniſe ſont renfermés dans cette partie Septentrionale. L'autre qui eſt bornée par la mer, de trois côtés, a l'Apennin pour limites, avec la plaine de Lombardie. Elle comprend la Toſcane, les Etats du Saint-Siege & le Royaume de Naples.

On voit par-là que l'Italie eſt ſous la domination de ſept Puiſſances différentes. Sçavoir, le Duc de Savoie, la Maiſon d'Autriche, les Vénitiens, les Génois, la Maiſon de Lorraine, le Pape & la Maiſon d'Eſpagne ou de Bourbon *.

Ces différentes Puiſſances qui ont avec celles

---

* Sans compter pluſieurs petits Princes qui relevent de ces Souverainetés.

de l'Europe des liaisons plus ou moins étroites, mettent la France dans le cas de porter la Guerre dans l'Italie, & je crois qu'il est essentiel d'entrer ici dans quelques détails sur cette Contrée, afin d'en faire connoître les dangers aux Troupes qui seront dans le cas d'y être transportées.

On doit d'abord considérer par rapport à la santé, le transport des Troupes en Italie ; en second lieu leur séjour dans l'une ou l'autre de ses parties, tant Septentrionale que Méridionale ; & les influences de l'air dans ces Contrées, le sol, & les eaux ; 3°. enfin les mœurs des Habitans. Chacun de ces objets mérite la plus grande attention.

Nos Troupes peuvent passer en Italie par mer & par terre. Elles y arrivent par mer en partant de nos ports de Provence ou autres sur la Méditerranée, & elles font un trajet plus ou moins long, selon la partie où elles doivent se rendre. Pour aller en Lombardie, elles peuvent débarquer à Gênes, qui n'en est séparée que par l'Apennin. Cette route conduit aussi en Toscane, dans les Etats du Saint-Siege & dans le Royaume de Naples ; mais il y a différens ports dans ces Pays, où nos Troupes peuvent débarquer. Ce font les circonstances qui déterminent à l'un ou à l'autre point.

Les Troupes qui passent directement de France

en Italie par mer, ne font pas dans le cas de fouffrir de cet élément, parce que le trajet eft ordinairement très-court, & qu'elles évitent le paffage des Alpes, qui eft le feul endroit par lequel elles peuvent pénétrer dans l'Italie par terre.

Quand on prend le chemin de la Savoie, pour arriver dans la plaine de Lombardie, on a non-feulement les Alpes à traverfer, mais encore les montagnes qui féparent la France des Etats de Savoie. Ce Paffage qui eft près du *Pont de Beauvoifin*, eft d'abord affez facile. Mais à mefure qu'on avance, on trouve différens monts plus ou moins efcarpés, au fommet defquels il y a fouvent de la neige, même au cœur de l'Eté, & l'on a à craindre les fontes qui entraînent avec elles des portions de rocs. Lorfque nous fommes alliés avec le Duc de Savoie, cette traverfée, quelque difficile qu'elle foit, ne caufe pas un dommage confidérable aux Troupes ; mais fi nous avons ce Prince pour ennemi, nous pouvons être arrêtés à chaque pas, même avant d'être parvenus aux Alpes. Alors le féjour de nos Troupes dans les vallées & fur les montagnes, les expofe à avoir difficilement des fubfiftances, à l'inondation, aux mauvaifes eaux, au froid ou au reflet des rayons du Soleil. La température eft affez douce dans les environs de *Chamberi*, & ils font fertiles. Il y a du côté de *Montmeliant*, un côteau très-élevé, où il fait très-froid. Près d'*Aiguebelles*, il y a plusieurs montagnes presque toujours couvertes de neige, & du côté *de Lachambre*, des marais dont il faut se garer pendant les grandes chaleurs ; une riviere qu'on nomme *l'Arc*, dont les eaux sont blanchâtres, désagréables, froides & lourdes.

Il y a plusieurs passages dans ce pays qui sont d'autant plus difficiles pour les Armées, que les habitations y sont rares, que les fontes de neige y sont fréquentes, & que le bois y manque. Le *Mont-Cenis* très-escarpé faisant partie des Alpes, sépare la Savoye du Piémont, où la température est plus douce, & le terrein plus fertile, que dans la Savoye.

On arrive aussi en Piémont, sans traverser la Savoye par le Marquisat de *Suze*, où est le fameux *Pas* situé au pied des Alpes, & défendu par le Fort de la *Brunette*, où l'on dit que passa *Hercule*, & par lequel *Annibal* pénétra dans l'Italie. La ville de *Suze* n'est qu'à deux lieues des frontieres de France, près du Dauphiné. Ce passage est plus court, & peu dangereux, lorsque les Piémontois ne le défendent point *.

Le chemin de *Suze* à *Turin*, est de douze

---

* On peut voir dans l'Histoire combien de peines ces différens passages ont coûté aux François.

lieues, dans un vallon fertile, où coule la riviere de la *Doire*, qui va tomber dans le *Pô*. Dans ce trajet il y a une grande quantité de canaux, mais les chemins font bons, le pays fertile, l'air pur & fain.

C'eft à Turin que commence cette fameufe plaine de Lombardie, qui renferme plufieurs Etats, entr'autres le Milanès, Parme & Plaifance, le Mantouan, le Modenois, le Bolonois, les Etats de Venife, &c.

J'obferverai que la température de la plaine de Lombardie diffère peu de celle de France ; que le terrein y eft très-fertile, qu'il n'y a point de forêts ; qu'il y a des endroits où l'air eft moins fain, foit par rapport à la culture, tels que *Verceil*, où l'on fait celle du riz ; ce qui rend les eaux mal-faines, au mois de Septembre, & caufe fouvent des maladies populaires ; foit par rapport à la grande quantité d'eau qui fe rencontre en plufieurs endroits.

Il y a une multitude de rivieres & de fleuves, qui arrofent la plaine, les unes venant des Alpes, & les autres de l'Apennin. Les unes & les autres y rendent la Guerre difficile au Printemps & en Automne, parce qu'elles débordent alors par les pluyes qui font fréquentes.

D'un autre côté, pour fertilifer les terres, il y a à chaque pas, des canaux qui arrêtent les marches dans ce même temps. Les eaux qui viennent des Alpes, font les deux *Doires*, la *Sture*, le *Téfin*, l'*Adda*, le *Mincio* & l'*Adige*. Elles fe réuniffent au *Pô*. Celles qui viennent de l'Apennin, font la *Serivia*, la *Rhenone*, la *Tidone*, la *Trébia*. Celles-ci font bourbeufes, épaiffes, défagréables au goût. Les autres, au contraire, font claires, limpides, & bonnes à boire.

Le Milanez, l'objet de l'ambition de tant de Rois, a été poffedé depuis *Didier*, dernier Roi des Lombards, par différentes puiffances. Il comprend le Pays de Parme & Plaifance, la Crémonèfe, le Mantouan & le Milanez proprement dit. Ce pays fameux par la Prife de Pavie, où *Didier*, vaincu par *Charlemagne*, perdit fes Etats en 725; par la défaite de *François* premier en 1525, & par tant d'autres guerres, eft celui qui a le plus fouvent fouffert. Mais il eft maintenant parfaitement bien remis de tous fes défaftres. L'air y eft fain, la température douce & le terrein fertile. Cependant de l'autre côté de Milan, près des montagnes, l'air eft plus froid en hyver, que dans le refte du Pays. Du côté du Nord, ce Pays a plufieurs lacs, dont les environs font fertiles. Mais la température y eft plus froide qu'ailleurs. Les Ifles *Borromées* qui font dans le lac majeur font les plus froides, à caufe du voifinage des

Montagnes couvertes de bois, de neige & de glace, & à raison des brouillards fréquens qui les couvrent. Les environs de la ville de *Mantoue*, située sur le milieu d'un lac que forme le *Mincio*, font mal fains, ainfi que la Ville elle-même, à caufe du voifinage des marais.

Le Pays de *Modene* eft très-fain.

Le *Bolonois* eft très-fertile du côté de *Parme*, mais les fréquens débordemens du *Pô* dans les terres baffes, du côté de *Ferrare*, ont formé des marais très-étendus, qui rendent le pays inhabitable.

Entre *Bologne* & *Ferrare*, les vents font quelquefois fi confidérables, qu'ils enlevent les **eaux** & les portent en divers endroits où il fe forme des inondations, ce qui rend les chemins dangereux. Cela arrive même pendant l'Eté.

Il y a beaucoup de chanvre dans ce Pays, ce qui rend les eaux mal faines. L'air eft impur dans le *Ferrarois*, où il y a beaucoup de marais, & la culture des terres y eft négligée.

La gale eft fréquente dans le Bolonois.

La température de la Seigneurie de *Venife* eft plus froide que chaude du côté des Alpes Rhétiques, Trentines & Carniciennes.

Le Pays de *Padoue* eft très-fertile. Les vins y font très-fameux & capiteux. Celui de *Bergame*, eft fec & élevé. Les habitans y forment des canaux pour augmenter la fertilité des terres.

On fait en Lombardie le pain avec fort peu de levain, & de la pure farine. La confommation du grain y eft infiniment trop grande, & il s'y fait des pertes confiderables en ce genre.

Il réfulte de tout ce que j'ai dit fur la Lombardie : 1°. que nos Troupes doivent y fouffrir très-peu du climat, puifqu'il eft tempéré : 2°. qu'il faut éviter les endroits que j'ai défignés mal-fains, ou du moins y prendre les précautions néceffaires contre l'impureté & l'intempérie de l'air : 3°. qu'il eft effentiel de camper les Troupes fur des hauteurs, pour éviter les inondations : 4°. qu'il faut avoir les communications les plus libres avec la Mer, ou avec nos frontieres, pour ne pas manquer de fubfiftances : 5°. que l'on doit avoir foin que jamais les Troupes ne foient très-féparées, afin qu'elles puiffent fe prêter un fecours mutuel : 6°. que le choix des eaux y eft très-important, & que l'on doit purifier celles qui viennent de l'Apennin, & boire de préférence celles qui fortent des Alpes.

La partie méridionale de l'Italie offre le fpectacle le plus beau, le plus intéreffant, & le plus curieux.

Les routes de *Bologne* à *Florence*, capitale de la *Tofcane*, font dans un terrein montueux, aride, & prefqu'inculte par-tout. Ces montagnes font partie de l'Apennin, dont le point le plus

haut est le *Giago* , où l'on trouve plusieurs cre-
vasses , qui sont les effets des volcans. Ces lieux
sont d'autant plus difficiles à traverser , que les
eaux & les fontes de neige emportent souvent les
chemins.

Florence est située au pied de l'Apennin , dans
une Vallée fertile , arrosée par l'*Arno*. L'air est
fort sain pendant l'Eté de ce côté ; on n'y redoute
pas le serein , qui est très-dangereux dans toute
la partie Méridionale ; le ciel y est toujours pur
alors. Mais à la fin de l'Automne , & pendant la
meilleure partie de l'Hyver , lorsque les pluyes
ont commencé à tomber en abondance , l'air y
devient pernicieux. Les brouillards sont continuels , & de la plus mauvaise qualité. Ce qui
produit des maladies populaires.

De *Florence* à *Pise* , le pays est fertile , mais
les inondations sont fréquentes , & les chemins
mauvais. L'air de *Pise* & de ses environs est sain
pendant l'Hyver , mais l'Eté , il est très - corrompu.

De *Pise* à *Livourne* les chemins sont mauvais ,
& il y a des marais.

De *Florence* à *Rome* , on parcourt des montagnes , dont la température est très-froide pendant l'Hyver. On passe à *Sienne* , où dans les
environs , & de-là jusqu'à *Sanquirino* , on trouve
plusieurs marais.

Les limites de la Toscane & de l'Etat Ecclé-
siastique, sont entre *Radicotani* & *Aquapendente.*
L'air y est froid. Ce sont des montagnes.

Vers *Ronsiglione* le pays est mauvais, & du
côté de la campagne de *Rome* le terrein est si
peu cultivé, que l'on voit l'herbe se pourrir sur
pied.

Les marais *Pontains*, qui sont près de *Ter-
racine*, sont très-considérables, ils infectent
l'air en Eté & en Automne, sur-tout lorsque
les vents du Midi & du Couchant soufflent long-
temps.

L'eau de la source de l'*Ufens* ou *Portatore*,
qui est voisine de ces marais, a une odeur âcre
& fétide.

On regarde avec juste raison le Royaume de
Naples comme le plus beau pays de l'Italie. Il en
occupe toute l'extrémité, ayant le Golfe de
Venise ou la mer Adriatique au levant, & la
Méditerranée au midi & au couchant.

Il n'y a point de terrein aussi fertile que celui
de ce Royaume, dans sa majeure partie. Les
grains, les vins & les fruits y croissent en abondance, sans avoir à peine besoin de culture.

Fondi, la premiere Ville Napolitaine du côté
de Rome, est mal-saine; mais *Gayette*, où est
le Golfe de ce nom, & qui est célébre par le
dépôt des cendres du Connétable de *Bourbon*,

tué à l'assaut de *Rome*, en 1527 ; *Capoue*, si renommée par l'effet que ses délices produisirent sur les Soldats d'*Annibal*, sont non-seulement très-saines, mais encore très-fertiles.

Naples est le lieu le plus sain du Royaume, cependant on sçait que les François sous le Général *Lautrec*, en 1527, y périrent presque tous de la peste & des effets de la chaleur ; les eaux y ayant croupies & s'étant corrompues.

Il y a quelques endroits dans le pays qui sont inhabitables, & dangéreux. Tels sont les bords du Lac d'*Agnano*, qui, pendant l'Eté, sont très mal-sains ; les Campagnes ardentes, entre *Cumes* & *Bouzzols*, où le terrein est bitumineux ; les environs du mont *Vésuve* & les champs Elisés, où les chaleurs sont très-pernicieuses pendant l'Eté. Dans ces différens lieux l'air est infecté par les *Mofettes*. Le pays étant désert, l'air n'y est pas brisé. Dans d'autres endroits, l'odeur du chanvre & du lin lui communique de mauvaises qualités. Ce pays est exposé aux vents brûlans du midi & du couchant.

En général l'Eté est extrêmement chaud dans la partie Méridionale de l'Italie. L'Hyver y est très-pluvieux, ainsi que dans la Septentrionale.

Les vins sont capiteux & chauds dans le Royaume de Naples ; & quoiqu'il soit très-abondant en grains, les Habitans sont si paresseux,

qu'ils

qu'ils ne réfervent rien pour le befoin , de forte que lorfqu'il arrive une année de difette, la fa-mine eft dans le pays , & qu'il faut faire venir des grains de la *Sicile*.

La *Calabre* & la *Pouille* font à peu-près au même degré de température , que le Royaume de Naples : rien n'eft plus faux que l'hiftoire des effets de la *Tarentule*, qui a été confignée dans plufieurs ouvrages, d'ailleurs très-utiles & très-bons ; j'ai vu des Médecins du pays, & beaucoup de gens dignes de foi, qui l'ont habité ; ils m'ont tous affuré que cette fable n'avoit même aucun fondement. Il eft pourtant vrai que dans plufieurs cantons de l'Italie, on a beaucoup à fouffrir de la piquûre de plufieurs infectes , & entr'autres de celle des Coufins.

Les Gens du Peuple dans toute l'Italie , mais principalement dans la Méridionale , font très-pareffeux , pleins de préjugés & vicieux. Les Napolitains font les plus barbares. Les maladies Vénériennes fourmillent dans ce pays; c'eft de-là qu'elles font venues en France.

Nos Troupes font plus expofées dans la partie Méridionale, que dans la Septentrionale ; 1°. par rapport à la différence confidérable de ce climat & du nôtre ; 2°. parce qu'il y a beaucoup de lieux qui font mal-fains; 3°. parce que les vins y font communs & très-chauds ; 4o. parce

Z

que la débauche y est très-considérable; 5°. parce
que le serein qui succède à la grande chaleur, y
est très-pernicieux; 6°. parce que les vents irré-
guliers & brûlans, y portent rapidement la corruption, d'un lieu en un autre.

C'est sur-tout dans ce pays qu'il faut observer
la discipline la plus sévére, qu'il faut veiller sur
les mœurs & sur la nourriture du Soldat, &
qu'on doit user du vinaigre dans les boissons.

Les Généraux qui doivent connoître les lieux
mal - sains, les évitent autant qu'ils le peuvent, & lorsqu'ils sont forcés d'y rester, ils employent tous les moyens possibles contre leur insalubrité. Voyez les Chapitres précédens où j'ai
détaillé ces moyens. Les Officiers particuliers ins-
truits de ces différens objets, seront plus à portée de se préserver des dangers, & d'en garantir
aussi leurs Soldats.

Les fievres inflammatoires, les catharres, les
rhumatismes, les péripneumonies, les pleurésies, les fievres pestilentielles sont les maladies
qui attaquent communément nos Soldats en
Italie, sans compter les vénériennes qui y fourmillent.

Nous n'avons aucun Auteur qui ait écrit sur
ces maladies, que M. *Dezon*, Médecin des Armées, dans la Guerre derniere d'Italie. Son Ouvrage est succinct, il ne renferme que des obser-

vations fur le traitement, & il parle peu des caufes. J'en reviens toujours à mon principe, il eſt
plus utile & plus facile de prévenir les maux,
que de les guérir. Ce que je viens d'obferver fur
la falubrité & fur l'infalubrité du pays, mérite
beaucoup de confidération. J'ai fait les recherches les plus exactes, & j'ai confulté pluſieurs
gens très inſtruits, qui ont approuvé cette ex-
quiſſe. Si je parcourois l'Italie, peut-être aurois-
je les moyens de donner des notions encore plus
poſitives.

ARTICLE II.

De l'Allemagne.

Nos Guerres font fréquentes en Allemagne, &
nos pertes n'y font guères moins confidérables
qu'en Italie, quoique par des caufes différentes.

Il faudroit un volume entier pour décrire
même fuccinctement ce Théâtre de la Guerre.
Je me bornerai ici aux Provinces dans lefquelles
nos Troupes fe portent le plus fouvent, & aux
caufes générales des maladies qui les y attaquent.

En général l'Allemagne eſt plus faine que l'I-
talie, & quoiqu'en avançant vers le nord, les
Troupes fouffrent en certains tems, un froid

très-confidérable ; comme on peut en quelque maniere compter fur la régularité des faifons, on peut fe prémunir facilement contre leurs ef-fets nuifibles. Il gêle prefque toujours pendant les trois ou quatre mois d'Hyver. L'Automne & le Printems font les moins fains, parce qu'ils font le plus fouvent pluvieux. Au refte il y a quel-ques contrées où l'air eft très-pur , & où il fe ren-contre peu de caufes de maladies. Tels font le *Palatinat*, les environs du *Mein* & du *Rhin*, dont la température eft à peu-près la même que celle de l'Alface. La *Weftphalie* eft un pays aride où les fubfiftances font difficiles à trouver. Le pays d'*Hannover*, celui de *Heffe - Caffel*, & les bords du *Wefer* font gras & fertiles , mais les pluyes de l'Automne & du Printems les rendent très-incommodes aux Armées.

Les marches d'Hyver qui y font d'autant plus fréquentes, qu'il y a peu de Villes fortifiées, y font une caufe de maladies. En avançant vers la mer du Nord, les froids d'Hyver font très-violens. Dans le côté oppofé, c'eft-à-dire, vers la Baviere, le pays eft affez fain ; mais la Bohême & la Hon-grie ne le font pas, non que le Ciel y foit très-différent , mais parce que les montagnes dont elles font environnées y font varier la tempéra-ture. La Bohême eft précifément dans une efpece d'entonnoir, étant entourée d'un cercle de montagnes. L'Eté les rayons du Soleil y font très-ardens, & les nuits y font très-froides ; les vents y foufflent continuellement & irrégulierement, il en eft de même de la Hongrie. Ces deux pays font cependant fertiles, & je crois, ainfi que la plûpart des Officiers qui y ont fait la Guerre, que leur infalubrité dépend encore moins du climat, que du temps confidérable que durent les Campagnes, & des fatigues perpétuelles des Troupes. La véritable raifon qui rend la Guerre difficile & meurtriere pour les François dans ces contrées, comme dans prefque toute l'Allemagne, eft que la grande quantité des montagnes, & le peu de poftes fortifiés, obligent les Troupes d'être toujours en haleine, dans les faifons même les plus rigoureufes, & que les gens du pays qui font accoutumés au climat, profitent de cet avantage, pour nous faire perdre pendant l'Hyver, ce que nous avons gagné pendant l'Eté, & pour affoiblir nos Armées. Il faut ajouter à ces caufes la difficulté des fubfiftances, qui fait fouvent que les Troupes manquent du néceffaire, les communications étant très-faciles à rompre.

Un des grands inconvéniens de la Guerre d'Allemagne, eft le feu des poëles, dont les Soldats abufent, comme je l'ai dit dans le Chapitre précédent. Enfuite l'éloignement de la France fait naître la maladie du pays, dans un grand nom-

Z iij

bre de nouveaux Soldats , & il empêche de faire facilement les réparations. Le bois n'eſt pas rare dans toutes les contrées de l'Allemangne , il y a peu de marais , & à l'Automne près , l'air y eſt preſque par-tout aſſez pur.

Il faut que nos Troupes portées ſur ce Théâtre , ſoient munies de tout ce qui convient pour éviter les effets du grand froid. C'eſt-là ſur-tout que les gilets ſont très - néceſſaires. La terre y étant preſque toujours humide , les couvertures ſont indiſpenſables pour le coucher des Soldats. Il faut qu'ils ayent des ſouliers bien garnis & à l'épreuve de l'eau , &c. Les bonnets ne ſont pas moins utiles contre le froid de l'Hyver, & le capuchon , dont j'ai parlé dans le Chapitre II , art. I , *du Vêtement* , ne doit pas être négligé.

Les Allemands ont l'habitude de boire de l'eau-de-vie de grain , pour éviter le froid ; on fera bien d'y accoutumer auſſi nos Troupes , mais on tireroit ſur-tout un très-grand avantage de la diſtribution de l'huile , pour frotter les pieds , les mains , & le viſage.

En général , il faut que l'Homme de Guerre ſoit toujours plus que moins vêtu dans ces contrées , afin qu'après les chaleurs , la tranſpiration ne ſoit pas ſubitement interceptée.

Les mœurs des Allemands ſont dures , mais ils ne ſont pas très-vicieux. Cependant ils boivent

prodigieusement. Les femmes, sans être liber-
tines, sont très-faciles. Il y a des pays où les
maux vénériens sont plus fréquens que dans les
autres; tels sont la *Baviere* & la *Saxe*. Il est
bon que les Troupes en soient averties, & les
Généraux en peuvent faire leur profit, pour
monter leur discipline en conséquence.

Nos Troupes sont rarement portées vers des
lieux plus éloignés que les contrées dont je viens
de parler. Nous en avons cependant envoyé quelquefois en *Suede* & en *Pologne*, mais elles ont
presque toujours succombé aux miseres qu'elles
ont éprouvées dans ces pays. Il faut observer ici
que j'ai compris la *Hongrie* dans cet Article,
quoiqu'elle ne fasse pas précisément partie de
l'Allemagne; mais nos Troupes étant quelquefois dans le cas d'y être transportées, j'ai cru
devoir en parler, parce que c'est un pays limi-
trophe, & que d'ailleurs, il faut y employer
à peu près les mêmes moyens.

ARTICLE III.

De la Flandre ou des Pays-Bas, & des Provinces-Unies.

LA Flandre Françoise & ses frontieres, sont le pays où nos pertes sont ordinairement les moins grandes , parce que le sol & l'air y sont très-sains, que les fatigues de la Guerre y sont moins vives , & que la proximité du Royaume, la quantité de Places fortes qu'on laisse derriere soi , assurent la subsistance & les réparations des Troupes.

Il semble que la riviere du Lis , qui prend sa source en *Artois* , & qui se jette dans l'*Escaut* à *Gand*, forme la ligne de séparation entre le pays sain & mal-sain de ces contrées, comme le dit *Pringle* (a), elle sépare la partie élevée & séche de la Flandre, de la partie basse & humide. Entre cette ligne & la Mer, le pays est plat, marécageux & mal-sain. On voit en effet les environs d'*Ostende* & de *Dunkerque* * creusés par

___

(a) Traité des Maladies des Armées, Tome I, pag. 1, 2.

* *Furnes* & *Stuys* sont les villes les plus mal-saines, selon *Pringle*.

une infinité de canaux ; auprès de *Dunkerque* eſt la *grande Mour* , ou *Mœre* , pays inondé par la mer. La Flandre Hollandoiſe eſt preſqu'entiérement marécageuſe , & en avançant vers la *Hollande* , le pays eſt encore plus humide , en ce qu'il eſt plus bas , étant preſque de niveau avec la Mer & les rivieres qui le traverſent.

La ventilation imparfaite & irréguliere de ces contrées en augmente l'inſalubrité ; il ne s'y trouve point de montagnes d'où les vents puiſſent être dirigés vers les lieux les plus bas ; l'air y circule peu , y croupit , & perd ſon élaſticité. L'eau y eſt mal-ſaine dans tous les endroits où il n'y a point de rivieres , parce qu'elle eſt tirée des citernes , ou des puits peu profonds , dans leſquels elle ſe corrompt facilement pendant l'Eté.

L'autre partie , au contraire , eſt ſéche , élevée , arroſée par différentes rivieres , dont l'eau eſt très-bonne , & on y trouve beaucoup de bois en pluſieurs endroits , ce qui rend la ventilation plus utile ; tels ſont les environs de *Dandermonde* , de *Rupelmonde* , de *Malines* , de *Bruxelles* , de *Louvain* , de *Namur* , &c.

Le terrein y eſt fertile , les chemins très-praticables , les Quartiers d'Hyver plus ſûrs , & le ciel plus ſerein.

Ainſi , lorſque nos Troupes ne paſſent pas la ligne de ſéparation ci-deſſus , elles n'ont rien à

craindre du sol & du climat ; les maladies qu'elles éprouvent alors , sont celles auxquelles elles
sont sujettes par-tout , & dont on peut arrêter facilement les progrès , en prenant les précautions
générales dont il a été fait mention dans les Chapitres précédens.

Les maladies sont plus ou moins fréquentes
dans la partie déclive des Pays-Bas , en raison de
la température. Tout conspire en Eté à disposer
les humeurs à la putréfaction ; la chaleur & l'humidité étant , selon *Pringle* , la cause universelle
de la prompte corruption de toutes les substances
animales ; aussi observe-t-on que les fievres , &
autres maladies putrides , regnent principalement
dans ces contrées. Telle est la remarque du Docteur ci-dessus , que les maladies épidémiques
commencent plutôt ou plus tard , durent plus ou
moins long-temps , & sont plus ou moins violentes , selon les différens degrés de la chaleur &
de l'humidité de la saison. « Si les chaleurs sur-
» viennent de bonne heure , & qu'elles conti-
» nuent pendant l'Automne , sans être modérées
» par les vents & par les pluyes , la saison devient
» extrêmement mal-saine , les maladies parois-
» sent de bonne heure , & sont dangereuses ;
» mais si l'Eté est tardif , & que les pluyes & les
» vents fréquens le tempérent , ou bien si les
» froids de l'Automne sont prématurés , alors

» il y a peu de maladies , & elles font peu dan-
» gereufes ».

Les pluyes , pendant l'Eté , font toujours
avantageufes dans les pays marécageux , parce
qu'elles raffraîchiffent l'air, & qu'elles précipitent
les matieres corrompues que l'air contient. Mais
auffi, lorfqu'à des pluyes continuelles , il fucede
une chaleur vive , qui dure pendant plufieurs
jours , les vapeurs nuifibles s'élevent en plus
grande quantité. Au refte , la putréfaction n'eft
pas la feule caufe des maladies des Troupes dans
ces contrées ; l'humidité , les brouillards relâchent les folides , dérangent les digeftions , &
produifent des fievres humorales. La variété de
la température , & la tranfition fréquente du
chaud au froid , caufent des catharres , des rhumatifmes & des péripneumonies.

Les fievres intermittentes , les putrides , font
très-fréquentes dans les Pays-Bas marécageux.
Les Troupes y font auffi expofées au fcorbut. Le
cholera morbus & la dyffenterie y font très-
fréquens.

Pour préferver les Troupes des effets nuifibles
du fol & du climat , il faut employer toutes les
précautions , dont j'ai parlé dans le Chapitre II,
contre l'humidité , & faire obferver au Soldat
un régime, qui le mette à l'abri de l'action des
vapeurs putrides & infectes. Ainfi pendant la

Campagne, on le muniera d'un vêtement & d'une chauffure à l'épreuve de l'humidité; voyez l'Art. I, du Chapitre ci-deffus cité. On campera les Troupes dans les lieux les plus élevés & les plus fecs; on fera enforte quelles marchent dans les chemins les moins humides & les moins marécageux; on veillera fur la nature & la qualité de leurs aliments, mais principalement fur celle de la viande qui fe corrompt facilement dans les temps humides; on fera des feux pendant la nuit, fur-tout dans les lieux les plus humides, &c. L'oxicrat eft un des moyens le plus utile dans ces contrées, où l'eau eft généralement mauvaife, & où la putréfaction s'engendre facilement. La diftribution de l'eau-de-vie aux Soldats diminueroit les effets pernicieux de l'humidité fur les premieres voies. Je ne ferois pas éloigné de fupprimer l'ufage des viandes, & d'y fubftituer celui du riz, & des tablettes de bouillon. Dans les Quartiers d'Hyver, il faut avoir foin que les habitations foient feches, élevées & aérées; le Docteur *Pringle*, fait affez connoître la différence de cette fituation, avec celle des lieux déclives, par l'obfervation fuivante. » *Gand* eft » fitué, dit il, entre la partie élevée & la partie » baffe de la Flandre. Le Quartier de la Ville » qu'on appelle la montagne de *S. Pierre*, eft » plus haut que le refte du pays.... Les Trou-

» pes, qui y logeoient, jouirent d'une bonne
» santé.... Celles au contraire qui étoient en
» Quartier dans la partie basse de la Ville, fu-
» rent sujettes à beaucoup de maladies * «. Le
même Auteur en faisant la description du logement des Soldats, dans les différentes Garnisons,
observe constamment le même effet.

Lorsque les gelées commencent dans ces contrées, les maladies deviennent moins fréquentes. Les marches d'Hyver pendant les temps
pluvieux y causent beaucoup d'accidents.

Il seroit à désirer que nous eussions des relations des différens Théâtres de la Guerre, faites
de main de maître, comme celle que nous a laissé
Pringle, de la partie où il s'est trouvé ; & il me
semble que le Gouvernement y est assez intéressé, pour y obliger les Médecins qu'il employe
dans les Armées. Au reste, rien n'est plus facile
que de parvenir à connoître l'état de l'air, du
sol & des eaux de chaque contrée où les Troupes
se portent ; il ne s'agit que de mettre un ordre suivi
dans les observations des gens de l'art, comme
je l'ai démontré dans la seconde Partie du Code
de Médecine Militaire, où j'ai fait voir que les
Médecins de nos Hôpitaux en France, pourroient

---

* Je n'ai pas suivi ici littéralement les expressions de
l'Auteur.

en peu d'années nous donner une relation exacte , non - feulement de la Topographie de chaque Province , mais encore de l'état de chaque lieu en particulier. A l'Armée on pourroit avoir la notice de la fituation de chaque Régiment , jour par jour , & voir combien de malades il fournit , & de quelle efpèce de maladies ils font attaqués ; ce qui nous feroit connoître après plufieurs obfervations répétées avec exactitude les véritables caufes des maladies , & les moyens de les éviter.

CHAPITRE VI.

Des suites de la Guerre.

Toutes les contrées qui servent de Théâtre à la Guerre, en éprouvent des effets nuisibles, & on y observe toujours, soit dans le temps où les Armées y séjournent, soit après qu'elles en sont sorties, des vestiges plus ou moins funestes de leur présence, selon que les Troupes ont été mieux ou plus mal disciplinées, que le sort des armes a été plus ou moins heureux, que les combats ont été plus ou moins fréquens & sanglans, que la Guerre y a continué plus ou moins long-tems & qu'enfin l'intérêt de les ménager ou de les dévaster, a été plus ou moins grand.

Tout État qui soutient la Guerre pendant un certain nombre d'années, s'en ressent plus ou moins vivement & longtemps, selon qu'il la continue au-dedans ou au-dehors, selon le succès des armes, & selon la sagesse de l'administration. Mais en général le vainqueur même s'épuise d'hommes & d'argent, le Commerce & l'Agriculture languissent, & ce n'est qu'après un temps assez considérable, qu'on peut réparer tant de pertes, & faire oublier tant de malheurs.

Je me propose de montrer dans ce Chapitre les moyens par lesquels on peut éviter la plupart des désastres dont la Guerre est accompagnée & suivie. Mes réflexions pourront à ce que je pense être d'autant plus utiles, qu'elles intéressent également l'Etat, l'homme de Guerre, le Citoyen, le vainqueur & le vaincu.

J'examinerai d'abord les suites de la Guerre dans les contrées qui en font le Théâtre, & j'indiquerai la maniere de diminuer le nombre des malheurs qu'elle entraîne. Je passerai ensuite aux moyens de rétablir le bon ordre, l'abondance & la population dans un état qui a soutenu la Guerre.

ARTICLE I.

Moyens de préserver les Citoyens de plusieurs désastres, dont la Guerre portée sur leurs foyers est accompagnée & suivie.

Jusqu'ici j'ai parlé des dangers particuliers auxquels la santé des Gens de Guerre est exposée, dans le dessein de leur tracer la conduite la plus utile, pour se garantir du grand nombre de maladies qui en dérivent.

Je dois maintenant m'occuper des désastres que produit la Guerre sur les lieux qui lui servent

vent de Théâtre, afin de faire connoître aux Habitans de ces contrées, ce qu'ils ont à faire pour diminuer leur infortune ; & aux guerriers le nombre de maux que souvent ils causent en pure perte, lorsque n'écoutant qu'une ardeur indiscrete, ils dévastent un pays, qui bientôt est désert par l'effet de la famine, par l'éloignement des Citoyens, & par les maladies qui en font périr un grand nombre.

Les causes principales qui aggravent la situation déplorable des Habitans ; sont 1°. l'air corrompu auquel la présence des Armées donne lieu ; 2°. la dévastation des champs ; 3°. l'impureté des eaux ; 4°. la coupe des forêts & des arbres ; 5°. le pillage, la flamme, les mauvais traitemens & le libertinage.

Quoique selon les droits de la Guerre, la plupart de ces maux soient presqu'inévitables, il est pourtant certain que l'avantage respectif des Puissances Belligérantes seroit plutôt de les éviter. En effet l'air corrompu que les armées portent dans les contrées qu'elles parcourent, est souvent aussi pernicieux aux gens de Guerre, qu'aux Habitans, parce que ceux-là laissent derriere eux le germe de la corruption, dont à leur retour ils peuvent être les victimes.

Mais la différence est grande entre la situation des uns & des autres. Les Troupes fuyent le mauvais air , en décampant , & elles prennent toutes les précautions possibles contre ses atteintes ; les Habitans au contraire fixés dans leurs maisons & dépourvus de secours , éprouvent non-seulement toutes les horreurs de la maladie , mais encore les funestes suites d'une désordre que le tumulte des armes a fait naître par-tout.

Le voisinage d'un camp où l'Armée a séjournée long-temps , celui d'une bataille où il est resté une grande quantité de Corps morts , celui de l'Hôpital ambulant ou des sédentaires , & celui de la voirie , sont autant de causes qui portent la corruption dans l'air , & qui font périr un grand nombre d'Habitans.

Je me rappelle de plusieurs endroits dépeuplés pendant la derniere Guerre , par les ravages de l'impureté de l'air ; mais entr'autres , de l'état déplorable où elle avoit plongé les Habitans de *Warburg* & de ses environs , dans le pays de *Hesse-Cassel*. Nos Troupes & celles des Alliés ayant séjourné pendant plus de deux mois , près de cette Ville , la contagion y fut si terrible , qu'à l'entrée de la campagne suivante , à peine trouvoit on par maison , une ou deux personnes , qui même avoient l'air de véritables spectres.

Il me semble qu'on pourroit diminuer la plûpart des désastres, en faisant observer aux Habitans les mêmes précautions qui ont été indiquées pour les Armées, en furchargeant moins les Villes & les Villages, qu'on ne le fait ordinairement, & en empêchant que les maisons des particuliers fuffent à la merci du Soldat.

Le bouleverfement général qu'entraîne le défaut d'ordre, la terreur & la fuite des gens les plus puiffans, font ordinairement les motifs qui font négliger aux Habitans les moyens de falubrité. Il feroit donc de l'intérêt des Gouvernemens qui foutiennent la Guerre chez eux, de faire fentir aux Citoyens que c'eft par une exacte police qu'ils peuvent fe garantir des maux qui dépendent de la corruption de l'air. Il feroit bon qu'on inftruisît les Officiers Municipaux de la maniere dont ils doivent fe conduire dans ces temps de calamités, & fur-tout d'ordonner aux gens les plus opulens & les plus puiffans de refter fur leurs foyers, parce qu'ils peuvent fecourir les autres, & les engager à fe prémunir contre le fléau qui les menace.

En général, il faut que les Habitans du Théâtre de la Guerre foient tempérans, vigilans, & propres dans leurs maifons ; ils doivent avoir foin d'en purifier l'air, par le moyen des fumigations. Quand une Armée eft partie, il faut qu'ils enterrent les cadavres & les immondices ; après une bataille, loin de fuir la corvée, ils fe trouveront bien de s'offrir pour inhumer profon-

A a ij

dément dans la terre, les hommes qui ont fuc-
combé par le fort des armes ; loin d'éviter de
foigner les bleffés, ils n'ont rien de mieux à
faire que de fe porter à les fecourir, & à entretenir la falubrité dans les lieux qu'on aura choifi
pour les Hôpitaux, &c. Par cette conduite ils fe
préferveront des effets les plus nuifibles de l'air,
& ils pourront même engager les Généraux à les
mieux traiter ; car ceux-ci verront facilement que
ces foins font avantageux à leurs Troupes, &
favorables aux opérations de la Guerre.

Mais les malheureux Citoyens ont-ils toujours
les reffources néceffaires pour obferver les loix
qui viennent d'être décrites ? Si la mifere les
poignarde, de quoi feront-ils capables ?

La dévaftation des champs vient mettre le
comble à leurs maux. La récolte manque, les
hommes & les animaux font mal nourris, l'année fuivante il eft impoffible d'enfemencer les
terres ; de-là la difette générale, & tous les maux
qui s'en fuivent.

Ici l'intérêt du Guerrier eft lié à celui de
l'Habitant : un pays dévafté ne peut plus être le
Théâtre de la Guerre, fans mettre une Armée
en danger de périr. Il eft donc de la prudence
des Généraux de ne faire couper & enlever de
grains, que ce qui eft néceffaire pour les Troupes, & d'en laiffer fuffifamment pour enfemencer

les terres, & pour nourrir les Habitans. Le juste
milieu est observé, par l'exacte connoissance du
produit des terres du pays, de ses magasins, &
du nombre des Citoyens. S'il est quelques raisons pour ne rien épargner, c'est un malheur
affreux. J'ai vu les Paysans sans pain, nourris par
la charité des Soldats ; le pays inculte, faute de
grains & de bestiaux. Qu'on juge après cela des
suites de cette dévastation.

L'impureté de l'eau fait des ravages moins
considérables que la famine, parce que l'on a
heureusement perdu l'usage de l'empoisonner,
comme le fit *Ganimede*, en assiégeant *César* dans
le Château d'*Alexandrie*, & *Wenceslas V*, Roi
de *Bohême* en 1304, qui fit périr plusieurs milliers de Soldats de l'Armée de l'Empereur *Albert I*,
avec lequel il étoit en Guerre.

Le seul inconvénient que les Habitans ayent à
craindre, est de boire, pendant quelque temps,
des eaux troubles & fangeuses, parce que le
grand nombre d'hommes a dû remuer la vase,
& que l'on a pu y jetter beaucoup d'immondices.
Lorsque l'eau est courante & renfermée dans un
lit très-vaste, comme celui d'une rivière, à peine
s'apperçoit-on que les Armées en ont fait usage ;
il n'en est pas de même des petits ruisseaux, des
fontaines, des puits, des citernes, & des étangs.
Les Habitans doivent avoir soin de les nettoyer

& de les vuider. Sur le moindre soupçon de l'impureté de l'eau, il faut qu'ils la purifient comme je l'ai indiqué à l'Art II du Chap. II; mais lorsque les Généraux entendent bien leurs intérêts, les Citoyens n'ont pas ordinairement besoin de prendre ces précautions, parce que les Troupes observent alors une discipline si sévere, en allant à l'eau, qu'elles ne causent aucun dommage aux sources.

La coupe des forêts, des bois, & des arbres fruitiers, devient une source de maladies : 1°. parce qu'elle ôte aux Habitans les moyens nécessaires pour se garantir du froid, & pour subvénir aux besoins ordinaires de la vie animale : 2°. parce qu'elle leur enleve la ressource des fruits : 3°. parce que souvent elle change la direction des vents, & conséquemment la nature de l'air.

Ce désastre, sans être le plus terrible, est celui dont les effets se font sentir le plus long-temps. En 1759, les deux Armées ayant resté pendant près de trois mois campées, baraquées ou cantonnées aux environs de *Giefen* & de *Westlar*, dans l'arriere-saison, les bois & les forêts immenses, situés en divers endroits de ces cantons, furent entiérement coupés ; & le terrein qu'ils occupoient, changé en plaines vastes, les troncs même des arbres ayant été déracinés & brûlés.

Cette déprédation, souvent indispensable pour le besoin des Troupes, est toujours plus ou moins nuisible aux Habitans, quant aux besoins de la vie, en raison de la quantité plus ou moins grande de bois qui se trouve dans le pays. Il est constant, par exemple, qu'en Allemagne, où les forêts sont multipliées pour les plaisirs des Grands, on fait moins de tort aux Citoyens, en faisant de grands abatis ; il y a même des contrées où il seroit avantageux de faire un défrichement ; mais ce n'est jamais dans une circonstance comme celle dont je viens de parler. Quand on coupe des forêts entieres pour le bien de l'Etat, on doit toujours avoir égard aux lieux, aux positions & aux conjonctures. Or, pendant la Guerre, cette coupe faite par une Armée, devient dangereuse, non - seulement parce que les vents enchaînés auparavant par l'épaisseur des forêts, portent avec eux la corruption du lieu où étoient les Armées, vers les Villes & les Villages ; mais encore parce que la température de l'atmosphere change nécessairement dans ces lieux qui sont exposés à de nouveaux vents. Cette température peut à la vérité, dans la suite, être plus saine, qu'elle n'avoit été précédemment ; mais elle rend, du moins pour le moment, la situation des Habitans d'autant plus

A a iv

fâcheufe , que tout changement fubit dans l'air occafionne plufieurs maladies.

En général , lorfque les Troupes font dans le cas d'avoir befoin d'une grande quantité de bois , comme dans les pofitions ci-deffus énoncées , les Habitans doivent faire enforte que les Généraux leur accordent la permiffion de le fournir. Alors ils feront la coupe de maniere qu'il refte plufieurs arbres dans les endroits où leur préfence eft néceffaire. Ils mettront le bois en tas au-dehors de la forêt, où ils l'apporteront au camp ; & comme les branches d'arbres font néceffaires pour les baraques & pour les autres commodités des Troupes, ils en prépareront & en apporteront la quantité qui leur fera demandée. Par ces moyens ils laifferont fubfifter le fonds de leurs forêts , ainfi que les troncs des arbres ; ce qui empêchera les effets nuifibles dont j'ai parlé ci-deffus : mais fans une défenfe expreffe du Général de toucher aux arbres reftans , toutes ces précautions feroient inutiles.

L'expédient que je viens d'indiquer eft bien plus néceffaire encore , lorfque le bois eft rare dans la contrée. Le Soldat fait toujours du dégât , & il lui importe fi peu de caufer du dommage, qu'il coupe un arbre , pour avoir un morceau de bois. Evitez-lui la peine de l'aller chercher , vous éviterez la déprédation , & il fera content.

Lorfque la néceflité oblige les Troupes de ne point accorder aux Citoyens les reffources dont je viens de parler , il faut du moins que ceux-ci par leur économie réparent les torts qu'ils effuyent, quant aux befoins de la vie animale ; ils trouveront dans les camps abandonnés , une grande quantité de bois, qui doit être dépofé en magafin, afin que la répartition en foit égale. Il eft auffi très-important qu'ils obfervent après la coupe entiere des bois voifins, toutes les regles qui entretiennent la falubrité , & celles qui écartent le mauvais air.

Quant aux arbres fruitiers , leur deftruction eft d'autant plus nuifible, que les fruits font très-néceffaires aux pauvres gens , & que dans plufieurs pays on en fait des liqueurs , qui font le breuvage ordinaire de tous les Citoyens. Je ne connois de moyens pour éviter que les Soldats coupent ces arbres , que ceux dont il a été fait mention ci-deffus. Lorfque le mal eft fait, il faut que les Habitans fuppléent le défaut de fruit , par la culture facile des pommes de terre & des navets qui croiffent par-tout , qui fe recueillent promptement & en abondance. Cette reffource peu utile pour réparer le défaut de boiffons , l'eft du moins, dans les cas de difette.

Le pillage , la flamme, les traitemens durs , les corvées font les malheureux effets de la préfence des Armées, tant amies, qu'ennemies. Qu'une Ville ait réfifté à un long fiége, & qu'on l'emporte d'affaut, le droit de la Guerre en permet le pillage; fi l'on ne veille pas fur les maraudeurs, le Soldat dans les marches ou au fourrage pillera les maifons; une pofition avantageufe au fort des armes, un ennemi victorieux qu'on veut arrêter dans fa courfe, une rufe de Guerre, déterminent à brûler des Villes, des Villages, des Magafins, les grains fur pied, &c. L'Habitant dépourvu de tout eft fommé de fournir des vivres; fur le foupçon qu'il les cache, ou qu'il ne veut point en donner les renfeignemens, il eft frappé, mis à la chaîne. Souvent le Soldat maltraite fon hôte, pour en tirer de l'argent. On garotte un guide, & on le force de conduire une Troupe; s'il s'égare, c'en eft fait de lui, &c. Quel tableau!

Puifqu'il eft impoffible d'empêcher ces affreux défaftres, il faut du moins que les Généraux ayent affez d'humanité, pour arrêter ceux qui ne peuvent être d'aucune utilité pour le fuccès des armes; tels font la maraude, & les mauvais traitemens que le Soldat fait effuyer aux Habitans, pour fon intérêt particulier, & aux guides qui ne s'écartent point de leur devoir. J'obferverai ici fur le dernier point, qu'un tas d'employés, d'hiftrions & de goujats fait encore plus

de mal aux guides, que le Soldat. Ils se font conduire sans nécessité, & héberger par-tout où ils
passent, comme s'ils avoient quelques droits sur
ces malheureux. On néglige souvent de réprimer
ces excès.

De la part de l'Habitant, il faut de la bonne
foi & de l'activité : jamais il ne doit prendre les
armes que par l'ordre de son Souverain : s'il est
alors puni par l'ennemi, quelle que soit la peine
qu'on lui inflige, il a servi l'Etat, & c'est un
grand moyen pour supporter avec courage les
maux auxquels on est exposé.

Cette réflexion ne tombe que sur les moyens
d'éviter les mauvais traitemens, car je suis bien
éloigné de blâmer le zèle d'un Citoyen qui s'arme
pour défendre sa Patrie.

Dans la derniere Guerre , les Habitans au lieu
de se plaindre aux Généraux des vexations qu'ils
éprouvoient mal-à-propos, chercherent à s'en
venger sur les particuliers isolés. Quelques exemples de leur animosité rendirent par la suite les
Soldats inéxorables, de sorte qu'en toute occasion où ceux-ci n'étoit pas sous les yeux de leurs
Officiers, ils ne se faisoient aucun scrupule de
maltraiter les Citoyens.

C'en est assez, je crois, pour faire sentir à
quel point la Guerre est à craindre : dans les circonstances les moins critiques, elle produit la

mifere, la faim, & la maladie. Quiconque en a vu le Théâtre, fçait que la crainte aggrave tous ces maux. Et les Hiftoires tant anciennes, que modernes, font mention des peftes & des épidémies qui ont dévafté des Provinces entieres, pendant & après le féjour des Armées fur leur territoire. Nous avons encore préfente celle de la fievre de *Hongrie*, qui ne borna même pas ces effets à ce Royaume, &c.

Mais je ne dois point oublier ici les maux auxquels le libertinage expofe les Habitans du Théâtre de la Guerre.

Les maladies Vénériennes fe répandent d'autant plus facilement, que la mifére & la crainte fe réuniffent, pour engager les femmes à fe livrer aux tranfports effrénés du Soldat. Nous avons vû dans la derniere Guerre & dans celles d'Italie, nos Troupes fingulierement infectées du mal Vénérien; il étoit fi commun dans le pays, qu'il eût été fort difficile de trouver une femme faine, parmi celles du commun.

J'ai fait voir dans le Chapitre II, Art. V, les moyens qui peuvent empêcher le Soldat de fe livrer aux excès; lorfqu'il fera retenu fur cet article, il ne donnera, ni ne gagnera de maux vénériens; les mœurs du pays feront moins en danger.

ARTICLE II.

Des moyens de rétablir le bon ordre, l'abondance & la population, dans un Etat qui a soutenu long-temps la Guerre.

CET Article est d'une très-grande importance, tant par le nombre & la nature des objets qu'il renferme, que parce que jusqu'à présent on ne s'est pas assez occupé des moyens que je vais présenter.

On voit cependant au premier coup d'œil, que les Troupes qui rentrent dans le Royaume pendant & après la Guerre, peuvent y rapporter, & y rapportent en effet, le germe de plusieurs maladies contagieuses qui se communiquent aux Citoyens ; on voit que l'Etat épuisé d'hommes & de cultivateurs, doit être dans une situation perplexe, & enfin que la population en est nécessairement diminuée. Je n'entreprendrai pas de motiver ici tous les moyens que j'indiquerai, parce que je serois obligé d'entrer dans des détails infinis. Il me suffira de présenter des vues qui soient faciles à remplir, & dont le motif soit palpable.

Pour traiter ces matieres avec ordre, je diviserai cet Article en deux sections ; la premiere aura pour sujet le retour des Troupes dans le Royaume ; la seconde la culture des terres & la population.

SECTION PREMIERE.

Du retour des Troupes dans le Royaume.

C'est un usage assez fréquent, que l'on renvoie de l'Armée, les Régimens qui ont beaucoup souffert d'une ou de plusieurs campagnes, & qu'on leur assigne des Quartiers dans le Royaume, pour leur donner les moyens de se réparer.

Il est d'abord de fait que plusieurs Soldats partent avec une disposition à la maladie, & que, comme c'est souvent un peu avant la fin de la campagne que les Régimens se mettent en route, pour revenir en France, l'épidémie régnante alors à l'armée, doit avoir laissé quelques levains non encore développés dans un grand nombre de ceux qui paroissent même les plus sains. C'est ainsi que la fievre de *Hongrie*, dont j'ai déjà parlé ci-dessus, se porta dans les contrées les plus éloignées.

Pour s'opposer aux ravages qui pourroient naître de cette disposition fâcheuse, je crois qu'il seroit très-utile de faire observer aux Troupes sur les confins de l'Etat, la quarantaine qu'on ordonne aux Vaisseaux. Ce que je dis ici du cas particulier, devroit aussi avoir lieu pour toute l'armée, à la fin de la Guerre, parce qu'alors les mêmes motifs subsistent & que le danger est d'autant plus pressant, que les causes de la propagation des maladies sont plus multipliées. Les fatigues, les blessures, les maladies précédentes, ont dérangé la santé du plus grand nombre des gens de Guerre, & comme les maladies Vénériennes sont très communes parmi eux, ils infectent tous les lieux qu'on leur fait habiter.

La quarantaine que je viens de proposer, est un temps qu'il faut employer ; 1°. à détruire toutes les causes des maladies ; 2°. à s'assurer de la santé des hommes ; 3°. à faire traiter ceux qui sont malades ; 4°. enfin à monter la discipline sur le pied des Garnisons & des Quartiers, pendant la paix.

La principale cause des maladies que les armées apportent avec elles, réside dans la quantité de miasmes putrides qui restent attachés aux vêtements du Soldat, comme la cause de la peste apportée des régions asiatiques, réside dans les étoffes & autres marchandises des Vaisseaux.

On détruira les miasmes attachés aux vêtements, en les faisant exposer à plusieurs reprises aux fumigations faites, soit avec le vinaigre, soit avec les bayes de genievre, soit avec quelqu'autre substance aromatique.

On s'assurera de la santé du Soldat, par un

examen fcrupuleux , que feront les gens de l'art.
Ainfi , ceux qui paroîtront avoir quelque levain
des maladies épidémiques antérieures , feront
traités en conféquence , afin d'en prévenir les
fuites.

On laiffera dans les Hôpitaux , fur les frontieres , ceux qui feront malades , & fur tout ceux
qui feront attaqués des maladies Vénériennes ,
parce qu'alors on pourra être fûr que la contagion
ne fe répandra pas par ce côté.

Quant à la difcipline , on commencera par établir l'ordre & le fervice que les Troupes feront par
la fuite obligées de fuivre , & on les remettra à
la folde & à la nourriture de paix.

Ce dernier objet eft d'autant plus effentiel à
remplir, qu'en général le Soldat après plufieurs
campagnes , a acquis une rudeffe qui tient quelquefois de la férocité , & une audace finguliere,
qui peut troubler l'ordre de la fociété & la tranquilité publique. L'habitude des combats & du
carnage , celle de ménager fort peu le pays & les
habitans ennemis , lui donnent la rudeffe ; la pré-
vention où il eft que tout doit lui céder , la facilité d'obtenir de gré ou de force , dans un pays
où il faifoit la loi , tout ce qui peut fatisfaire
fes paffions , en un mot fon déréglement habituel & l'efpoir de l'impunité , font les caufes de
fon

son audace. Il faut donc faire changer ces dispositions, & l'on n'y parvient que par dégrés, &
avec de la sévérité.

Lorsque les Troupes sont arrivées au lieu de
leur séjour, il faut bien se garder de les laisser
dans l'inaction : j'ai déjà fait voir ailleurs combien le repos qui succede au mouvement, *& vice
versâ*, est préjudiciable à la santé, lorsqu'on n'a
pas soin de passer de l'un à l'autre par gradation.
Dans le cas présent, ce changement seroit d'autant plus nuisible, que les travaux ont été plus pénibles & plus longs. Il est donc très-important de
conduire insensiblement le Soldat à une certaine
tranquillité, de sorte que dans les premiers temps
de la Garnison ou du Quartier, les exercices &
les promenades doivent être ordonnés chaque
jour, ensuite tous les deux jours, &c. Sans ces
précautions, les maladies putrides deviennent fréquentes, & elles moissonnent une grande partie
de ceux qu'on croyoit avoir échappé du naufrage.

Les Garnisons, dans les Villes de Guerre, sont
les moins propres à réparer la santé des Soldats ;
mais en les mettant en quartier, il faut les exercer, leur faire observer un régime sain & uniforme, veiller sur leur conduite, &c.

Comme pendant la paix, l'Etat n'a pas besoin
d'un nombre de Troupes aussi considérable, que

pendant la Guerre, il est d'usage qu'aussi tôt que celle-ci est terminée, on licentie quelques Régimens nouvellement formés, & qu'on réforme une certaine quantité d'hommes par compagnie.

Cette pratique aussi utile qu'elle est nécessaire, exige plusieurs considérations. En premier lieu, on ne doit conserver que les soldats qui réunissent toutes les qualités propres à la profession des armes ; ainsi, les libertins, ceux qui sont mal-sains, ou foibles, ou trop âgés, doivent être renvoyés. Il faut cependant avoir attention de garder dans chaque compagnie quelques vieux Soldats des plus sains, pour instruire & contenir les autres.

En second lieu, les infirmes & les mutilés qui sont alors en grand nombre, trouvent une ressource certaine dans la bonté du Souverain, qui leur donne un asyle à l'Hôtel Royal des Invalides. Mais il est nécessaire, comme je l'ai déjà dit au Chapitre III, Article V, de n'accorder cette grace qu'à ceux dont les infirmités sont bien constatées ; non que je prétende exclure de l'Hôtel, les anciens Militaires bien portans, qui ont mérité cette récompense ; mais parce qu'elle est quelquefois donnée à des jeunes gens, sous des prétextes spécieux.

En troisieme lieu je croirois volontiers qu'on devroit choisir dans les Régimens réformés, les meilleurs Soldats, pour les incorporer dans les autres ; parce que par ce moyen on formeroit un bon fonds de Troupes, qui n'auroit plus besoin que d'être entretenu & réparé sur le pied de la constitution dont j'ai parlé au Chapitre ci-dessus, article des nouveaux Soldats.

SECTION II.

De la culture des Terres & de la Population.

Quoique la fin de la Guerre soit le moment le plus favorable pour s'occuper des moyens de réparer les calamités auxquelles l'Etat est en proie, par le défaut de culture des terres, & par les pertes qu'il vient d'essuyer, il me semble qu'il seroit bien plus avantageux de prendre d'avance les mesures convenables, pour prévenir les inconvéniens qui peuvent en résulter.

C'est en effet au moins dès le commencement de la Guerre, que dans un Etat bien policé, l'on doit songer à la culture des terres & à la population, parce que dès-lors on voit que les levées considérables auxquelles l'augmentation des Troupes & les pertes journalieres doivent donner lieu, pourront épuiser le Royaume après un certain temps de Guerre ; & que si l'on ne prend pas toutes les précautions nécessaires pour faire fleurir l'Agriculture, bientôt la misere & la famine s'ensuivront.

B b ij

Une juste prévoyance sur ces deux objets diminue le nombre des malheurs ; elle applanit les
difficultés, pour réparer ceux que la Guerre a
causés ; elle fournit à l'Etat les moyens de continuer plus long-temps les hostilités, & elle fait en
même temps respecter sa Puissance. Or, cette
prévoyance consiste à rendre la répartition des
Citoyens plus exacte, à changer la forme & la
méthode des enrôlemens, & à favoriser la population.

Je vais entrer dans le détail de ces trois chefs ;
je passerai ensuite aux précautions qu'il faut mettre en usage à la fin de la Guerre.

L'exacte répartition des Citoyens est le point
central des forces d'un Etat ; & par la raison contraire, sa foiblesse est d'autant plus grande que
cette répartition est moins égale. Or, jamais on
ne pourra parvenir à l'établir au point nécessaire, lorsqu'il n'y aura point de loix qui regleront
le sort des individus. Le luxe, la mollesse, l'ambition & le préjugé entraînent chacun hors de
sa sphere, tous les Citoyens pouvant abuser du
droit qu'on leur laisse de choisir une profession, il
s'en trouve beaucoup qui préférent celle où la
fortune & la tranquillité paroissent plus certaines,
ils fuyent celles qui exigent des travaux suivis. De-
là l'abandon des Arts les plus utiles ; de-là cette
foule d'hommes inutiles à l'Etat & à la Société.

Il suffit de se mettre un moment sous les yeux le tableau de ce qui se passe à cet égard, pour voir à quel point les abus se sont multipliés.

Le faste des Grands traîne à leur suite une quantité énorme de valets, dont la plupart ont abandonné les travaux utiles de la campagne, pour jouir d'une vie plus tranquille & plus douce ; l'Artisan quitte son attelier, pour prendre un état où il espére qu'il fera une fortune ; le riche laboureur fait son fils Prêtre, Moine, Avocat, Médecin, &c. Mais on ne voit pas les gens aisés prendre le soc de la charrue, ou la profession de Soldat. Ainsi, chacun fuyant l'état actif & laborieux, qui est le plus utile, pour se livrer à celui qui peut procurer du repos & de l'argent, il en résulte une répartition inégale, qui fait que les Arts de premiere nécessité, sont tout-à-fait négligés, pour ceux qui sont de pur agrément. Il n'est pas difficile de concevoir que ces abus sont contraires à la prospérité d'un Etat, même dans les temps les plus calmes ; à plus forte raison causeront-ils du dommage pendant la Guerre ; car il est constant qu'ils augmenteront beaucoup alors, par la crainte de ceux qui seront dans le cas de porter les armes. On voit en effet alors les Paysans & les Artisans abandonner les terres & les atteliers, pour se soustraire à la milice ; les uns se mettent au service des particuliers, les autres er-

B b iij

rent de lieu en lieu , enfin tous cherchent des exemptions. Cependant on a befoin d'hommes, & l'on tire la milice parmi ceux qui reftent ; ce qui diminue le nombre des cultivateurs & des artifans.

C'eft donc principalement avant la Guerre que le Gouvernement doit s'occuper à arrêter les progrès de ces abus. Or, en fixant le nombre de valets que chaque particulier peut avoir, en arrêtant comme vagabonds tous les gens du peuple qui courent les contrées du Royaume, fans aveu de parens , & fans permiffion des Officiers municipaux ; en mettant en honneur la profeffion de Soldat & l'Agriculture; en donnant peu d'exemptions pour le fervice militaire ; en empêchant qu'il y ait un nombre de Moines trop confidérable ; en refufant à plufieurs fujets du bas étage , d'ailleurs ineptes, la permiffion de prendre l'état Eccléfiaftique ou tout autre trop au-deffus de leur condition & de leur capacité ; on parviendra à retenir chez eux la plupart des Citoyens qui changent de pays & de profeffion, par orgueil , par préjugé , ou par pareffe.

Ce n'eft pas que dans tous les rangs il ne fe trouve des gens dignes d'être avancés , ni qu'on doive forcer chacun de fuivre la profeffion de fes parens, comme le faifoient les *Egyptiens* ; mais il faut du moins qu'on ait l'attention de voir d'abord, que dans chaque famille il reste quelques enfans pour la culture des terres & pour les Arts utiles ; ensuite il faut examiner si ceux qui sortent de leur sphere, sont propres à l'état auquel ils se destinent. Je suis persuadé, par exemple, que si l'on refusoit pour la Prêtrise , pour l'état Monastique, & pour le Barreau , tous les sujets de la Campagne qui se présentent avec peu de capacité , il en resteroit un grand nombre à la culture des terres.

La forme & la méthode des enrôlemens nuisent aussi à l'Agriculture, parce que non-seulement les Communautés fournissent leur contingent pour la milice, mais encore parce que les engagemens enlevent souvent la plus grande partie des cultivateurs.

En effet, si l'on suppose qu'un Village doive fournir trois hommes, & que les enrôlements en ayent déjà tiré dix, il est certain que la Communauté sera très-surchargée, & qu'elle ne pourra pas suffire aux travaux de la terre ; mais si l'on ajoute à cet incident celui des fuyards & celui des exemptions, on verra qu'il sera impossible que les champs ne restent pas en friche.

Je sçais très-bien que le Gouvernement a égard au nombre des Habitans de chaque lieu, pour la levée des hommes ; mais aussi ne regardé-je pas la milice comme l'inconvénient qui soit à craindte ; c'est au contraire l'autre forme d'enrôlemens qui cause tout le préjudice. Si on la supprimoit totalement, & qu'on ne mît que la premiere en usage, on auroit beaucoup plus d'hommes, les Villes & les Villages seroient moins surchargés, les Soldats seroient mieux choisis, & la répartition seroit plus égale. Voyez ce que j'ai dit à cette occasion dans le Chapitre II, Article des nouveaux Soldats.

Quant à la population, il faut convenir que tout Etat où elle languit, est dans le danger le plus évident. Il semble qu'en Europe elle soit singulierement diminuée, en comparaison de ce qu'elle étoit autrefois. Les Peuples anciens des *Gaules* & de la *Germanie* étoient obligés d'envoyer des Colonies armées dans les contrées voisines, parce que leurs propres terres ne leur suffisoient pas : dans un temps moins reculé, on voyoit communément des familles très - nombreuses. Maintenant, à l'exception de quelques grandes Villes où les étrangers abondent, l'espece est rare par-tout, & l'on a quelquefois de la peine à trouver le nombre compétent des hommes, pour les travaux en tous genres. *

---

* Je crois devoir faire observer ici qu'il y a quelques Gens de Lettres qui ont avancé dans leurs Ecrits, que la population est trop considérable, & je ne puis me dis-

Quelles peuvent être les raisons d'un changement si considérable? J'en vois plusieurs; 1°. la dé-

---

penser d'entrer dans les détails des preuves dont ils se
servent pour appuyer ce système, que je dois combattre,
tant parce que je le crois très-dangereux, que parce
qu'il est entiérement opposé à ce que je viens de dire.
Parmi ceux qui trouvent qu'il y a excès de population,
je choisirai l'Auteur de l'*Eloge de Colbert*, qui a obtenu
le second accessit à l'Académie Françoise en 1773; & je
le suivrai dans ses preuves. « Si vous consultez la nature,
» dit cet Auteur, pag. 28, vous verrez que les produc-
» tions de la terre sont plus limitées, que la propaga-
» tion des êtres qui s'en nourrissent; vous verrez que
» toutes les especes excédent les moyens qu'elles ont de
» subsister, puisque la nature leur a donné pour loi, la
» nécessité de se nuire ».

Des deux assertions, contenues dans cette phrase, il
est évident que l'une est avancée gratuitement, & que la
seconde n'est nullement concluante en faveur du système
de l'Auteur. Il suffiroit, pour combattre la premiere, de
dire qu'il devoit en apporter les preuves. Et certes, elles
seroient difficiles; car indépendamment de la quantité
énorme de terres qui sont en friche, employées en chemins & en embellissemens, celles qui sont cultivées
paroissent suffire à tous les êtres vivans, & nous ne
voyons point que ceux qui sont libres, meurent de
faim.

Quant à la seconde; le premier membre est absolument faux par les raisons ci-dessus, & la preuve, quoique renfermant une proposition généralement vraie, n'est

génération del'espece ; 2°. la misere du Peuple ;
3°. le grand nombre de célibataires ; 4°. l'égoïsme

---

point concluante pour l'excès de population, car en supposant même qu'il y eût des especes dans le genre animal, dont la multiplication fût telle que la terre ne suf-
fise pas pour les nourrir, on ne peut pas en inférer que
la population est excédente dans l'espece humaine.

Pour moi, je crois que si la subsistance manque à
quelques êtres vivans, c'est moins parce que la terre
n'en fournit pas assez, que par le défaut de répartition,
par l'abus qu'on fait du sol & des vivres, & par le peu
de prévoyance de ceux qui dirigent les productions.

Au reste, je conviens qu'il peut y avoir des êtres qui
se reproduisent au delà de la nécessité ; mais ces êtres
n'ont pas dans l'ordre de la nature cette importance &
cette influence qui semble être attribuée uniquement à
l'espece humaine. Il y a plus, c'est que la loi qui leur a
imprimé la nécessité de se nuire, paroît favorable à la
multiplication de ceux qui sont nécessaires.

J'interprête ici le sens de l'Auteur du côté le plus
avantageux ; car il n'est pas assez clair sur l'article de la
loi imprimée à toutes les especes, de se nuire, & pour
s'exprimer d'une maniere moins amphybologique, il auroit pu ajouter à la fin de la phrase, le mot *mutuellement*.

Mais je passe aux autres preuves : « Si vous consul-
» tez l'antiquité, continue-t-il, vous trouverez par-
» tout les traces de malheurs causés par l'excès de po-
» pulation : ici on immole les Vieillards, là on expose
» les Enfans ; plusieurs Nations, sans le secours des

trop général & le peu de part que l'on prend aux affaires de l'Etat; 5°. enfin la trop grande quantité de valets.

» lumieres furnaturelles , exaltent la continence & le » célibat , comme une vertu ».

Avant de répondre à ce fophifme, je defirerois que l'Auteur prouvât que les Peuples dont il parle , fe font portés à ces excès dans le deffein de diminuer la nombreufe population. On fçait , au contraire , que la fuperftition & la barbarie , enfans de l'ignorance , les y conduifoient , & qu'à mefure que les mœurs fe font adoucies, les maffacres des Peres & des Enfans font devenus en horreur. *Licurgue* & *Solon* n'ont point fait de loix qui annoncent qu'il fallût priver ainfi la Société des êtres les plus précieux ; & s'ils avoient cru que les pratiques, ufitées auparavant, euffent eu pour but de diminuer l'excès de population, ou ils les auroient laiffé fubfifter , ou ils y auroient fuppléé.

Quant à ce qui regarde la vénération de quelques anciens Peuples pour le célibat & pour la continence, il eft certain qu'elle avoit un autre motif que celui qui eft allégué par l'Auteur. Les chofes rares & difficiles , excitent toujours l'admiration du vulgaire. L'incontinence & la diffolution étoient générales parmi eux ; il n'eft pas furprenant qu'ils ayent eu du refpect pour un facrifice qui leur fembloit devoir coûter beaucoup.

« Concevez-vous, ajoute-t-il, pag. 29 , une plus » grande calamité , un fpectacle plus affreux, que des » Colonies, pouffées par la faim, s'élançant hors de » leur Patrie, comme des loups dévorans, allant fous

La dégénération de l'espece dépend de plusieurs causes sensibles, mais entr'autres pour les
gens riches & aisés, du luxe, de la mollesse, de

» un ciel étranger disputer la pâture des êtres, qui de-
» viennent féroces pour la défendre ». Ici l'Auteur a
raison de se récrier ; mais il a tort d'en conclure un
excès de population absolu, comme je vais le prouver.

Il est très-vrai que les Peuples du Nord ont fait, pendant un temps assez considérable, des courses vers le
Midi, & vers les Contrées les plus fertiles, que plusieurs
Colonies s'y sont établies après y avoir porté la flamme
& la désolation ; mais ces émigrations, ces courses,
n'auroient point eu lieu, & les émigrans auroient pu
subsister dans leur pays, si, comme aujourd'hui, leurs
terres avoient été cultivées. L'amour du butin & de la
guerre, l'ignorance des Arts utiles, l'appas des Contrées
du Midi, ont d'ailleurs été presque toujours l'unique
motif de ces émigrations.

« Si vous consultez les Sociétés, elles ne vous of-
» friront aucune classe de Citoyens qui ne soit com-
» plette » pag. 31.

Rien n'est plus faux que cette assertion : si l'Auteur
avoit voyagé dans les Provinces éloignées, il auroit vu
celle des Cultivateurs incomplette ; & s'il avoit par-
couru la France, pendant les dernieres Guerres, il auroit
vu pis.

« Aucun Emploi vacant ; vous trouverez cent con-
» currens pour une Place médiocre, &c. *ibid.*

Ici on ne peut contredire l'Auteur : mais qu'y a-t-il là
de concluant en faveur de son systême. On sçait que le

la bonne chere & de la volupté. Nos peres connoiſſoient peu les commodités & la ſenſualité du
temps préſent, & ſi l'on compare leurs logemens,

---

nombre des fainéans étant le plus conſidérable, la répartition des Citoyens inégale, & le luxe porté à l'excès,
il doit néceſſairement ſe faire que les Emplois ſoient
brigués, & les Arts utiles négligés, comme je l'ai fait
voir dans cet Article. Ce n'eſt donc pas, parce qu'il y a
excès de population qu'il y a tant de concurrens pour
une Place, mais c'eſt parce qu'on veut ſortir d'une
ſphère dans laquelle on ne ſe plaît pas, ou qu'on veut
gagner plus d'argent.

« Dans les campagnes, pag. 32, à qui demande-
» rons-nous compte de cette foule de malheureux qui les
» arroſent de ſueurs & de larmes? A qui? aux Proprié-
taires, aux grands Seigneurs, qui n'y vivent pas, &
qui abſorbent en vains amuſemens, en luxe & en ſuper-
fluité, tout le produit de leurs terres.

Je conviens avec l'Auteur qu'il faut rendre les Peuples
heureux avant d'encourager la population; mais dire que
celle-ci eſt excédente, parce qu'on voit le Peuple malheureux, c'eſt à peu près comme ſi l'on n'encourageoit pas
les hommes à la vertu, parce que le vice eſt dominant.

Je pourrois continuer à réfuter le ſyſtême de l'Auteur, mais je crains déjà d'avoir paſſé les bornes d'une
note.

Quiconque voudra y réfléchir, & jetter un coup-d'œil
ſur l'état préſent des choſes, verra qu'on ne peut jamais
courir aucun riſque d'encourager la population. Le grand
nombre des Enfans qui périſſent au berceau, les ravages

leurs tables & leurs équipages aux nôtres, on verra facilement l'immense révolution qui s'est faite de ce côté. Les corps affoiblis par le défaut d'exercice & par les délices en tous genres, s'énervent encore par les débauches qui font plus fortes, plus recherchées & plus précoces. Enfin les mariages prématurés & l'éducation physique négligée, concourent à diminuer encore la force, & conséquemment à faire dégénérer l'espece.

Ces différentes causes de génération ont passé de proche en proche dans tous les états. On voit des gens blasés & décrépits à la fleur de l'âge, la jeunesse de tous les rangs plus instruite en débauche, & livrée avant l'adolescence aux penchans les plus vicieux; la contagion passée même jusques sur les toîts rustiques. Après cela peut-on s'étonner que la population diminue ? Les forces font épuisées avant le temps où l'on devroit en faire usage, un homme blasé & énervé se marie; doit-on en espérer une grande progéniture ?

La misere du Peuple, qui ne le retient cepen-

---

que produit la maladie en général, les épidémies qui souvent dévastent des Contrées entieres, la Guerre, la navigation; en un mot, la stérilité des femmes dans certains pays, tout annonce qu'il faut multiplier l'espece, & que jamais elle ne sera excédente aux moyens qu'elle a de subsister.

dant pas du côté de la perverſité des mœurs, eſt un obſtacle de plus à la propagation. Or, cette miſere eſt bien moins l'effet des charges de l'Etat, que celui des beſoins qu'on ſe forme. Elle dépend bien plus encore du défaut de travail, que de la diſette. Le Peuple des Villes eſt miſérable, parce qu'il ſacrifie tout au luxe, & parce qu'il réfléchit peu ſur l'avenir, lorſqu'il jouit de quelqu'aiſance. Celui de la campagne n'eſt ſouvent dans la miſere, que parce qu'il ignore les moyens dont il peut faire uſage, pour s'en tirer, parce qu'on ne s'oc-cupe pas à l'employer utilement, & parce que la répartition de ſes travaux n'eſt pas égale. Mais de quelque cauſe que ce malheur provienne, il eſt évident qu'il exiſte, qu'on pourroit y remé-dier, & qu'il diminue la population, parce que les hommes ſont moins portés à la propagation, lorſqu'ils ſont moins vigoureux, & lorſqu'ils man-quent des choſes les plus eſſentielles à la vie.

Quant aux célibataires, jamais leur nombre ne fut plus grand qu'il l'eſt maintenant. La plupart des gens oiſifs, occupés ſeulement de leurs plai-ſirs ou de leurs commodités, craignent le mariage, parce qu'ils redoutent le nombre des enfans qu'ils auroient à entretenir; d'autres, honteux d'un état qui ne remplit pas leur ambition, ſacrifient leur liberté en prenant le parti du cloître; les fainéans s'aſſurent auſſi par-là un pain qu'ils n'auroient pû gagner qu'à la sueur de leur front. Les familles s'éteignent, & tant d'hommes oisifs ne vivant que pour eux, sont absolument inutiles à l'Etat.

On a déjà diminué le nombre des cloîtres, on a établi des loix sur l'âge auquel on doit prononcer des vœux ; mais on ne suit pas encore celle que j'ai proposée plus haut, de n'admettre à la Prêtrise & dans les cloîtres, que les gens du Peuple qui y sont les plus propres, en observant toujours qu'il reste dans chaque famille, un certain nombre d'enfans pour la culture des terres, & pour les Arts utiles. On ne s'occupe pas non plus d'empêcher tant d'hommes riches ou aisés de rester dans le célibat ; pour moi je crois que ceux-là sont les plus coupables, & qu'il est en même temps très-facile de rectifier cet abus. Il me semble en effet qu'on pourroit d'abord imposer des peines afflictives à ceux des célibataires qui vivent dans le monde, lorsqu'il seroit constaté qu'ils auroient transgressé les loix du célibat, ce qui est très-fréquent. On rempliroit aussi le même objet, en mettant en honneur le lien conjugal, & en excluant de toutes les charges civiles, ceux qui s'y refuseroient. Ces moyens sont peut-être durs, mais en peu de temps on verroit la population augmentée, & l'Etat s'applaudiroit de les avoir employés.

L'Egoïsme qui conduit au célibat, empêche
aussi

auffi les gens mariés de faire beaucoup d'enfans,
parce qu'ils craignent de ne pouvoir fubfifter avec
autant de commodité, qu'ils le faifoient auparavant, & de ne pouvoir pas laiffer à chaque enfant un bien fuffifant, pour foutenir tous un état
auffi honorable, que celui de leurs parens.

A combien d'abus ne mene pas ce préjugé ?
C'eft donc le travail qu'on redoute, & un peu
moins d'aifance, comme fi un Pere n'étoit pas
dédommagé par l'agrément d'une nombreufe poftérité ; mais l'expérience prouve d'ailleurs que les
plus grandes familles profpérent le plus. Chaque
enfant eft obligé alors de travailler pour acquérir
de la fortune, il cherche à s'en rendre digne, &
il eft rare qu'il ne réuffiffe pas.

Il arrive au contraire fouvent que les fils uni-
ques deviennent de mauvais fujets, ou qu'ils périffent, ce qui donne beaucoup de chagrin aux
parens, ou détruit l'efpoir d'une poftérité tant
defirée.

Soyons donc Citoyens ; prenons un intérêt vif
à la gloire & à la profpérité de l'Etat. Et difons-
nous à nous-mêmes, que plus nous aurons d'enfans, plus nous fournirons à la Patrie des têtes
& des bras, enfin des fujets propres à la propagation.

La grande quantité de valets dévafte fingulierement les campagnes, & elle fait auffi trop de céliba-

C c

taires : il me semble qu'indépendamment du nombre surperflu qu'on devroit retrancher, il reste encore à observer que l'on pourroit diminuer en hommes celui qu'on permettroit, en substituant le service des femmes, qui, selon la plupart des économistes, ne sont pas assez employées dans les maisons des grands, où elles pourroient être plus utiles que les fainéans qui restent les bras croisés pendant toute une journée dans une antichambre où ils ne servent qu'à étaler le faste le plus insultant pour l'humanité.

Je reviens maintenant aux moyens qui sont nécessaires pour réparer les pertes que la Guerre a causées, & pour remettre l'Agriculture en meilleur état.

En supposant qu'on ait pris en considération les différens objets dont j'ai fait mention, il ne s'agit après la Guerre, que de licentier le nombre d'hommes excédant celui qui doit completter les Troupes, & d'établir d'une maniere solide, ceux qui seront assez jeunes & assez sains pour être mariés, & pour travailler à la terre.

Or, cette maniere de les établir sera peu onéreuse à l'Etat, parce qu'il suffira de leur donner des exemptions, & de les honorer en raison de leur service, pour qu'ils trouvent de bons partis. Au reste, il y a beaucoup de places dans toutes les Provinces & dans toutes les Jurisdictions, qui conviennent principalement à des gens qui ont servi; on peut les donner à ceux-ci de préférence. Ce moyen seul peut rétablir la population & la culture des terres.

Mais quand on n'a pas prévu d'avance les effets de la Guerre, sur ces deux points, rien n'est plus difficile que de rétablir les choses de maniere qu'on ne s'en ressente pas long-temps. Il faut sans contredit mettre en usage les moyens ci-dessus, mais il est nécessaire d'en ajouter plusieurs; c'est le cas, 1°. d'engager les célibataires à contracter les liens du mariage, de la maniere la plus pressante, c'est-à dire, en leur imposant des loix si dures, qu'ils soient obligés de changer leur condition, ou d'accorder des priviléges aux peres des nombreuses familles; 2°. de diminuer le luxe, & sur-tout le nombre de valets; 3°. de donner des récompenses à ceux qui travaillent le mieux & avec le plus d'utilité; 4°. d'obliger tous les gens inutiles dans les Villes, de rejoindre leurs foyers, pour y faire leur état; 5°. de faire des loix pour empêcher les Monasteres d'être trop peuplés; 6°. en un mot, d'encourager & de mettre en honneur les Arts de premiere nécessité.

J'observerai ici que nonobstant toutes les causes dont j'ai parlé ci-dessus, & que j'ai regardées comme des obstacles à la culture des terres & à la population, il y en a une pendant la Guerre, qui caufe un dommage confidérable; fçavoir, le nombre infini de valets, de Vivandiers & de Vagabonds qui font à la fuite des Armées. On peut compter trente mille gens de cette efpece pour une Armée de cent mille hommes.

Cet abus fi préjudiciable mérite beaucoup d'égards. On voit un Capitaine de Cavalerie avoir cinq ou fix valets à fa fuite, & tous les autres Officiers d'un grade fupérieur ou inférieur, fervis en proportion par un nombre trop confidérable.

Outre la quantité immenfe des vivres, que tant de gens confomment, il eft évident que tous ceux qui font de trop, refteroient dans le Royaume, où ils feroient utiles; que les Officiers feroient plus foigneux & plus vigilans, qu'ils dépenferoient moins, & qu'ils ferviroient plus utilement, fi on les accoutumoit à avoir moins de domeftiques & d'équipages. Voyez ce que j'ai dit à cet égard, à l'Article des Camps.

On devroit donc fixer le nombre des valets de l'Armée : en en donnant en proportion à un Lieutenant-Général, à un Maréchal des Camps, à un Colonel, à un Lieutenant - Colonel, à un Capitaine, aux Officiers inférieurs, le nombre feulement néceffaire, on diminueroit la valetaille d'une bonne moitié; ce qui, fur une Armée de cent mille hommes, donneroit au moins dix mille valets de moins, & feroit conféquemment qu'il en resteroit un grand nombre en France, qui y cultiveroient les terres, & feroient des enfans, &c.

Je sens parfaitement que les réflexions qui font le sujet de cet article, sont moins médicales que philosophiques, & je ne serois point surpris qu'on m'en fît un reproche. Je réponds d'avance qu'il est permis à tout Citoyen animé du zele Patriotique, d'indiquer les moyens qui peuvent détruire les abus qui parviennent à sa connoissance, & qu'un Médecin qui doit être Philosophe par essence, peut se livrer à des speculations utiles à l'humanité. Tant d'autres François, qui n'avoient peut-être pas autant de titres que moi, pour s'occuper de cet objet, l'ont fait, à la vérité, d'une maniere plus précise, & on leur en a sçu gré. Reste à sçavoir si je me suis trompé, cela est possible, *errare humanum est*; mais le motif fait mon excuse.

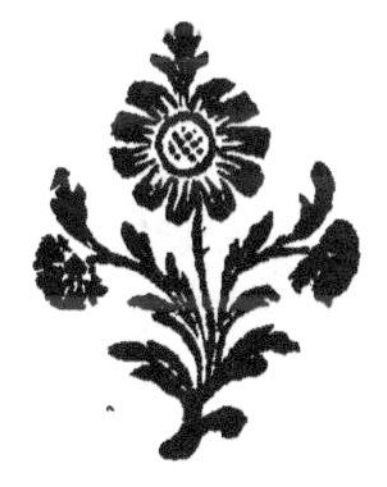

CHAPITRE VII.

Des Munitions de bouche pour les Armées.

J'AI parlé amplement dans le Chapitre deuxieme de la nourriture ordinaire du Soldat, & j'ai même indiqué ailleurs plusieurs moyens de suppléer le défaut des vivres dans les circonstances urgentes, telles que celles où se trouvent quelquefois les Armées. Il me reste maintenant à décrire la nature & la composition des alimens les plus essentiels, qui font la base de l'ordinaire commun des Troupes, & à faire mention des autres substances dont l'usage est nécessaire dans les Armées. Mais avant de traiter ces matieres, je crois qu'il ne sera pas hors de propos de parler des précautions générales qu'il est utile de prendre pour la subsistance des Armées.

ARTICLE I.

*Des moyens de subsistance pour les Armées
à la Guerre.*

C'EST un grand point, dit *Vegece*, que les vi-
» vres ne manquent pas.... Il faut donc, avant
» d'entrer en campagne, dresser un état des Trou-
» pes & de la dépense nécessaire à leur entretien,
» ensuite tirer de bonne heure les subsistances,
» les rassembler en magasin, &c. (*a*)

Les subsistances sont de deux sortes, dit *Feuquieres* (*b*) : les unes se trouvent dans le Pays ; ce
sont les fourrages & souvent les grains pour les
distributions. Les autres sont celles qui se tirent
de loin : ce sont le pain, le vin, la viande de
boucherie, les menues fournitures de l'Armée.
Le Général doit avoir une attention particuliere, continue le même Auteur, à tenir toujours
son camp exempt de nécessité des choses ci-
dessus, parce qu'elle a de trop dangereuses suites. Il fait voir que faute d'avoir pourvu aussi-tôt
à ce qu'il falloit, pour faire subsister les Armées,

______

(*a*) Instit. Milit. L. III, Ch. III, des Subsistances.

(*b*) Voyez les Mémoires de Feuquieres.

C c iv

on les a mises souvent hors d'état d'agir utilement pour le service du Roi.

Mon dessein n'est point d'indiquer ici à MM.
les Officiers Généraux, la maniere dont ils doivent pourvoir à la subsistance des Troupes : quoique je me sois occupé de cette partie, ils doivent la
connoître mieux que moi. Mes réflexions se bor-
neront à l'objet qui me regarde (la santé) ; &
j'ajouterai à ce qu'on dit les deux Auteurs cités
ci-dessus, que les Armées dépérissent à vue d'œil
par les maladies, quand les vivres leur manquent
souvent, dans le cours d'une Campagne, ou lorsqu'ils sont de mauvais aloi.

J'ai déjà fait l'éloge de la maniere dont les
Munitionnaires ont entretenu nos Armées de
pain, dans la derniere Guerre, elles n'en ont jamais manqué, & je ne puis me dispenser de dire
que cette entreprise utile est infiniment mieux
concertée chez nous que chez l'étranger. Il est
pourtant vrai qu'elle coûte des sommes immenses au Roi, & que pour éviter la disette, il se fait
une dépense considérable & superflue. Il seroit
bon d'accoutumer le Soldat à se passer quelquefois de pain de munition, comme le dit le Maréchal de *Saxe* (c), en lui donnant du grain qu'il
feroit cuire, ou qu'il pourroit moudre avec des

____

(c) Mes Rêveries.

moulins à bras, tels que ceux que le Roi de *Prusse* (d) a fait diftribuer à chaque Compagnie. * Par ce moyen, dans les expéditions qui demandent de la célérité, dans les cas où les fours & les voitures ne peuvent fuivre, on pourroit nourrir les Soldats, qui n'étant pas accoutumés à manquer de pain, font toujours mécontens ou languiffans, dès que la fourniture eft en défaut. J'obferverai d'ailleurs avec M. de *Feuquieres*, que la ration de pain à vingt-quatre onces, eft trop foible au commencement de la campagne, parce que la terre alors n'a encore produit aucun légume, & qu'il faudroit qu'elle pesât deux livres pendant les deux premiers mois de la campagne. La plûpart des jeunes Soldats ne périffent, felon cet Officier Général, que d'inanition.

M. *de Louvois*, ajoute le même Auteur, étoit dans le deffein de faire fournir aux Troupes deux onces de poudre de ris par jour, pendant les deux

---

(d) Inftructions Militaires du Roi de Pruffe.

* Cette méthode eft bien ancienne. *Machiavel* & plufieurs autres Auteurs nous apprennent que les Romains ne cuifoient pas le pain au four, mais qu'ils faifoient des provifions de farine, & que chaque Soldat faifoit ce qu'il lui plaifoit de fa portion. Pour l'affaifonner, on lui donnoit du lard & de la graiffe, qui donnoient bon goût au pain qu'ils faifoient, & le rendoient en même temps plus nourriffant.

premiers mois de la campagne , & lorſque l'Infanterie auroit de grandes marches à faire au travers du pays ennemi. Aujourd'hui on diſtribue
généralement du ris en grains à nos Soldats , &
cette pratique eſt d'une très-grande reſſource.

Le vin eſt certainement néceſſaire dans les
Armées ; mais ſon uſage ne regarde que les Officiers , & il y a toujours aſſez de Vivandiers à la
ſuite du Quartier général & des Régimens , pour
qu'on n'ait pas à craindre de manquer de cette liqueur ; la ſeule remarque que je doive faire à cet
égard, c'eſt qu'on devroit établir une police pour
empêcher que les vins fuſſent frelatés.

L'eau-de-vie eſt bien plus néceſſaire aux Troupes que le vin. J'ai fait voir en différens endroits
de cet Ouvrage , combien cette liqueur eſt avantageuſe pour le Soldat. On devroit obliger chaque
Vivandier attaché à un Régiment, d'en avoir tou-
ours une quantité déterminée , & proportionnée au nombre d'hommes auxquels il doit en
fournir. Le Roi de *Pruſſe* recommande de ramaſ-
ſer toute la bierre & l'eau-de-vie qu'on trouvera
ſur la route , quand on veut faire quelqu'entre-
priſe, afin que l'Armée n'en manque pas, au moins
dans les premiers jours.

Le ſel eſt un ingrédient dont il faut toujours avoir
proviſion dans les Armées , parce que, comme je
l'ai dit ailleurs , il eſt néceſſaire à la coction des

alimens. On le diſtribue à nos Soldats, & cet uſage eſt de toute antiquité.

Quant à la viande, j'ai parlé de ſa diſtribution & des précautions qu'elle exige, dans l'Article II du Chapitre II, où il eſt fait mention de la nourriture du Soldat.

On conduit à la ſuite d'une Armée, une certaine quantité de bétail, qui doit être proportionnée au nombre des Troupes. Il eſt très - eſſentiel de pourvoir à la nourriture des beſtiaux, & d'examiner leur état de ſanté. La viande eſt toujours mauvaiſe, quand elle vient d'un animal maigre ou mal ſain.

Dans les campagnes d'Hyver on a de la peine à faire ſubſiſter le bétail, & dans les grandes chaleurs la viande ſe gâte promptement & facilement. Dans l'un & l'autre cas il ſeroit bon de faire uſage des tablettes de bouillon, dont je donnerai ci-après la compoſition.

Les légumes ſont un genre de ſubſiſtance dont on ne fait pas de proviſions, (c'eſt-à-dire, pour les Armées, car dans les ſieges on doit en faire proviſion) mais qui eſt très-néceſſaire pour les Troupes. Il eſt eſſentiel que les Généraux prennent cet objet en conſidération, & qu'ils tâchent de camper toujours leurs Armées près des lieux où il y a beaucoup de légumes ; ils doivent du moins obliger les Habitans des lieux voiſins,

d'en apporter au Camp la quantité qui eft néceffaire.

Le refte des provifions eft entre les mains des
Marchands & des Vivandiers qui fuivent les Armées. Leur utilité n'eft pas auffi grande , que
celle des fubfiftances ci-deffus.

Il n'y a que le vinaigre qu'on doit regarder
comme un objet de premiere néceffité , parce
qu'il doit être employé dans la boiffon des Soldats. Voyez ce que j'en ai dit dans les différens
Chapitres de cet ouvrage. Chaque Régiment doit
avoir une provifion de vinaigre , dont il chargera
un Vivandier.

ARTICLE II.

Du Pain.

LE premier établiffement d'une entreprife des
vivres , fut formé en 1574 , fous M. de *Montpen-
fier* , qui commandoit les Troupes du Roi, devant
Lufignan. C'eft un nommé *Amori* , particulier
de la Ville de *Niort* , qui fut le premier Entre-
preneur.

Depuis cette époque , le Soldat reçoit le pain
de munition pour fa nourriture , dans les cas ordinaires , & le pain bifcuité ainfi que le bifcuit ,
dans les cas urgens.

Pain de Munition.

Deux tiers de froment & un tiers de seigle, y compris le son, de l'eau & de la levûre, font les ingrédiens qui compofent le pain de munition.

Prenez deux cents livres de farine, dont deux tiers de froment, & un tiers de seigle, y compris le son, cent quinze livres d'eau : après avoir pêtri convenablement le tout, ajoutez-y fuffifante quantité de levain, pour faire revenir la pâte. Après qu'elle fera bien faite, on la pefera également en pains de deux rations.

Cette maffe avant d'être cuite, produit trois cents quinze livres de pâte, dont on forme quatre-vingt-dix pains de cinquante-fix onces chacun, ce qui produit les deux rations ci-deffus. Chaque ration eft alors compofée de vingt – huit onces ; mais lorfque le pain eft cuit, il fe réduit à quarante-huit onces, ou trois livres, en forte que par la cuiffon, il s'évapore quarante-cinq livres d'eau de la maffe totale.

Quand les bleds ont été germés, il faut ajouter un peu moins d'eau, & quand la récolte a été extrêmement feche, il faut en mettre un peu plus que ci-deffus.

En 1726, on fit une expérience, par ordre de M. *le Blanc*, Miniftre de la Guerre, fur la fabrication d'un pain de munition qui pût se conserver frais pendant quelque temps. Un nommé *Martin*, ancien Boulanger de l'Armée, en fit qui se conserva frais pendant quinze jours. Il paroît que son unique moyen consistoit en un pêtrissage plus parfait & plus long.

La ration du pain de munition varie comme je l'ai dit à l'Article II du Chapitre II. Elle dépend de la volonté du Ministre. Voyez la réflexion de M. *de Feuquieres* à cet égard, Article précédent.

Pain Bifcuité.

Pratique. On le fait avec la même farine que le pain de munition ; mais on y met moins d'eau & on fait la pâte plus forte. On en pese trente-deux onces pour chaque pain, on l'applatit, & on y fait des trous avec une petite fourche de fer à trois ou quatre branches. Les trente-deux onces doivent être réduites à vingt-quatre. Il faut que le pain reste au moins deux heures au four. Quand il est bien cuit il se conserve au moins pendant un mois.

On devroit fournir ce pain aux Troupes, dans les saisons humides, pendant lesquelles leur pain ordinaire se mouille & se moisit facilement. Au reste, ce demi biscuit est aussi très utile dans les cas où l'Armée ne peut pas être à portée du fecours des fours. Il eſt préférable au biſcuit dont je vais parler, parce qu'il eſt moins ſec, & qu'il ſe rapproche davantage de la nature du pain de munition, qui eſt la nourriture ordinaire du Soldat.

Biſcuit.

Ce pain qui eſt beaucoup plus ancien que celui de munition, eſt compoſé de pure farine : les Généraux d'Armée ordonnent ordinairement, au commencement de la campagne, qu'on le fabrique, & qu'on le tienne prêt au premier ordre. Le poids réel du biſcuit, eſt comme trois à quatre pain de munition, dont trois rations peſent autant que quatre de l'autre.

Les Romains employerent le biſcuit. On voit que l'Empereur *Julien* en fit diſtribuer à ſes Troupes ; mais il y a tout lieu de préſumer, que ce n'étoit ni la même eſpece, ni la même fabrication. Quoi qu'il en ſoit, le mil ou millet étoit d'une grande reſſource pour les Armées & pour le Peuple, chez les Romains ; peut-être en faiſoient-ils une pâte qu'ils cuiſoient juſqu'à ce qu'elle fût dure, & que ce pain étoit leur biſcuit.

Prenez du pur froment, dont vous ôterez tout le ſon & le gruau, enſorte que d'un ſac de deux cents livres, on ne retire que cent ſoixante livres de farine.

Pratique.

A ces cent soixante livres de farine, joignez quarante livres d'eau. Le mêlange produit deux cents livres de pâte, dont on forme cent trente-trois rations & quelques onces ; chaque ration étant de vingt-quatre onces.

Après la cuisson, cette ration sera réduite à dix-huit onces, parce que les quarante livres d'eau s'évaporent, ainsi que la portion d'humidité naturelle de la farine, qui est estimée neuf à dix livres ; ainsi il ne reste plus que cent cinquante livres de biscuit environ.

Ce pain peut se conserver dans un lieu sec, pendant une année, sans se corrompre ; mais comme on a besoin de le faire suivre l'Armée, afin de le distribuer dans les cas urgens, on l'enferme dans des caisses, ou dans des tonneaux.

Ce biscuit est celui qu'on doit préparer pour les gens de mer, parce qu'on a besoin de le conserver plus long-temps, pour les voyages maritimes, que pour les campagnes de terre. On peut faire cuire un peu moins celui qu'on prépare pour les Troupes de terre, & en tirer deux cents livres de pâte & cent quarante deux rations du poids de dix-huit onces chacune.

Pour bien faire ce pain, il est nécessaire qu'on fasse cuire les fours, afin qu'ils soient secs & en bon état. Il faut aussi qu'ils soient plus chauds, que ceux qui servent à faire le pain de munition.

Il est nécessaire que la fournée du biscuit soit d'une heure de plus que celle du pain de munition, c'est-à-dire, qu'il doit rester au four deux heures ou environ ; c'est pourquoi on dit qu'il est cuit deux fois.

Il faut que l'eau soit un peu plus chaude, que pour l'autre pain.

Quand la pâte est faite, on la coupe en portions de vingt - quatre onces , & on juge que le pain est à sa juste cuisson , quand il ne pese plus que dix-huit onces. Une autre maniere de reconnoître s'il est bien cuit , c'est d'en sortir un du four , & d'en frapper le tranchant sur la pelle. Cette secousse le fait séparer en deux croûtes égales, qui sont aussi seches & aussi ressuyées en dedans qu'en dehors. Tant que cette séparation ne se fait pas aisément , le pain n'est pas assez cuit *(a)*.

Mais il faut observer plusieurs précautions avant de mettre le biscuit au four : la pâte doit être posée sur des tablettes , aussitôt qu'elle est pêtrie , pesée & tournée , pour y attendre son apprêt ; au lieu que celle du pain de munition doit être mise sur couche , sur des sacs vuides , étendus sur le plancher de la boulangerie , pour attendre son apprêt.

______

(a) Détails Milit. de Chennevieres.

D d

Il faut encore obferver qu'il eft néceffaire que les levains deftinés au bifcuit , foient faits au moins fix heures avant de les employer ; fans cela le pain n'auroit pas les qualités qu'il doit avoir.

La pâte du bifcuit doit être pêtrie très-dure , & à deux fois. Le premier pêtriffage, qui fe nomme *Frazen* , fe fait avec les bras. Le fecond fe fait avec les pieds d'un homme qui monte dans le pêtrin.

On bille la pâte & on lui donne environ neuf pouces de diamètre , & quinze à feize lignes d'épaiffeur. Elle doit être piquée un demi - quart d'heure avant d'être mife au four , pour empêcher que le bifcuit devienne bourfouflé , lorfqu'il eft dans le four.

Je tiens ces détails des Munitionnaires les plus inftruits, & j'ai vû la fabrication. Ceux qui voudront en fçavoir davantage , pourront confulter le Traité des fubfiftances Militaires, par M *Dupré d'Aunay* , Paris 1744. *in-4°*.

Les Officiers & les Médecins ne peuvent ignorer la compofition du pain qu'on diftribue aux Troupes ; les premiers, parce qu'ils peuvent être dans le cas de veiller à la fabrication ; les autres, parce qu'ils jugeront mieux des effets de la nourriture , quand ils en connoîtront la nature.

Je me fuis déja expliqué fur l'ufage du bifcuit

pour les Soldats ; & je crois qu'on ne doit en faire diſtribuer aux Troupes , que dans les cas où l'on ne peut faire autrement.

ARTICLE III.

Des Tablettes de Bouillon.

M. *de Feuquieres* , (a) rapporte que feu M. *de Louvois* , pendant ſon miniſtere, a voulu, à l'exemple des Orientaux , faire diſtribuer aux Troupes , de la poudre de viande ; & il ajoute que comme dans les pays chauds , c'eſt le ſoleil qui fait cette poudre , & qu'il n'a pas aſſez de force dans nos contrées , pour opérer le même effet , le Miniſtre avoit fait conſtruire de grands fours de cuivre , capables de contenir huit bœufs , où il en avoit fait faire des eſſais.

Cette poudre de viande, continue le même Auteur , fait de fort bon potage , une once bouillie dans l'eau ſuffit pour nourrir quatre hommes , & la livre de viande fraîche , donne une once de cette poudre.

Il paroît évident que c'eſt d'après ces eſſais qu'on a imaginé les tablettes de bouillon , qui

______
(a) L. C.

sont plus faciles à faire, & plus utiles. Le Miniſtre dont parle M. *de Feuquieres*, fut un de ces hommes rares, dont la France doit s'honorer.

Pratique.

Prenez un tiers de bœuf, un veau entier ; après avoir lavé & échaudé ces viandes, coupez-les par tranches, & mettez - les dans une marmite ; ajoutez-y auſſitôt la décoction de vingt livres de rapure de corne de cerf, & quatre ſeaux d'eau commune : couvrez la marmite, & lutez - la. Faites bouillir le tout à un feu doux, juſqu'à ce que les viandes ſe détachent des os : alors retirez-les viandes & les plus gros os. Hachez-les viandes, & mettez les ſous une preſſe garnie de plaques de fer chaudes. Faites agir la preſſe : mettez dans la marmite le jus exprimé, & paſſez le tout par des tamis de crin. Après avoir ôté la graiſſe qui ſurnage, ajoutez au bouillon dégraiſſé, ſuffiſante quantité de ſel & de poivre ; (en goûtant le bouillon vous jugerez s'il y a aſſez de l'un & de l'autre) enſuite faites bouillir la liqueur, & remuez, juſqu'à ce que le bouillon verſé ſur une aſſiette & refroidi, prenne la conſiſtance d'une gelée ferme, épaiſſe & brune. Retirez la marmite du feu, & quand la matiere ſera à moitié refroidie, verſez-la dans des vaiſſeaux qui ayent beaucoup de ſurface, & au plus trois ou quatre pouces de profondeur.

Cette gelée étant refroidie, mettez la ſecher ou

dans un four modérément chaud , ou à l'étuve ; quand elle sera devenue aussi dure que la colle forte , & friable , faites-en des tablettes d'une once & de deux onces.

Les tablettes d'une once , serviront pour l'Hôpital ambulant , & pour ceux des Villes assiégées. On fait un bouillon léger avec une de ces tablettes.

Celles de deux onces serviront pour les Soldats sains , dans les marches forcées , dans les siéges , & en un mot, dans tous les cas où les Troupes ne peuvent pas avoir la commodité de faire cuire la marmite , &c. dans ceux où la distribution de la viande est difficile ou impossible ; & dans les grandes chaleurs , où les viandes se corrompent très-facilement.

Une tablette suffit pour la soupe d'un soldat , à chaque repas : on fait dissoudre cette gelée dans l'eau , & quand on veut y joindre des légumes , il faut les avoir fait cuire auparavant dans cette eau , qui doit servir à la solution de la tablette.

ARTICLE IV.

Observations sur différentes substances, dont l'usage est avantageux aux Troupes pendant la Guerre.

ON ne sauroit trop se prémunir contre la disette, à la Guerre, ou il n'arrive que trop fréquemment des circonstances où les besoins les plus essentiels à la vie manquent aux Troupes. Cette considération a fait imaginer divers moyens pour faciliter leur subsistance dans les cas urgens. Si l'utilité de ces moyens est médiocre, & souvent imaginaire, on doit du moins sçavoir gré à leurs Auteurs, qui ont eû en vue le bien de l'humanité.

On trouve, par exemple, dans une dissertation latine du Docteur *Delius*, (a) que la fumée du tabac est très - utile pour appaiser la faim. Ce moyen est bien foible, & l'on sent assez qu'il ne peut au plus convenir qu'à un homme peu épuisé, & qui n'a point de travaux fatiguans à suivre.

Le même Auteur recommande de se pourvoir dans les Armées d'une grande quantité de gomme arabique, à l'exemple des Arabes qui s'en

______

(a) L. C.

nourriffent dans des voyages longs qu'ils entreprennent, en allant en pélerinage à la *Mecque*. Je ne ferois pas éloigné de confeiller l'ufage de cette gomme, fi nous n'avions pas des moyens plus fûrs, auffi faciles & moins faftidieux; tels que les tablettes de bouillon.

M. *le Begue de Prefle*, mon confrere, dans fa traduction de *Monro*, parle d'une poudre, qui étant prife à très-petite dofe, nourrit & foutient le Soldat. Il enfeigne la maniere d'en faire ufage. Nous lui aurions eu plus d'obligation, comme je l'ai dit dans la premiere partie du Code de Médecine Militaire, s'il avoit bien voulu nous en donner la compofition.

Au refte, il paroît que cette maniere de fe nourrir avec des poudres, eft très-ancienne. L'Auteur des Recherches Philofophiques fur les Américains, dans la défenfe de fon Ouvrage, contre la critique qu'en a fait le Bénédictin *Dom Pernety*, dit à l'Article de l'hofpitalité des Sauvages, page 128 : » Comme les Peuples Sauvages » ne peuvent féjourner fort avant dans les terres » où il n'y a point de rivieres, & comme ils doi- » vent cependant traverfer des deferts, ils fup- » pléent à l'hofpitalité par des poudres nutriti- » ves. « Nos anciens Sauvages d'Europe connoiffoient auffi très-bien l'art de préparer ces poudres, ainfi qu'on le voit par un paffage de l'Abbrevia-

D d iv

teur de *Dion Caſſius*, lorſqu'il parle des Bretons.
Ils préparent, dit-il, une nourriture certaine ſi propre à ſoutenir les forces, qu'après en avoir pris une
quantité égale à celle d'une fève, ils ne ſentent
plus de faim, ni de ſoif. Voyez *Jean Xiphilis*, de
la traduction du Préſident *Couſin*, pag. 408. Quoi
qu'il en ſoit, j'oſe affirmer qu'on ne doit point
avoir confiance en cette poudre, & que je la regarde comme très-dangereuſe, ſi elle nourrit &
ſoutient les forces comme on le prétend.

Un Chirurgien-Major d'un Régiment Suiſſe, pro-
poſa l'épreuve d'une poudre ſemblable, (peut-être
eſt-ce la même) ; & on la fit il y a quelques années
à *Lille en Flandre*, ſur pluſieurs Soldats d'un Régiment qui y étoit en Garniſon. J'ignore l'effet
qu'elle produiſit ; mais on a lieu de croire que le ſuccès en a été au moins médiocre, puiſque non-ſeulement on n'a point eu recours à cette reſſource,
pendant la derniere Guerre, mais qu'on n'en a
pas même parlé depuis ſon eſſai.

Le même Auteur, cité ci-deſſus, ajoute à l'é-
gard de la compoſition de cette poudre, qu'il avoit
d'abord cru qu'il étoit impoſſible de ſçavoir ce dont
elle étoit formée ; mais qu'il l'a découvert dans la
Scotia Illuſtrata de *Sibbaldus*, qui apprend qu'on
la faiſoit de *Karemyle*, qui eſt une eſpece de
Truffe noire & ronde, dont les Ecoſſois ſe ſer-
vent encore aujourd'hui pour le même uſage.

Or, il me paroît , ajoute-t-il encore , que le *Karemyle* des Ecoffois , n'eſt que le *Latyrus radice tuberosâ eſculentâ* , d'où l'on tire un aliment extrêmement compact , & que *Sibbaldus* a pu prendre pour une eſpece de Truffe.

Il eſt aſſez naturel de révoquer en doute , un effet qui s'accorde ſi peu avec les regles de l'économie animale. On ſçait , comme je l'ai dit ailleurs , qu'il faut une certaine quantité de chyle pour réparer les forces ; & certes une petite doſe de poudre ne peut pas la fournir. Si elle ranime , ce ne peut être que pour un moment , & ſon effet doit être d'autant plus nuiſible , qu'il n'eſt produit que par une action vive ſur les ſolides & ſur les fluides ; action qui tend à opérer la deſtruction de la machine.

Un Citoyen , recommandable par ſon zele pour le bien public , & par différens établiſſemens utiles qu'il a formés , a compoſé un extrait d'orge , avec lequel il eſt facile de faire une pâte , des tablettes & un ſirop qui ſont très-avantageux pour les voyages de mer , pour les Armées & pour les Hôpitaux , où l'on a ſouvent beaucoup de peine pour procurer des boiſſons ſaines aux hommes.

Cet extrait alimentaire a l'approbation de la Faculté de Médecine de Paris , & celle de l'Académie Royale des Sciences. Un de nos Confreres, *célébre dans la république des Lettres, ainsi que dans la pratique de Médecine, lui a donné son attache; ce qui suffit pour prononcer sur la bonté de l'invention, quoique la manipulation ne soit pas publique.

Voyez une petite Brochure, intitulée *Lettres sur l'usage d'une découverte de Pâtes, de Syrops & de Tablettes d'Orge, par M. De Chamousset.* A Paris, chez Barbou, 1774.

* M. Lorry.

F I N.

TABLE

DES CHAPITRES.

CHAP. I. *DEs différentes especes de Militaires*, pag. 1

ART. I. *Des Officiers supérieurs, & de ceux qui doivent le devenir*, 3

SECT. I. *Des vices de l'éducation physique des Enfans de Qualité, & des moyens d'y remédier*, 5

SECT. II. *Des causes qui dérangent la santé des Gens de qualité au Service*, 19

ART. II. *Des Officiers particuliers ou inférieurs*, 24

ART. III. *Des Soldats, & de leurs différentes especes*, 30

CHAP. II. *Préceptes généraux sur les principaux objets qui intéressent la santé du Soldat*, 36

ART. I. *Du Vêtement militaire*, 37

ART. II. *De la Nourriture des Soldats*, 49

ART. III. *De l'air & des positions*, 78

ART. IV. *Des Marches*, 108

ART. V. *De la Discipline*, 129

ART. VI. *Des nouveaux Soldats*, 135

428   T A B L E

Art. VII. *Instruction pour les Recruteurs*,   148

Chap. III. *Des Troupes pendant la Paix*,   155

Art. I. *Du logement des Troupes*,   156

Sect. I. *Des Casernes*,   157

Sect. II. *Des logemens particuliers*,   166

Art. II. *De l'Exercice*,   169

Art. III. *Du Service*,   189

Art. IV. *Des Routes*,   198

Art. V. *Observations sur quelques usages militaires, concernant la santé*,   204

Sect. I. *Des Congés des Soldats*,   205

Sect. II. *Des Invalides*,   211

Sect. III. *Des Hôpitaux, & des Chirurgiens des Régimens*,   213

Sect. IV. *Des Eaux minérales*,   218

Chap. IV. *Des Armées*,   221

Art. I. *Des Troupes au commencement de la Guerre*,   223

Art. II. *Des premiers mouvemens de l'Armée, à l'ouverture de la Campagne*,   227

Art. III. *Des Camps*,   235

Sect. I. *De la position des Camps*,   237

Sect. II. *De la vie du Camp*,   245

Sect. III. *Du Service des Troupes campées*,   265

Art. IV. *Des Camps de l'arriere-saison, de ceux qui ont lieu dans un temps rigoureux, & des Baraques*,   271

Art. V. *Du cantonnement des Armées à la fin de la Campagne,* 277

Art. VI. *Du Quartier d'Hyver des Armées,* 280

Art. VII. *Des Marches forcées, des Bivacs, & des retraites des Armées vaincues ou en fuite,* 284

Sect. I. *Des Marches forcées,* 285

Sect. II. *Des Bivacs ou Bivouacs,* 292

Sect. III. *Des Retraites des Armées,* 296

Art. VIII. *Des Batailles,* 299

Art. IX. *Des Siéges,* 305

Art. X. *Des Camps volans, des Détachemens, & du Service des Troupes légeres,* 316

Art. XI. *De l'Artillerie & des Vivres,* 319

Art. XII. *Des Hôpitaux ambulans,* 323

Art. XIII. *Des Congés des Officiers & des Soldats, à la fin de la Campagne,* 326

Art. XIV. *Du Quartier général,* 334

Chap. V. *Des différens Théâtres de la Guerre,* 340

Art. I. *De l'Italie,* 341

Art. II. *De l'Allemagne,* 355

Art. III. *De la Flandre ou des Pays-Bas, & des Provinces-Unies,* 360

Chap. V. *Des fuites de la Guerre,* 367

Art. I. *Moyens de préferver les Citoyens de plu-*

sieurs désastres, dont la Guerre portée sur leurs foyers est accompagnée & suivie, 568

ART. II. *Des moyens de rétablir le bon ordre, l'abondance & la population, dans un Etat qui a soutenu long-temps la Guerre,* 381

SECT. I. *Du retour des Troupes dans le Royaume,* 382

SECT. II. *De la culture des Terres, & de la Population,* 387

CHAP. VII. *Des Munitions de bouche pour les Armées,* 406

ART. I. *Des moyens de subsistance pour les Armées,* 407

ART. II. *Du Pain,* 412

ART. III. *Des Tablettes de Bouillon,* 419

ART. IV. *Observations sur différentes substances, dont l'usage est avantageux aux Troupes pendant la Guerre,* 422

Fin de la Table des Chapitres.

MONSIEUR LE DOYEN,

Messieurs,

L'Ouvrage pour lequel M. Colombier follicite votre Approbation, eft une Hygienne Militaire, c'eft-à-dire, un Traité de la maniere de conferver la fanté de ceux qui exercent la Profeffion des Armes, ainfi que celle de ceux qui s'y deftinent. En effet, l'Auteur ne fe borne pas à donner des Préceptes de fanté pour ceux qui déjà engagés dans l'exercice de cet Art, en effuyent tous les dangers : mais perfuadé que le feul moyen d'avoir des Armées puiffantes, eft de ne choifir que des Militaires d'une conftitution robufte, il examine d'abord de quelle maniere on doit gouverner l'éducation de ceux qu'une naiffance diftinguée appelle au grand Art de la Guerre. Il fait voir combien celle qu'on leur donne de nos jours, eft vicieufe & peu propre à leur former une fanté capable de réfifter aux fecouffes qu'elle éprouvera au milieu des opérations militaires. Il blâme fur-tout cette molleffe, qui, en les énervant par trop de foins, les prive de la vigueur néceffaire pour en fupporter les travaux impunément. Si l'éducation des Militaires de la claſſe inférieure n'eſt pas fuſceptible des mêmes conſidérations, on n'y trouve pas non plus les mêmes défauts. Nés pour la plûpart de familles obſcures, & ſouvent indigentes, les exercices pénibles auxquels ils ſont forcés de ſe livrer dès leur enfance, leur procurera aiſément la force que demandent ceux de la Guerre. D'ailleurs, la liberté du choix met à portée d'écarter d'un ſervice dangereux ceux que leur foibleſſe deſtine pour des Profeſſions plus tranquilles : le Service militaire eſt preſque le ſeul qui convienne aux perſonnes d'une haute naiſſance.

M. COLOMBIER paſſe enſuite à l'examen des cauſes qui peuvent altérer la ſanté du Militaire ; & comme elles ſont en grand nombre, & qu'il s'en rencontre dans toutes les poſitions où il peut ſe trouver, il le ſuit exactement dans toutes ſes opérations, il obſerve tous les dangers auxquels il eſt ſans ceſſe expoſé ; il eſtime la puiſſance des cauſes qui attaquent continuellement ſa ſanté, & propoſe les moyens qu'une étude réfléchie lui a fait imaginer, pour en écarter ou du moins en diminuer l'influence.

Il nous a paru que rien n'étoit échappé à l'attention & à la ſagacité de l'Auteur. Les Marches, les Campemens, les Siéges, les Batailles, le Vêtement, la Nourriture, les
Logemens,

Logemens, le Repos, les Exercices ; tout est pour M. COLOMBIER un objet de réflexions sages & judicieuses. Son zèle pour la conservation du Militaire, cette partie si précieuse des Citoyens, lui fait appercevoir nombre de dangers qu'il croit que l'on peut éviter par des moyens faciles & peu coûteux.

Nous ne pouvons, MESSIEURS, qu'applaudir à ce zèle si digne d'un Médecin. Nous reconnoissons que l'Auteur n'a rien avancé qui ne soit conforme aux loix les plus incontestables de notre Art. La peinture des dangers auxquels la santé des Militaires se trouve continuellement exposée, est fidelle, sans être exagérée. Les moyens qu'il propose, pour en diminuer le nombre & la grandeur, nous ont tous paru propres à remplir ses vues.

Quant à leur exécution, nous pensons qu'on doit entiérement s'en rapporter à la sagesse & à l'intelligence de ceux que leurs dignités & leurs lumieres particulieres ont établis pour en juger, & mis en état de le faire. Nous voyons avec plaisir que M. COLOMBIER, en parlant presqu'autant en Militaire qu'en Médecin, n'a jamais manqué d'appuyer ce qu'il avance sur les autorités les plus respectables.

Nous sçavons même qu'il a recueilli avec soin les avis des Militaires les plus distingués. Nous croyons néanmoins devoir imiter la réserve qu'il fait voir à la fin de son Avertissement, & nous pensons avec lui que, *c'est aux Supérieurs Militaires à juger, si les moyens qu'il indique, s'accordent avec le bien du Service & les vues du Gouvernement.*

BERCHER, ancien Doyen, premier Médecin de feue Madame l'Infante & des Armées du Roi.

PETIT, ancien Professeur d'Anatomie, & Inspecteur des Hôpitaux militaires du Royaume.

DEGÉVIGLAND, Médecin ordinaire des Armées du Roi, dans les dernières Guerres d'Allemagne.

ALLEAUME, Professeur de Matière médicale, & ancien Médecin de Sa Majesté dans ses Armées, & dans ses Colonies.

GUILBERT, ancien Médecin des Camps & Armées du Roi, Médecin de Montpellier, & Membre de la Société Académique des Médecins d'Edimbourg.

DE LA POTERIE, ancien Médecin des Hôpitaux de la Marine, & Inspecteur des Hôpitaux militaires du Royaume.

Décret de la Faculté de Médecine.

LE Mardi dix-sept Août mil sept cent soixante & treize, la Faculté de Médecine ayant entendu le rapport de MM. BERCHER, PETIT, DE GÉVIGLAND, ALLEAUME, DE LA POTERIE, & GUILBERT, qu'elle avoit nommés pour examiner un Ouvrage, qui a pour titre : *Préceptes sur la santé des Gens de Guerre*, ou *Hygienne Militaire*, par M. COLOMBIER notre Confrere, a unanimement adopté le Jugement de MM. les Commissaires, en applaudissant au zèle d'un de ses Membres, dont l'objet est la conservation de la santé des Guerriers respectables qui exposent leur vie à des périls multipliés, pour le Service du Prince, & pour la gloire de la Nation.

L. P. F. R. LE THIEULLIER, Doyen.

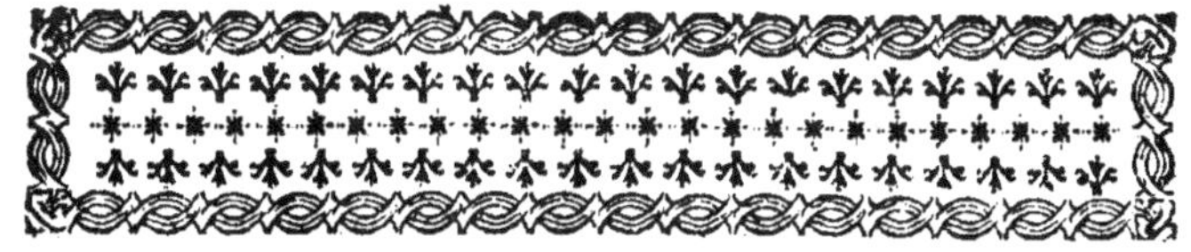

SUPPLÉMENT,

OU CONSEILS

SUR LA MANIERE DE DIRIGER LA SANTÉ

DES GENS DE MER.

A PEINE le Traité précédent étoit - il fini, que plufieurs perfonnes , à qui j'en avois communiqué la lecture , fe réunirent pour m'engager à le rendre plus généralement utile, en y ajoutant quelques Préceptes fur la fanté des Gens de Mer.

Malgré ma répugnance pour un travail qui n'étoit point entré dans mon plan , & auquel je ne m'étois jamais livré , je ne pus me refufer aux preffantes follicitations qui me furent faites , & j'ai couru les rifques ordinaires en pareil cas.

Je ne puis cependant diffimuler qu'après avoir examiné la chofe de plus près , j'ai trouvé que la plûpart des confeils que j'ai donnés pour conferver la fanté des Gens de Guerre, fervant fur terre , étoient applicables à ceux de mer , ce qui m'a beaucoup raffuré.

E e iij

En conféquence, je me fuis occupé à extraire des meilleurs Auteurs ce qui m'a paru le plus utile ; & après avoir recueilli quelques avis des Marins les plus inftruits, j'ai été en état de publier cet Abrégé.

Je dois être fort tranquille fur la critique, après l'aveu que je viens de faire; je la defire même, parce qu'il eft entré dans mon plan de piquer d'émulation les Gens inftruits & honnêtes qui pourroient la faire, en leur préfentant un abrégé fufceptible d'additions & de corrections. La plus grande vérité que je puiffe avancer ici, c'eft qu'il eft auffi furprenant que nous manquions d'un Code de Médecine pour les Gens de Mer, qu'il l'étoit il n'y a guères de n'en avoir pas pour les Troupes de Terre.

Avant d'entrer en matiere, je donnerai au Lecteur une idée générale de la teneur d'un Vaiffeau, du moins par rapport à l'équipage ; & je prendrai pour exemple un Vaiffeau de Roi, comme étant le plus confidérable.

J'examinerai le nombre & l'efpece d'hommes dont il eft compofé, ainfi que leur état & leurs fonctions. Je pafferai enfuite aux munitions, dont il eft approvifionné, & à la nourriture générale des Marins ; le genre de vie & la difcipline, l'efpece de maladies des diverfes pofitions, & enfin les moyens prophylactiques, ou propres à conserver la santé des Gens de Mer, feront fucceffivement traités.

Vaiffeau de 74 Canons.

L'équipage d'un Vaiffeau de ce genre, eft en général compofé de 700 hommes, divifés en plufieurs claffes, felon leur grade & leur office.

Il y a deux Capitaines, quatre Lieutenans, cinq ou fix Enfeignes, dix à douze Gardes Marines ou Eleves, un Aumônier, un Chirurgien-Major, & fix Aides-Chirurgiens, un Ecrivain, un Pilote, un Maître d'équipage, un Maître Canonier, & 37 Canoniers fervans, un Maître Charpentier, un Maître Voilier, un Maître Calevas, un Boulanger, un Tonnelier, & des Aides ou Garçons à chacun de ces Maîtres Ouvriers.

Deux Munitionnaires des vivres, & des Serviteurs qui en dépendent, cent hommes de Troupes de Terre avec leurs Officiers, & un certain nombre de Matelots & de Mouffes complettent le nombre.

L'état & l'office de la plûpart des hommes qui forment cet équipage, font à-peu-près défignés par la dénomination ci-deffus : cependant il eft à propos d'entrer dans des détails au fujet de quelques-uns.

Il eft, par exemple, à propos de fçavoir la maniere dont on forme & dont on engage les

Matelots & les Mousses, qui font les gens les plus occupés dans un Vaisseau ; & enfuite quel est l'office des Troupes de Terre embarquées.

Tout homme qui veut être Matelot, s'engage pour une campagne à un Vaisseau Marchand, ou bien il va s'infcrire au Port, pour être claffé.

Au retour de la campagne du Vaisseau Marchand ou du Roi, il prend un congé du Bureau des claffes de l'endroit où il débarque, fe retire chez lui, & eft obligé de fervir, lorfqu'il eft commandé. Sur Mer, l'office des Matelots confifte à exécuter toutes les manœuvres, ils font auffi le fervice des Canots & des Chaloupes ; ce qui les met continuellement en haleine.

Les Troupes de Terre, au contraire, ne font prefque point occupées fur le Vaisseau, à moins qu'il n'y ait quelque combat. Elles font affujetties à leur difcipline ordinaire, ont un vêtement & un équipage déterminés ; au lieu que les Matelots ne font aftreints qu'à leur befogne, fans avoir ni uniformes, ni bagages défignés.

Les Officiers Marins font pris dans la claffe des Eleves, qu'on forme dans les Ports, & qui font aujourd'hui réunis en une Compagnie, qui a pour titre, *Compagnie d'Eleves Gentilshommes*, dont l'Ecole eft au *Havre*.

Ces Eleves ont été fubftitués en la place des Gardes Marines ; on les inftruit au fervice des

Ports & des Vaisseaux par théorie & par pratique, & lorsqu'ils vont sur Mer, on embarque des Maîtres avec eux.

On peut avoir une idée de toute espece de navigation par rapport à l'équipage, en connoissant la composition ci-dessus. Les Frégates & les Chaloupes portent un nombre infiniment moins considérable d'hommes, mais la même espece. Une Escadre est composée de plusieurs Vaisseaux, Frégates & Chaloupes, & chacun est muni à proportion du nombre d'hommes qu'il porte, ou du tems qu'il doit rester en Mer.

Parmi les munitions de bouche d'un Vaisseau, il en est qui sont fixées, telles que celles qui sont destinées pour la nourriture des Officiers, des Soldats, Matelots, Mousses & Ouvriers; les autres sont arbitraires, & elles ne regafdent qu'un certain nombre de personnes, comme le Capitaine & les Maîtres de chaque espece.

La provision générale est faite par les Munitionnaires, & elle est toujours, comme je l'ai déjà dit, relative au tems qu'on présume que durera la navigation.

Elle consiste en biscuit, en viandes salées, merluche, légumes, huile, fromage, farine, eau pure, vin de Bordeaux, eau-de-vie, poules, moutons, quelquefois un bœuf vivant, du riz, des pruneaux, des œufs & du beurre.

Quant aux provisions arbitraires, le Capitaine les fait comme il le juge à propos, & à son propre compte ; & à la rigueur, il est le seul qui ait une entiere liberté à cet égard ; car il faut que les autres ayent une permission particuliere pour en faire.

L'Ordonnance porte, qu'il sera donné par semaine quatre repas de viande, trois de poisson, & sept de légumes.

La ration de chaque Matelot, par jour, est composée de dix-huit onces de biscuit, poids de marc (voyez la compositioa dans le dernier Chapitre du Traité précédent) & de trois-quarts de pinte de vin, mesure de Paris, à laquelle on substitue quelquefois, & au besoin, un coup d'eau-de-vie au repas du déjeûner.

Les Dimanches, Mardis & Jeudis, on donne vingt onces de lard crud, pour dîner à sept hommes ; les Lundis, trois livres & demie de bœuf, sans pieds, ni têtes.

Les Mercredis, Vendredis & Samedis, on leur donne vingt-huit onces de morue crue, ou quelquefois vingt-huit onces de fromage de Hollande.

Le souper est composé de vingt-huit onces

de pois , gruau , fêves , haricots , ou autres légumes cruds ; ou enfin de quatorze onces de riz crud.

Tous ces alimens font affaifonnés : fçavoir, la viande , avec une pinte de bouillon , dans lequel elle aura cuit ; la merluche, avec la huitieme partie d'une pinte d'huile d'olives , & un quart de pinte de vinaigre par fept hommes.

Pour ce qui eft des légumes, du riz & du gruau , on les affaifonne avec du fel & une chopine d'huile d'olives , pour la ration de cent hommes. On verfe cette huile dans la chaudiere , pour être diftribuée avec les légumes.

Les Officiers de Marine ont une demie ration de plus que les Matelots.

Au refte , on diftribue quelquefois pendant les voyages , du pain frais , autant que la fituation où l'on eft, le permet ; mais lorfque les Vaiffeaux font à la rade , on en donne à chaque homme une demi-livre par repas.

Le genre de vie & la difcipline des Marins font relatifs à leur pofition , & l'on peut les confidérer au Port, ou dans la navigation ; & felon la claffe à laquelle ils appartiennent.

Les Marins, au Port ou à la rade , ont , comme on peut bien le penfer , infiniment moins de peine ; & de plus , ils ont la commodité des fubfiftances les meilleures , tandis que dans les traversées ils éprouvent plusieurs alternatives dangereuses pour leur santé & pour leur vie.

En général, on peut les diviser en trois classes, celle des Officiers de Marine, celle des Troupes de transport, & celle des Matelots & des Ouvriers servans.

Le genre de vie des premiers au Port ou à la rade, paroit nuire à leur santé, parce qu'il arrive souvent qu'ils se livrent à l'intempérance de plusieurs manieres : soit qu'ils reviennent de la campagne, soit qu'ils attendent le moment d'y entrer, un régime de vivre directement opposé à celui qu'ils sont obligés d'observer sur Mer, les dispose à la maladie ; & on a d'autant plus de peine à maintenir parmi eux une discipline exacte, sur-tout parmi ceux qui ont été long-temps sur Mer, qu'il paroît fort dur de priver des gens qui ont vécu long-temps dans la détresse, des avantages qu'ils rencontrent au débarquement.

Les Troupes réglées de Terre ou de Transport, avant leur embarquement, se trouvent dans la meilleure disposition, quand leur discipline est exacte ; mais leur peu d'habitude de vivre sur Mer, l'espece d'exercice qu'ils y font, & la nourriture différente dont ils y usent, les rend sujets à beaucoup de maladies pendant les traversées.

Quant aux Matelots, quoiqu'ils foient pris dans la claffe d'hommes la plus propre au métier qu'ils font, on prend fi peu de foins pour conferver leur fanté, & ils ont des travaux fi pénibles & fi peu interrompus, qu'ils ont beaucoup de bonheur quand ils échappent à la maladie, pendant une traverfée.

Les Ouvriers de différente efpèce font plus ou moins expofés, felon le genre de travail auquel ils font occupés ; mais en général, étant mieux payés, mieux vêtus, & moins fatigués que les Matelots, ils tombent plus rarement malades.

Voici en général l'ordre que fuivent les maladies dans la navigation.

Nos Marins partent difficilement de *Rochefort*, fur les Vaiffeaux de Guerre, fans avoir des difpofitions à quelques maladies, parce que les Vaiffeaux finiffent de completer leur armement à l'isle d'*Aix*, qui eft éloignée de cinq lieues du Port ; & qu'on ne peut y aborder & en revenir qu'à la faveur des chaloupes & des canots ; ce qui fatigue prodigieufement l'équipage. On n'a pas ces inconvéniens à *Breft*, ni à *Toulon*.

On peut compter à-peu-près cinq malades fur cent hommes ; cependant cette proportion augmente en raifon de la quantité des gens embarqués fur le même Vaiffeau, de maniere que fur un Vaiffeau de Roi, chargé de fept cents hommes, il y a quelquefois plus de dix malades fur cent hommes, tandis que dans un plus petit Vaiffeau, qui n'en porte que cent ou deux cent, il n'y a pas quelquefois deux malades. En un mot, les épidémies font fréquentes dans les gros Vaiffeaux & dans les Efcadres ; elles font très-rares dans les petits Vaiffeaux. Cependant cette mefure n'eft pas certaine, lorfque d'ailleurs il exifte des caufes de maladie indépendantes de la multitude, telles que la difette, les mauvais temps, & la longueur des voyages.

Les faifons influent beaucoup fur la fanté des Gens qui font en Mer, & le climat y rend les maladies plus ou moins fréquentes.

En général, ceux qui partent au Printemps, éprouvent peu d'accidens : les premieres maladies qu'on obferve alors dans les Vaiffeaux, font ou des rhumes, ou des diarrhées ; la péripneumonie & la dyffenterie, affligent enfuite les Marins, lorfque les mêmes caufes fubfiftent ; & ces caufes font l'humidité de l'air & le froid. Sur la fin du mois de Mai, le fcorbut fe fait fentir plus ou moins, felon que le temps eft plus ou moins humide, & que les provifions font bonnes ou mauvaifes ; enfin les maladies putrides & malignes fe joignent facilement au fcorbut, felon que la chaleur, l'humidité & le défaut de munitions de bouche, fe font fentir davantage.

Nos Marins, qui vont dans les pays méridio-naux, y arrivent rarement fcorbutiques ; & on obferve que le fcorbut diminue à mefure qu'ils avancent vers la Zône. Il faut cependant remar-quer que cet effet n'a point lieu dans ceux qui font des traites très-longues, comme par exemple, celles des isles de *France*, de *Pontdichéri*, & de toute l'*Inde* ; il eft même affez ordinaire qu'a-lors les fcorbutiques débarquent étant dans le dernier degré de la maladie.

Il n'en eft pas de même pour les voyages du Nord. Le fcorbut fait communément plus de ravages fur la fin de la traverfée, que vers le milieu. Au refte, le fcorbut fe guérit auffi faci-lement dans les pays froids que dans les chauds.

La plûpart de ceux qui débarquent en *Amé-rique*, font attaqués de maladies inflammatoires, telles que le *gaftritis*, ou l'inflammation de l'eftomac ; l'*hépatitis*, ou l'inflammation du foie, la *frénéfie*, le *cholera - morbus* & la *paf-fion iliaque*.

Il y a des endroits où ces maladies féviffent avec beaucoup plus de force, que dans les autres ; & l'on s'eft affuré que la faifon, le fol & l'ex-pofition des lieux y ont la plus grande part.

La maladie de *Siam*, qu'on dit regner à *St. Domingue*, n'eft autre chofe qu'une inflam-mation portée à fon dernier période.

Au reste, les nouveaux débarqués qui se livrent imprudemment aux vins & aux femmes dans ces contrées, périssent presque tous.

Le séjour des pays septentrionaux est en général moins à craindre ; cependant on y est plus sujet aux fluxions de poitrine, & aux fievres intermittentes, sur-tout lorsqu'on habite les lieux bas, qui sont presque toujours humides.

Voilà en général ce que nos Marins sont dans le cas d'éprouver dans leurs traites ; je vais maintenant faire mes réflexions sur les causes des divers accidens qui leur arrivent, & mes observations sur la maniere d'éviter la plûpart des maux qui en font périr un grand nombre.

La premiere chose, digne d'attention à cet égard, est de ne faire partir pour les traites que les gens qui sont en bonne disposition.

La seconde, est d'approvisionner les Vaisseaux de tout ce qui peut prévenir la maladie.

La troisieme, est de faire observer aux Voyageurs un régime qui les expose moins qu'ils ne le font.

La quatrieme est de profiter des occasions favorables pour ravitailler les Vaisseaux, & d'empêcher que les munitions s'altérent.

La cinquieme est d'avoir égard aux saisons, & aux pays qu'on traverse.

La sixieme, est de maintenir parmi ceux qui

débarquent

débarquent ; une discipline exacte qui les empêche de se livrer aux excès qui peuvent nuire à leur santé.

Chacun de ces objets sera traité séparément ci - dessous.

§. I.

On sent parfaitement que je ne parle que des Marins militaires , lorsque je dis qu'il ne faut en faire partir aucun qui ne soit en bonne disposition du côté de la santé. Or , il n'est pas difficile de remplir cet objet , parce qu'on peut examiner chacun de ceux qui sont destinés à la traversée.

Mais on pourroit fort bien se trouver embarrassé dans le choix qu'on feroit , si l'on n'avoit pas employé d'avance les moyens qui doivent mettre les hommes dans cette heureuse disposition de santé , qui est nécessaire pour que leur voyage puisse se faire sans crainte d'en voir un grand nombre périr, ou du moins , essuyer de grandes maladies ; parce que non-seulement les travaux qui précédent les embarquemens , sont quelquefois très-nuisibles , mais encore , parce que dans les Ports il se trouve beaucoup d'occasions de débauches , qui disposent à la maladie , quand elles ne la donnent pas.

Ainsi , par exemple , après qu'on a fait choix

F f

des Matelots les plus fains, avant de les embarquer, il faut les foumettre à une difcipline
exacte, & partager leurs travaux de maniere qu'ils
n'en foient pas excédés. Il feroit également
avantageux de leur donner un certain nombre de
chemifes, de bas, & de fouliers, afin que dans
le voyage ils n'en manquaffent pas, ce qui arrive
fouvent.

Il n'eft pas moins effentiel de veiller à la conduite des jeunes Eleves qui doivent être embarqués, afin qu'au moment où ils doivent partir,
ils ne fe trouvent pas dans une difpofition prochaine à la maladie. Or, ces précautions font
d'autant plus faciles, que l'examen d'une part,
& la difcipline de l'autre, y fuffifent.

On ne doit pas non plus épargner les foins
pour empêcher que les Ouvriers & les employés
fe conduifent de maniere qu'on puiffe efpérer
que dans la traite ils ne tomberont pas malades;
& l'on doit croire qu'en les avertiffant du danger,
ils y prendront garde.

Au refte, on fent parfaitement que des gens
qui doivent être utiles fur un Vaiffeau, méritent
bien qu'on examine s'ils pourront y remplir leurs
fonctions, & il n'eft pas douteux qu'il eft de la
derniere conféquence de s'affurer de leur fanté.

Il eft à préfumer que les perfonnes qui font
à la tête de la Marine, font occupées du foin

dont je viens de parler ; mais j'ai peine à me persuader qu'on y attache l'importance qu'il mérite. Cependant il en est de cet objet comme du choix des Soldats de Terre ; lorsque celui-ci est négligé, sur-tout à la Guerre, les Armées dépérissent à vue d'œil par la maladie.

C'est aux Gens de l'Art à faire l'examen de la santé de ceux qui se préparent à se mettre en Mer ; c'est aux Chefs de la Marine à peser les moyens qui sont les plus favorables pour empêcher que les gens destinés à ce service, dérangent leur santé.

Je trouve par exemple, que les Matelots devroient être toujours en exercice sur les Ports, lorsqu'ils ne sont pas sur Mer, & je regarde les congés qu'ils ont, pour rester chez eux après la navigation, comme très-désavantageux pour leur santé ; premiérement, parce qu'ils y sont souvent dans le cas de manquer du nécessaire ; secondement, parce qu'ils y perdent l'habitude de leur métier ; ce qui fait que lorsqu'ils sont mandés, ils arrivent dans un état de dépérissement qui ne leur permet pas de remplir, comme il convient, les fonctions qui leur sont départies.

Au reste, il est certain que le bien du service est attaché au bon état des Matelots, & qu'il seroit très-avantageux de les réunir dans tous les temps, en Compagnies, avec une solde suffisante,

& un vêtement uniforme ; car il n'arrive que trop souvent qu'il y en ait qui ne soient pas vêtus ; ce qui sur-tout en Mer est très-préjudiciable.

On ne sçauroit trop recommander aux Officiers de Marine d'être exacts sur le régime , & d'être tempérans. Ils devroient aussi s'occuper sur les Ports, afin de ne pas perdre l'habitude & l'exercice de leur Profession.

Ce n'est pas qu'il ne soit nécessaire qu'après la navigation ils prennent l'air & du repos ; mais il me paroît convenable qu'ils se conduisent toujours en conséquence des travaux qu'ils feront dans le cas de recommencer.

Les Troupes de Terre qui sont embarquées, sont destinées ou à faire nombre dans un Vais-seau pour la défense , ou elles sont transportées dans quelque lieu. Dans l'un & l'autre cas elles ne restent pas long-temps en Mer ; mais il est essentiel qu'elles soient en bon état pour s'y met-tre ; & je crois qu'il seroit utile de les accou-tumer par degrés au mouvement & au régime du Vaisseau ; ce qui ne seroit pas difficile, si on leur faisoit faire quelques lieues en Mer, pendant plusieurs jours , avant de commencer la traversée; & si on leur donnoit un peu de biscuit, pendant le même temps.

§. II.

Ce paragraphe eſt très-important.

Il eſt d'abord néceſſaire que le Vaiſſeau ſoit muni des proviſions de toute eſpece dont il a été fait mention ci-deſſus, en raiſon de la longueur de la traverſée & du nombre des hommes qui le montent ; mais on manque rarement à cet article, ou pour mieux dire, on n'y manque point ; & s'il arrive quelque défaut de ce côté, il dépend plutôt de la mauvaiſe qualité des munitions. Cependant on eſt très-exact à les viſiter avant de les embarquer ; ainſi l'on doit ſuppoſer que la régle eſt obſervée, & je me bornerai aux conſeils qui peuvent prévenir leur altération, lorſqu'il ſera queſtion de cet objet au §. IV.

Approviſionner le Vaiſſeau de tout ce qui eſt néceſſaire pour prévenir la maladie.

Il me reſte donc à parler maintenant du genre de proviſions qu'il eſt à propos de faire, pour prévenir les maladies. Elles ſont de pluſieurs eſpeces : les unes ſont dans la claſſe des alimens & des boiſſons ; les autres dans celle des remèdes ; & la troiſieme eſpece comprend les fournitures en tout genre qu'on doit procurer à ceux qui en ont beſoin.

1°. Il eſt très-utile d'avoir une certaine proviſion de farine, tant pure que mêlée, afin que dans les diverſes circonſtances on puiſſe faire du pain frais pour l'équipage entier, & pour les convalefcens. Le pain frais eſt l'objet des deſirs des Marins , ſur-tout dans la diſpoſition ſcorbutique , & il eſt certain que les convaleſcens ne s'accommodent pas du biſcuit. Or , comme dans les Vaiſſeaux du Roi, & même dans la plûpart des autres , il y a des fours , il ne me paroît pas difficile de remplir cet objet ; il ſuffit en effet d'avoir une quantité de farine & de bois néceſſaire , & de conſerver toujours de la levure.

2°. Il feroit très-avantageux de munir le Vaiſſeau de quelques tonneaux remplis de tablettes de bouillon , parce qu'il eſt très-facile , comme je l'ai dit ailleurs, de faire de la ſoupe avec cette eſpece de gélée : ce moyen remplit les mêmes vues que le *portatible ſouple* des Anglois.

3°. Il eſt bien eſſentiel d'avoir des végétaux récens, qui cependant manquent ordinairement dans lesVaiſſeaux. Il y a deux manieres de ſe les procurer. La premiere eſt d'avoir des caiſſes, remplies de terre, dans leſquelles on en feme , mais ce moyen eſt inſuffiſant ; & la feconde eſt de les préparer de façon, qu'ils ſe conſervent, ce qui n'eſt pas fort difficile. On peut par exemple mariner des petits oignons avec du ſel , du vinaigre , &c. Le chou , le haricot, & pluſieurs autres, peuvent être conſervés, en les rangeant par couches avec du ſel , lorſqu'ils ſont très-ſecs, dans des vaſes de grès ſecs & propres : ces couches doivent être minces ; &

lorsque le vase est plein , il faut couvrir le tout avec du sel , le bien presser , & bien boucher l'orifice , afin que l'air & l'humidité ne puissent pas y pénétrer. Quand on veut faire usage de ces végétaux , il faut les laver avec de l'eau chaude , & on les trouvera frais & verts , même au bout d'un an. LIND , *Traité du Scorbut ,* tom. I , p. 286.

L'Auteur que je viens de citer, dit que les Hollandois sont moins sujets au scorbut, sur Mer , parce que les choux confits entrent dans la nourriture ordinaire de leurs Marins ; & il conseille de faire donner aux Matelots une certaine quantité d'oignons cruds , qu'il dit être très-avantageux pour exciter la transpiration, en en prenant le matin , sur-tout dans les temps les plus humides.

4°. La provision d'eau est d'autant plus nécessaire dans un Vaisseau , que souvent il n'y a aucun moyen de s'en procurer , lorsqu'on est dans la traversée. Cette liqueur , qui sert également de boisson & à la préparation des alimens, influe singuliérement sur la santé, comme je l'ai prouvé en différens endroits de cet Ouvrage ; mais il n'y a pas de situation où l'on puisse plus difficilement la conserver pure , & en avoir en suffisante quantité, que dans les voyages sur Mer de long cours.

Elle fe corrompt plutôt ou plus tard, fuivant les différentes fubftances qu'elle contient, & fuivant la façon dont on la conferve. On s'eft fort bien trouvé de parfumer les tonneaux qui la contiennent, avec la vapeur du foufre. Elle fe corrompt auffi moins vîte, lorfqu'on y ajoute un peu d'huile de vitriol; mais la méthode la plus fûre, eft de la faire bouillir & de l'écumer.

Au refte, lorfqu'elle eft corrompue & puante, on peut la corriger en débouchant les tonneaux qui la contiennent, & en l'expofant à l'air libre, ayant foin de la verfer d'un Vaiffeau dans un autre.

J'ai déjà dit qu'en y ajoutant du vinaigre, on en corrigeoit les mauvaifes qualités : le Docteur *Lind* propofe l'extrait de limons, & M. *Home* dit qu'en tenant les tonneaux bien bouchés dans un lieu chaud, l'eau redevient bonne à boire, lorfque la putréfaction a ceffé.

Quant à ce qui regarde la provifion, depuis la découverte heureufe de M. *Poiffonnier*, on eft moins dans le cas de la difette. On doit à ce célèbre Médecin de défaler facilement l'eau de la Mer dans les Vaiffeaux, & l'on ne fçauroit trop engager tous les Capitaines de faire ufage de ces moyens.

5°. On peut voir dans le Traité du Scorbut de *Lind*, combien on a effayé de moyens pour préferver les Marins de cette maladie. Je n'entrerai point dans tous les détails qu'il expofe, & je me bornerai à ceux que l'expérience a fait reconnoître comme les plus efficaces, non-feulement contre le fcorbut, mais encore contre les autres maux auxquels les Gens de Mer font fujets.

Je renfermerai dans la claffe des provifions regardées comme médicamens préfervatifs, beaucoup de fubftances qui ne font, à proprement parler, que des alimens, mais qu'on ne doit point regarder comme tels dans le Vaiffeau, parce qu'ils n'entrent point dans la nourriture ordinaire de l'équipage.

Il eft par exemple effentiel d'embarquer le plus grand nombre de fubftances farineufes & de fruits, qu'il eft poffible, parce que les uns & les autres font anti-putrides, & que dans tous les cas où l'on s'apperçoit que les Marins ont une difpofition au fcorbut, ou aux maladies putrides, on doit changer la nourriture ordinaire, pour y fubftituer des alimens plus fains & plus appropriés à leur état.

L'avoine, l'orge, le fagou, les pommes, les raifins fecs, les grofeilles rouges, les limons & les oranges entrent dans la claffe des alimens qui peuvent empêcher ou retarder les progrès des maladies.

Le Docteur *Huxam* recommande d'embarquer

du cidre, comme préservatif contre le scorbut; & *Lind* a sur-tout une confiance extrême aux oranges, d'après plusieurs expériences, qui prouvent que les équipages qui en ont fait un grand usage, ont été préservés de cette maladie.

Au reste, on ne doit point être surpris que ces fruits ayent tant de vertu. Il suffit d'examiner le régime des Marins en voyage, pour être convaincu de l'efficacité du reméde.

Le même Auteur explique au long la maniere de préparer un extrait d'oranges, qui se conserve long-temps dans toute sa fraîcheur, & celle de conserver les groseilles dans le même état. Voyez l'Ouvrage cité ci-dessus, tom. I, p. 278.

Après ces moyens, on ne peut douter que les liqueurs fermentées ne tiennent la premiere place; on sçait que le vin d'Absinthe est un des premiers moyens que l'on ait employé comme préservatif du scorbut : mais *Lind* attribue la plus grande efficacité à une boisson faite avec le bois, les sommités des feuilles & l'écorce du sapin, dont il cite des effets merveilleux; il la nomme *sapinette*, & il en donne la composition L. C.

Il sera donc avantageux pour la santé des Marins, de faire une provision de toutes ces substances, pour les employer en temps & lieux, selon les circonstances, comme je l'indiquerai dans le paragraphe suivant.

6°. Pour conserver la santé des Marins, il n'est pas moins utile d'être muni de tous les moyens qui s'opposent à l'action trop vive des agens destructifs auxquels ils sont exposés. On sçait, par exemple, que le mauvais air qui regne dans les Vaisseaux, l'humidité continuelle, & le froid, produisent presque toutes les maladies qu'on observe sur Mer. Il sera donc à propos d'y faire usage des expédiens reconnus les plus propres à corriger les effets de ces causes.

On a employé & on employe avec succès la machine de *Sutton*, contre le mauvais air ; & *Lind*, qui insiste sur son usage, propose de la rectifier, pour remplir mieux cet objet dans les Vaisseaux ; mais je doute fort que les moyens qu'il expose, soient pratiquables. M. *Poiffonnier Desperrieres* préfere avec raison la machine de *Halles*.

Je regarde l'usage des bois odoriférans, comme très-essentiel dans le cas du mauvais air, & il seroit à propos qu'on tâchât de n'en point brûler d'autres dans les Vaisseaux.

Quant à ce qui concerne les effets de l'humidité, s'ils sont plus difficiles à empêcher, on peut du moins être assuré qu'on peut les diminuer prodigieusement, en vêtissant & en couchant les Matelots & les Gens de l'équipage, d'une maniere différente de celle qui est usitée.

Il eſt, par exemple certain, que ſi l'on donnoit de bons ſouliers à ceux qui en manquent, des habits, des gillets & des chemiſes aux Matelots; non-ſeulement ils ſeroient moins incommodés par l'humidité, mais qu'ils n'éprouveroient pas, à beaucoup près, le froid rigoureux qui quelquefois ſe joint à cette intempérie, pour les accabler. Il ſeroit auſſi néceſſaire de leur fournir des *hamacs*, au lieu de les charger de ce ſoin.

Il faudroit donc qu'on fît une certaine proviſion des vêtemens ci-deſſus indiqués, pour les diſtribuer à propos. Mais ce qui me paroît le plus important, c'eſt d'avoir une quantité ſuffiſante de ces hamacs, afin qu'on puiſſe renouveller ceux qui ne ſont plus en état de ſervir : & l'on devroit être muni d'uſtenſiles néceſſaires, pour les ſécher ; car les Matelots déjà mouillés, vont ſouvent ſe coucher dans cet eſpece de lit, qui l'eſt auſſi. Comment ſeroit-il poſſible qu'ils ne gagnaſſent des fluxions de poitrine, des dyſſenteries, & le ſcorbut, étant expoſés auſſi cruellement qu'ils le ſont, aux cauſes les plus vives de ces maladies. Voyez dans cet Ouvrage, Art. *de l'Air & des poſitions*, Chap. I, les effets de l'humidité.

§. III.

Il est rare que les Officiers & les Employés soient attaqués des maladies auxquelles les Matelots, les Soldats & les Ouvriers sont sujets sur Mer, tant parce qu'ils sont plus à l'abri des injures de l'air, que parce que leur régime est beaucoup meilleur, & que leurs travaux sont infiniment moindres. D'ailleurs, les Subalternes n'ont pas le choix du régime, & quand ils l'auroient, peut-être se trouveroient-ils aussi mal de celui qu'ils préféreroient. Il faut donc veiller sur cette partie des Marins la plus nombreuse, la plus utile & la plus souffrante.

Les causes qui dérangent leur santé sont, de l'aveu de tous les Gens de l'Art, l'humidité, le régime visqueux, grossier & salin, le froid ou la chaleur auxquels ils sont exposés, & l'air malsain qu'ils respirent continuellement.

La premiere cause, l'humidité, rend la transpiration difficile, produit des catharres, la diarrhée, & principalement le scorbut au bout d'un certain temps. Le régime ordinaire produit des sucs visqueux qui donnent à la masse des humeurs une disposition prochaine aux engorgemens; l'alternative du froid & du chaud aggrave toutes ces causes, & la dissipation considérable du fluide nerveux par les travaux pénibles, appauvrit tellement les liqueurs, que les maux deviennent exceffifs.

Quoiqu'il foit fort difficile d'éviter abfolument des effets auffi nuifibles, il eft pourtant certain que non-feulement on peut les rendre moins vifs, mais encore empêcher qu'ils s'étendent fur un nombre d'hommes auffi confidérable. Je l'ai déjà dit, & c'eft un fait certain, le Matelot n'eft pas affez vêtu, & conféquemment il ne peut être à l'abri des injures de l'air. Il faut donc néceffairement faire un réglement qui le mette en état de fe couvrir fuffifamment, & de plus l'obliger à changer de linge & d'autres vêtemens, lorfqu'ils font mouillés.

Indépendamment de cet objet, qui mérite la plus grande confidération, il eft bon de lui faire prendre l'habitude de manger des oignons cruds ou confits, ou une tête d'ail, tous les matins, comme le confeille *Lind*, afin d'exciter la tranfpiration, dans les temps où l'humidité de l'air eft très-confidérable.

Au refte, les feux qui fe font entre les ponts fous les écoutilles, avec des bois aromatiques, font très-propres à corriger cette humidité, qui felon les obfervations de tous les Marins, eft plus confidérable & plus dangereufe entre les tropiques, fur la *manche* & la *baltique*. *Lind* confeille encore à cet effet des fumigations faites par le moyen du charbon allumé dans un vafe rempli de goudron.

La propreté, les frictions avec la broffe, & l'exercice, ne contribuent pas moins à empêcher les effets nuifibles de l'humidité, & enfin l'ufage modéré des liqueurs fpiritueufes, les corrige, en ce qu'en augmentant le mouvement des liqueurs, il excite la tranfpiration qui eft toujours prodigieufement retardée par l'intempérie dont je viens de parler. J'obferverai ici à propos de l'exercice, qu'il eft très-effentiel d'en faire prendre aux Troupes de Tranfport, qui n'étant point occupées fur le Vaiffeau, y font plus expofées aux maladies, par l'inaction dans laquelle elles reftent, & par le peu d'habitude qu'elles ont d'être fur mer.

Une autre obfervation non moins effentielle à faire, c'eft que l'on doit veiller à la vermine des vêtemens des Matelots, & que le vrai moyen de la détruire, eft de les expofer à la vapeur du foufre.

Il n'eft pas moins néceffaire de tenir les lits fecs, & d'y veiller de près; car c'eft du peu de foin que les Matelots prennent à cet égard, que dépendent la plûpart des maux qu'ils éprouvent.

Lorfque la faifon, la durée de la navigation, & le défaut des végétaux récens, ont mis l'équipage dans une difpofition prochaine à la maladie,

ce qui fe connoît à l'abattement des Matelots &
autres Ouvriers , aux maladies qui commencent
à regner , & fur-tout au teint mauvais des hommes , un Capitaine, pourvu des provifions dont
j'ai fait mention ci-deffus , trouve les moyens
d'éviter que le mal ne gagne.

Mais c'eft fur-tout le pain récent qui réuffit le
mieux : c'eft pourquoi il eft très - important
d'avoir des fours & de la farine. Je crois même
qu'il feroit très-avantageux de ne pas réduire
l'équipage au feul bifcuit , & de faire manger
aux Matelots au moins deux fois par femaine du
pain cuit au four.

En confervant les végétaux de la maniere dont
je l'ai expofé au paragraphe précédent, on eft toujours fûr d'entretenir les Marins dans une meilleure difpofition ; mais lorfque les provifions
fraîches commencent à manquer , il eft certain
qu'il n'y a point de reffources à trouver dans
l'ufage unique de la merluche , des viandes & du
porc falé , qui font d'une digeftion difficile , &
qui forment des fucs vifqueux.

Je crois que s'il n'eft pas facile de fubftituer
à ces deux efpeces d'alimens quelque nourriture
plus faine , du même genre , il l'eft du moins de
les retrancher de l'ordinaire , parce qu'ils font en
général nuifibles. Cependant je ne perds pas de
vue l'efpece d'hommes qui en font ufage , & je

conviens

conviens facilement qu'ils n'en éprouvent pas les mêmes inconvéniens qu'on obferve dans les gens d'un certain étage qui feroient forcés à ce régime. Mais il eft ici queftion de fçavoir fi les légumes farineux, & les végétaux, tant récens, que confervés, comme je l'ai dit, joints à l'ufage des tablettes de bouillon, ne pourroient pas fuffire, & fuppléer les viandes falées & la merluche. Il eft certain que dans les cas où l'on craint la maladie, on ne peut héfiter de donner la préférence aux premiers, & d'exclure les derniers. Ceux-là portent dans la maffe des humeurs une aceffence d'autant plus utile, qu'elles font difpofées à la pourriture ; ceux-ci au contraire hâtent leur putréfaction.

Au refte, il feroit très-utile de donner au moins deux fois par femaine, un peu de cidre aux Matelots, felon le confeil d'*Huxam*, & je crois qu'on fe trouveroit parfaitement bien des provifions de la pâte de M. *de Chamouffet*, dont j'ai fait mention au dernier Chapitre de cet Ouvrage, parce qu'on peut en faire une bonne bierre, en la délayant dans l'eau.

Les circonftances fâcheufes qui font craindre la maladie, doivent auffi engager les Officiers fupérieurs à faire ufage des limons, des oranges, & des autres fruits, ou de leurs extraits, dont ils auroient fait des provifions. L'Hiftoire des

G g

Voyages fur Mer fournit une quantité d'exemples qui prouvent les bons effets de ces fruits.

On a vu dans le paragraphe précédent quels font les moyens de conferver l'eau pure, j'ai fait mention des reffources que M. *Poiffonnier* a trouvées pour défaler l'eau de la Mer ; ainfi dans tous les cas un Vaiffeau peut avoir de l'eau, tant pour la boiffon des hommes, que pour la préparation des alimens.

Il entre dans le régime des Marins de leur faire refpirer l'air le plus pur, & cependant leur fituation dans les voyages de longs cours & dans les gros Vaiffeaux, ou dans ceux qui font trop remplis, les expofe aux influences les plus malignes de cet élément.

Pour comprendre la raifon de cet effet, il faut fe mettre fous les yeux la maniere dont les hommes font logés dans le Vaiffeau.

Le vuide du Vaiffeau fe divife en *cale*, en *entrepont*, en *pont*, en *gaillards d'arriere* & *d'avant*. La cale eft l'endroit le plus bas, où fe placent les approvifionnemens, les vivres, &c. L'entrepont eft le lieu deftiné à loger l'équipage, qui n'eft pas de fervice, (& l'on fçaura que la moitié des Matelots eft chaque jour de fervice). Les gaillards font occupés par les Soldats ; & les Officiers y ont des petites chambres féparées.

Or il eft certain qu'une fi grande quantité de

monde placée dans un si petit espace , ne peut y respirer un air sain , par rapport aux vapeurs qui exhalent des individus qui y sont nécessairement resserrés. Mais lorsqu'on joint à cette cause l'humidité , la malpropreté des hommes , la mauvaise disposition de plusieurs , & la communication de l'entrepont avec la cale , le voisinage du lieu où sont logés les malades , on verra combien les qualités de l'air doivent devenir pernicieuses.

M. *Poiſſonnier Deſperrieres* * ajoute à cela les vapeurs des différens animaux qu'on transporte sur les Vaiſſeaux , parce qu'ils sont parqués au milieu de l'entrepont.

Il est donc important de veiller à la distribution des hommes dans le Vaiſſeau , & d'en écarter toutes les causes de l'impureté de l'air. le même Auteur juge que l'on pourroit se passer d'un nombre moins considérable de Matelots , que celui qui est ordinaire , & il s'appuye sur l'exemple que donnent les Anglois à cet égard ; je suis de cet avis. Il insiste sur la propreté qu'il faut entretenir dans le Vaiſſeau ; les Ordonnances le portent.

Il conseille la machine de *Halles*, pour purifier l'air , j'en ai déjà parlé. Il blâme la quantité

---

* Traité des Maladies des Gens de Mer.

d'animaux vivans qu'on embarque ; mais s'il y a quelque chose de repréhensible, c'est l'endroit où on les parque.

Le luxe & la délicatesse de la table des Capitaines, est pour lui un objet de réforme ; & il en donne les raisons les plus fortes & les plus évidentes, en faisant voir que tout l'appareil nécessaire à la table, occupe des lieux où les Matelots pourroient être à l'abri.

Enfin entre plusieurs autres précautions très-bien détaillées, il croit à juste titre qu'une des plus essentielles est de vuider souvent l'eau de la sentine, & de lui en substituer d'autres.

Il me reste à faire observer ici à cet égard, qu'on a mal à propos attribué à l'eau de la Mer, la disposition des Marins au scorbut, puisque l'expérience a démontré qu'on en a fait usage avec succès dans cette maladie. Il n'est pas moins ridicule de croire que c'est du sel marin, qui s'éleve avec les vapeurs de la Mer, que vient la disposition scorbutique.

Les causes dont j'ai fait mention ci-dessus, y sont plus que suffisantes, & elles sont presque toujours existantes.

En général, il faut que les Marins soient plus que moins vêtus ; dans le cas des grandes chaleurs, il faut leur distribuer des boissons tempérantes, & on doit empêcher sur-tout qu'ils se livrent à l'ivresse.

Voilà les principales précautions qui regardent le régime des Marins : je préfume avec jufte raifon que le Gouvernement & les Officiers fupérieurs les connoiffent, & même qu'ils en font fouvent ufage. Je n'ai pas le mérite de l'invention *, mais j'ai le zèle qui conduit a rappeller les principes qui tendent à l'utilité. Ce que j'ai dit fera pour inftruire ceux qui ignorent la conduite qu'il faut tenir, & pour en faire reffouvenir ceux qui font chargés de diriger la fanté des Marins. *Indocti difcant & ament meminiffe periti.*

§. I V.

Il n'eft pas néceffaire de recommander aux Capitaines des Vaiffeaux de relâcher dans les différens endroits où ils efpérent trouver des provifions fraîches, parce qu'en général, à moins que des ordres contraires, ou la néceffité ne les contraignent, ils ufent volontiers d'un expédient auffi favorable. *Profiter des occafions favorables pour ravitailler l'équipage; empêcher que les munitions s'altèrent.*

L'expérience l'a d'ailleurs fait connoîte comme très-avantageux pour la guérifon des Malades, & principalement pour celle des fcorbutiques, qui en peu de jours fe trouvent prefque guéris,

---

* Voyez les Ouvrages de *Lind*, *Duhamel*, *Morogues Defperrieres*, où les détails font plus circonftanciés.

lorfqu'ils prennent terre dans un endroit qui abonde en végétaux, & qui eft fain.

C'eft aux Capitaines à connoître ces endroits; mais prefque par-tout on trouve quelques végétaux, de l'eau & de la viande fraîche : ainfi quand on ne débarque pas, du moins peut-on fe munir des provifions néceffaires.

Heureux font ceux qui, après un voyage de long cours, épuifés par la fatigue, & mal difpofés par toutes les caufes dont j'ai parlé ci-deffus, abordent dans un lieu où non-feulement les végétaux, mais encore les fruits, & principalement les limons & les oranges abondent ! Heureux l'équipage qui peut trouver à faire provifion de bois odoriférans, de vin & de cidre ! Tous les Capitaines fages & expérimentés favent tirer avantage des munitions qui leur tombent fous la main, & ils ne fe bornent pas à celles dont je viens de faire mention; car la plûpart embarquent des poules, des œufs, un bœuf, quelques moutons; en un mot, tout ce qui peut contribuer à entretenir plus long-temps la fanté des Gens de leur équipage, ou ce qui peut rétablir les Malades.

M. *Poiffonnier Defperrieres* prétend avec juftice que les animaux embarqués contribuent à augmenter le mauvais air; mais lorfqu'on n'en a pas une trop grande quantité, on n'a pas de dangers à en craindre , & il est certain que l'équipage est mieux nourri.

Quant à ce qui concerne l'altération des munitions , j'ai déjà parlé de la maniere dont on peut conserver l'eau , ou la rendre pure , lorsqu'elle est gâtée. Il est fort difficile de corriger les viandes devenues rances , à moins qu'on ne les accommode avec beaucoup d'acides ; mais ce moyen n'empêche pas ordinairement les mauvaises qualités de la viande ; & le parti le plus sûr est de n'en point faire usage.

On raccommode plus aisément la bierre , le vin , & autres liqueurs fermentées par des procédés connus. Il en est de même pour les provisions séches , telles que les pois , le gruau d'avoine & la fleur de farine , qui sont sujettes à se gâter par les calandres & les vers. On peut faire périr ces insectes, en les exposant à la vapeur du soufre, dans un endroit bien fermé.

Quand le biscuit est gâté ou moisi , il faut le mettre dans un four chaud , jusqu'à ce que l'humidité , qui est la cause de la pourriture, soit tout-à-fait dissipée , & que les animalcules ou petits insectes qui peuvent s'y trouver , soient détruits par la chaleur. Après cette préparation , on peut le manger en le trempant dans du vinaigre. J'ai parlé au Chapitre des Subsistances de la maniere dont on doit conserver le biscuit. Il est plus facile d'empêcher qu'il prenne de l'humidité sur Mer, que dans les armées de Terre, parce qu'étant porté sur des chariots, il est plus ou moins exposé à la pluye.

Au reste, pour conserver les provisions, rien n'est plus avantageux que la propreté, & sur-tout la purification de l'air. Il seroit bien utile de ne les embarquer qu'au moment du départ, & de les placer dans un lieu moins infect que celui où elles sont : du moins doit-on y regarder souvent.

§. V.

Avoir égard aux saisons & aux pays qu'on traverse.

J'ai déjà fait mention des maladies qui regnent sur les Vaisseaux, dans les différentes saisons. Il n'est pas difficile d'en reconnoître les causes, & en observant tout ce qui a été dit dans les paragraphes précédens, non-seulement on les affoiblit, mais on les écarte même.

Il est moins facile d'éviter les effets de certaines températures qui sont si différentes de celle de l'Europe, que nos Marins en sont nécessairement plus ou moins affectés. C'est ainsi qu'en passant sous la ligne, on éprouve des chaleurs si excessives, qu'elles peuvent causer une inflammation mortelle; que sur la Mer du nord,

les froids font fi violens , qu'on peut à peine les
fupporter ; qu'entre les tropiques les pluyes font
fi abondantes , que l'humidité eft extrême.

M. *Poiſſonnier Deſperrieres* recommande avec
jufte raifon les bains , lorfqu'on voyage près la
zône torride : l'expérience a fait voir qu'ils font
un préfervatif excellent contre les chaleurs du
climat , & contre les maladies qu'elles caufent ;
il croit même qu'en approchant de la ligne , il
y a de l'avantage à pratiquer la faignée dans plufieurs fujets.

C'eft dans ces circonftances qu'il eft très-utile
de favorifer les courants d'air , & d'avoir les
ventilateurs dont il a été fait mention ci deſſus.

Quant aux froids violens , on en évite les
effets , en procurant à l'équipage des vêtemens
chauds , qui doivent être en magafin pour le
befoin ; en faifant ufage des poëles qu'on peut
pratiquer ou faire rouler dans l'entrepont , & en
augmentant l'exercice des Matelots & des autres
Gens de l'équipage. On a vu plus haut les
moyens par lefquels on prévient les dangers de
l'humidité.

J'ajouterai ici qu'on tireroit un grand avantage
des fumigations , confeillées par M. *Morogues* ,
tant pour éviter cette intempérie, que pour chaffer
le mauvais air. « On pourroit , dit-il , fermer
» toutes les écoutilles & les fabords, puis avant de

» faire branlebas, on brûleroit du foufre dans
» une chaudiere de fer, qu'on placeroit devant
» les foupapes afpirantes du foufflet *, & on en-
» verroit la vapeur dans l'entrepont, où les
» *hamacs* feroient fufpendus : au bout d'une
» demi-heure, on feroit jouer les foufflets, &
» l'on ouvriroit les écoutilles & les fabords,
» avant d'entrer dans l'entrepont ; car l'on pré-
» fume bien que pendant que les vapeurs ful-
» fureufes rempliffent l'intérieur du Vaiffeau,
» tout l'équipage eft fur le pont. Quand la plus
» grande partie des vapeurs feroit diffipée, on
» feroit branlebas, pour éventer les hardes de
» l'équipage. Enfin pour diffiper entiérement
» l'odeur défagréable du foufre, on pourroit
» envoyer dans l'entrepont des vapeurs aromati-
» ques, en y faifant promener une cuillier de
» fer rougie, dans laquelle on jetteroit petit à
» petit de la réfine ou du goudron, ou de la
» graine de genievre, ou du poulevin détrempé
» dans du vinaigre, ou d'autres aromates de
» peu de valeur. Enfin on employeroit tous les
» moyens poffibles pour bien éventer les en-
» droits parfumés. Enfuite de quoi les équipages
» reprendroient leurs poftes, & ils y trouveroient

---

* Efpece de ventilateur employé par les Suédois, &
décrit par M. *Poiffonnier Defperrieres.*

» un air devenu fort fain ». Voyez le Mémoire de M. *Morogues*, imprimé dans le premier volume des Mémoires préfentés à l'Académie des Sciences par les Savans Etrangers.

Un autre moyen, qui eft auffi très-efficace pour empêcher l'effet ou la continuation des effets de l'humidité, eft de faire fécher les vête-mens fur des efpeces de fourneaux portatifs qu'on pourroit pratiquer.

§. VI.

Tout le monde eft inftruit que les Européens, qui les premiers s'établirent dans les différentes Isles, dont ils font maintenant en poffeffion, payerent cher leurs conquêtes, & que l'Europe, en gagnant des tréfors & en augmentant fon commerce, s'eft en quelque maniere dépeuplée pour remplacer les pertes qu'elle a faites dans ces contrées éloignées. Cette derniere réflexion eft bien développée dans un Ouvrage patriotique, qui a paru depuis peu, & dont les principes font auffi vrais, que le ftyle en eft pur & énergique. Maintenir parmi ceux qui ont débarqués une difcipline exacte, qui les empêche de fe livrer aux excès qui peuvent nuire à leur fanté.

Les principales caufes de ces pertes étoient la différence du climat & du fol, la mauvaife difpofition des vainqueurs, & fur-tout leur ardeur effrénée à fe livrer à tous les genres d'excès qu'ils fe croyoient permis.

J'ai déjà dit que dans l'Amérique la plûpart

des Européens qui donnent à plein collier dans les plaisirs, en sont les victimes; & il est certain qu'il y a peu d'hommes qui y abordent, exempts de payer le tribut au changement de climat. La maladie inflammatoire, connue sous le nom de *fievre ardente de St. Domingue*, décrite par M. *Poiſſonnier Deſperrieres*, enleve un grand nombre d'Européens, qu'il semble qu'on auroit ſauvés, ſi on leur avoit indiqué une conduite différente de celle qu'ils ſuivent en arrivant dans ces climats.

En raſſemblant toutes les circonſtances où ſe trouvent ceux qui abordent en ces lieux, il n'eſt pas difficile de connoître qu'ils ſont dans une diſpoſition prochaine à la maladie; ainſi il eſt eſſentiel d'avertir ceux ſur leſquels on ne peut exercer l'autorité convenable en pareil cas, & de veiller ſur ceux qui ſont ſoumis à la diſcipline.

Des bains fréquens, quelques ſaignées, un régime tempérant, la privation des liqueurs ſpiritueuſes & des femmes, ſont les moyens le plus propres à empêcher les Marins de tomber malades dans ce climat.

On peut facilement ſoumettre les Gens de Guerre & les Matelots à l'obſervation des réglemens propres à remplir tous ces objets. C'eſt au Gouvernement à prendre ſur ce point les arrangemens qu'il jugera les plus convenables. Mais en général, lorsqu'on loge les hommes le plus près les uns des autres qu'il est possible, qu'on fait des appels fréquens, qu'on veille sur la nourriture, on s'assure de leur conduite.

On sçait que le scorbut, qui est la maladie la plus fréquente parmi les Gens de Mer, ne se manifeste jamais dans les climats chauds, que pendant les mois pluvieux; ainsi c'est dans ce temps qu'on doit mettre en usage les moyens préservatifs indiqués ci-dessus.

On observe aussi que les Matelots du Levant sont moins exposés à cette maladie que ceux du Ponant; ce qu'on peut attribuer à l'usage constant du ris, qui est prescrit à ceux-là. Ainsi l'on peut tirer profit de cette observation, pour nourrir les équipages avec cet aliment, qui d'ailleurs paroît produire le même effet en Italie, où le scorbut est rare.

Les équipages qui abordent dans les pays septentrionaux, n'ont principalement à craindre que l'humidité & le froid, qui y rendent le scorbut fréquent. Il faut prendre à cet égard les précautions dont j'ai parlé plus haut.

On doit cependant convenir que depuis un certain temps on a trouvé les moyens de corriger l'insalubrité de la plûpart des lieux, autrefois si pernicieux, soit en changeant de régime, soit

en travaillant à écarter les caufes deftructives.
L'expérience & le nombre des victimes ont fait
rechercher avec foin la maniere de profiter fans
crainte des avantages que procurent ces poffef-
fions éloignées.

Nous avons des Isles qui font très-faines, telles
que celles de *France* & de *Bourbon* ; elles le
deviendront probablement encore davantage,
lorfque le Gouvernement pourra s'occuper plus
affidûment de leurs Colonies.

Obfervations fur les Malades & fur les Chirurgiens.

On doit facilement préfumer que les Malades
ne font pas dans une pofition commode fur les
Vaiffeaux, & il eft évident qu'on ne s'occupe pas
affez des moyens les plus propres à leur guérifon,
ou que du moins on ne les employe pas. Car la
premiere chofe qui paroît en défaut fur ce point,
eft la maniere dont ils font placés. Or, il n'y a
rien de déterminé à cet égard ; & tandis qu'on
eft très-occupé du choix des lieux propres à contenir la cargaifon, on néglige celui de l'afyle néceffaire aux Malades.

Il n'y a rien de plus dangereux que de les
placer, comme on le fait fouvent dans l'entrepont, à côté du four, tant à caufe de la chaleur,
que par rapport à la communication avec le refte

de l'équipage. En général , le lieu le plus commode & le plus favorable pour les placer , eft l'endroit le plus âcre de l'entrepont. Au refte , je ne parle ici que des Malades des Vaiffeaux ifolés ; car on fçait que nos Efcadres & nos Flottes ont à leur fuite un Vaiffeau pour fervir d'Hôpital.

L'office des Chirurgiens de Vaiffeaux eft d'autant plus important , qu'ils font en même temps chargés du foin des maladies internes & des externes; puifqu'on n'employe les Médecins que dans les Flottes. Ce double office exige de ces Chirurgiens des connoiffances plus étendues que ne doivent être en général celles des Gens de leur Art. C'eft par cette raifon que M. *Poiffonnier Defperrieres* defire qu'on les inftruife tant fur la Médecine , que fur la Chirurgie. Je n'ai pas de peine à me conformer à cet avis , qui rentre dans le plan que j'ai donné d'avoir à la fuite des Régimens des Médecins-Chirurgiens.

Je dois dire ici , en l'honneur du Médecin , qui eft chargé de ce département * , qu'il eft très-attentif à choifir les meilleurs fujets , & qu'il

---

* M. *Poiffonnier* , Confeiller d'Etat , Docteur Régent de la Faculté de Médecine de Paris , le même qui a trouvé le moyen facile de déffaler l'eau de la Mer.

veille avec foin à l'enfeignement des Eleves. Peut-
être pourroit-on encore faire des progrès en ce
genre ; les Gens de notre Art propofent, &
fouvent on n'exécute pas les projets qu'ils préfentent.

Le dernier objet à traiter ici eft l'approvi-
fionnement des remédes néceffaires pour le traitement des Malades. Les ordonnances & les
foins de M. *Poiffonnier* y ont pourvu. Les Chirurgiens en chef doivent veiller à la confervation
de ces drogues , & en faire la vifite le plus
fouvent qu'il eft poffible.

F I N.

APPROBATION.

J'AI lu par l'ordre de Monseigneur le Chancelier , & j'ai approuvé un Ouvrage manuscrit, intitulé : *Préceptes sur la santé des Gens de Guerre , ou Hygienne Militaire.* A Versailles , ce 22 Septembre 1773.

LASSONE.

PERMISSION.

LOUIS, par la grace de Dieu Roi de France & de Navarre : A nos amés & féaux Conseillers , les Gens tenans nos Cours de Parlement, Maîtres des Requêtes ordinaires de notre Hôtel , Conseils supérieurs , Prévôt de Paris , Baillifs , Sénéchaux , leurs Lieutenans Civils & autres nos Justiciers qu'il appartiendra; SALUT : Notre amé le sieur COLOMBIER, Nous a fait exposer qu'il desireroit faire imprimer & donner au Public des *Préceptes sur la santé des Gens de Guerre , ou Hygienne Militaire*, de sa composition , s'il Nous plaisoit lui accorder nos Lettres de Permission pour ce nécessaires. A CES CAUSES, voulant favorablement traiter l'Exposant, Nous lui avons permis & permettons par ces Présentes, de faire imprimer ledit Ouvrage autant de fois que bon lui semblera, & de le faire vendre & débiter par tout notre Royaume pendant le temps de trois années consécutives, à compter du jour de la date des Présentes. Faisons défenses à tous Imprimeurs, Libraires & autres personnes, de quelque qualité & condition qu'elles soient, d'en introduire d'impression étrangere dans aucun lieu de notre obéissance. A la charge que ces Présentes feront enregistrées tout au long sur le Registre de la Communauté des Imprimeurs & Libraires de Paris, dans trois mois de la date d'icelles ; que l'impression dudit Ouvrage sera faite dans notre Royaume & non ailleurs, en bon papier & beaux caracteres, que l'impétrant se conformera en tout aux Réglemens de la Librairie , & notamment à celui du 10 Avril 1725, à peine de déchéance de la préfente Permiffion ; qu'avant de l'expofer en vente, le Manufcrit qui aura fervi de Copie à l'impreffion dudit Ouvrage, fera remis dans le même état où l'Approbation y aura été donnée, ès mains de notre très-cher & féal Chevalier, Chancelier, Garde des Sceaux de France, le fieur DE MAUPEOU ; qu'il en fera enfuite remis deux Exemplaires dans notre Biblio-héque publique, un dans celle de notre Château du Louvre, & un dans celle dudit fieur DE MAUPEOU ; le tout à peine de nullité des Préfentes. Du contenu defquelles vous mandons & enjoignons de faire jouir ledit Expofant & fes ayans-caufe, pleinement & paifiblement, fans fouffrir qu'il leur foit fait aucun trouble ou empêchement. Voulons qu'à la copie des Préfentes, qui fera imprimée tout au long au commencement ou à la fin dudit Ouvrage, foi foit ajoutée comme à l'original. Commandons au premier notre Huiffier ou Sergent fur ce requis, de faire pour l'exécation d'icelles tous actes requis & néceffaires, fans demander autre permiffion, & nonobftant clameur de haro, charte normande & lettres à ce contraires : Car tel eft notre plaifir. Donné à Paris le treizieme jour de Juillet l'an mil fept cent foixante quatorze, & de notre Regne le premier.

Par le Roi en fon Confeil, LE BEGUE.

J'ai cédé & tranfporté la propriété du préfent Ouvrage & mes droits au préfent Privilége à M. LACOMBE, Libraire, pour en jouir par lui fuivant nos conventions. A Paris, ce 15 Juillet 1774. COLOMBIER.

Regiftré la préfente Ceffion fur le Regiftre XIX. de la Chambre Royale & Syndicale des Libr. & Impr. de Paris, N°. 318. conformément aux anciens Réglemens, confirmés par celui du 28 Février 1723. A Paris, ce 22 Juillet 1774. PRAULT père, Adjoint.

De l'Imprimerie de P. FR. GUEFFIER.